新编临床护理常规

主　编　许秀萍　等

吉林科学技术出版社

图书在版编目（CIP）数据

新编临床护理常规 / 许秀萍等主编. -- 长春 ：吉林科学技术出版社，2023.5

ISBN 978-7-5744-0532-5

Ⅰ．①新… Ⅱ．①许… Ⅲ．①护理学 Ⅳ．①R47

中国国家版本馆 CIP 数据核字（2023）第 103640 号

新编临床护理常规

作　　者	许秀萍 等
出 版 人	宛　霞
责任编辑	赵　兵
幅面尺寸	185 mm×260mm
开　　本	16
字　　数	503 千字
印　　张	21.75
版　　次	2023 年 5 月第 1 版
印　　次	2023 年 5 月第 1 次印刷
出　　版	吉林科学技术出版社
发　　行	吉林科学技术出版社
地　　址	长春市净月区福祉大路 5788 号
邮　　编	130118

发行部电话/传真　0431-81629529　81629530　81629531
　　　　　　　　　　　81629532　81629533　81629534

储运部电话　0431-86059116

编辑部电话　0431-81629518

印　　刷　北京四海锦诚印刷技术有限公司

书　　号　ISBN 978-7-5744-0532-5

定　　价　130.00 元

前　言

随着医学模式的改变，对临床疾病患者的护理已不仅仅局限于对身体状况的护理，已扩展到心理护理，以及帮助患者重新适应社会等方面。这就要求广大临床医护人员不仅具备扎实的业务素质、丰富的护理学理论知识、娴熟的操作技能、细致的观察能力和敏锐的判断能力，而且还应通过对患者的正确评估，发现病人现有或潜在的生理、心理问题，以协助医师进行有效的治疗。

护理学是研究维护人类身心健康的护理理论，知识技能及发展规律的应用科学。它是医学科学中的一门独立科学，其范畴、内容与任务涉及影响人类各个方面的因素，其研究方法是应用科学思维的形式、方法和规律对护理研究对象进行整体的认识，揭示护理研究对象的本质及其发展规律，它是在护理实践基础上，对经验材料的概括，是经过护理实践验证的具有客观真理性和逻辑性的科学。传统的一般护理知识与技术的临床应用已不能适应现代护理学科的发展。从事临床医学的护理工作者，无疑也必须随着现代科学技术的进步和医学科学的发展不断丰富和更新自己的知识，我们只有以精湛的技术，娴熟的护理操作以及高质量的护理、高规格的服务，才能真正赢得医生、病人的信任和尊重。

临床医学的发展对护理人才的知识结构和临床技能提出了更高的要求。本书从适应社会发展、护理职业发展和护理理念发展等方面出发，在内容和形式上，力求方便护理工作者自主性学习。本书密切结合临床，重点突出，具有较强实用性。本书从护理基础理论出发，对护理各科的常规进行详细的分析与探索，本书在力求内容覆盖面广、信息量大的同时，注重内容的先进性，旨在为读者提供新理论、新方法和新的临床护理实践。希望本书能为医护工作者处理相关问题提供参考，本书也可作为医学院校学生和基层医生学习之用。

目　录

第一章　护理学与护理程序

第一节　护理学简要

一、护理学的基本概念

（一）人

护理是为人的健康服务的，护理学的研究对象是人，包括个体的人和群体的人。对人的认识是护理理论、护理实践的核心和基础。对于护士来说，正确认识人的整体特征、熟悉人与周围环境之间的广泛联系、把握人体需求的特点、了解人成长与发展的规律，对于以后提供专业服务是非常必要的。

1. 人是一个统一的整体

作为护理对象的人，是一个由各器官、系统组成的受生物学规律控制的生物的人，又是一个有思想、有情感、从事创造性劳动、过着社会生活的社会人，还是生理、心理、精神、社会等多方面组成的整体的人。任何一方面的功能失调都会在一定程度上引起其他方面的功能变化，进而对整体造成影响。如疾病可影响人的情绪和社会活动，同样，心理压力也会造成身体的不适。而人体各方面功能的正常运转，又能促进人体整体功能的发挥，从而使人获得最佳健康状态。

2. 人是一个开放系统

人与周围的环境不断进行着物质、能量和信息的交换，保持机体内环境的稳定和平衡，以适应外环境的变化。经由这些互动，发展出生活的行为模式，使人能与其他人及环境和谐一致。人是一个开放系统，护理中不仅要关心机体各系统或各器官功能的协调平衡，还要注意环境对机体的影响，这样才能使人的整体功能更好地发挥和运转。

3. 人有其基本需要

人为了生存、成长和发展，必须满足其基本需要。不同年龄组的人有各自不同的发展特点和任务，有不同层次的基本需要，可通过各种方式表达自己的需要。如果基本需要得不到满足，机体就会因内外环境的失衡而导致疾病发生。护理的功能是帮助护理对象满足其基本需要。

4.人有自理能力并对自己的健康负责

每个人都希望自己有健康的身体和健全的心理。人对自身的功能状态具有意识和监控能力，人有学习、思考、判断和调适的能力，可通过调节利用内外环境以适应环境变化和克服困难。因此，人不会被动地等待治疗和护理，而是主动寻求信息、积极参与维护健康的过程。同时，人也有责任维持和促进自身健康。

护士在护理实践中必须充分认识上述特点，努力调动人的内在主观能动性，这对预防疾病、促进健康十分重要。

（二）环境

人的一切活动都离不开环境，并与环境相互作用、相互依存。

1.人与环境相互依存

环境包括内环境和外环境。内环境指人的生理、心理等方面；外环境则指自然环境和社会、文化环境。任何人都无法脱离环境而生存。环境是动态变化的，人必须不断调整机体内环境，以适应外环境的变化；同时，人又可以通过自身力量来改造环境，以利于生存。

2.环境影响人的健康

环境深受人类的影响，而人类也被环境所左右。环境作为压力源对人类健康产生重要影响。良好的环境可促进人类健康，不良的环境则给人的健康造成危害。在人类所患疾病中，不少与环境中的致病因素有关。护理人员应掌握有关环境与健康的知识，为人类创造适于生活、休养的良好环境。

（三）健康

健康是护理学关注的核心内容，人与环境的相互作用直接影响人的健康状态。预防疾病、促进健康是护理人员的天职，对健康的认识也直接影响护理人员的行为。

1.健康是生理、心理、精神等方面的完好状态

健康定义为："健康，不仅是没有疾病和身体缺陷，还要有完整的生理、心理状态和良好的社会适应能力。"由此可见，人的健康包括身体、心理和社会各个方面，表明健康是机体内部各系统间的稳定、协调，以及机体与外部环境之间平衡、和谐、适应的良好状态。

2.健康是一个动态、连续变化的过程

如果以一条横坐标表示健康和疾病的动态变化过程，一端代表最佳健康状态，另一端则代表病情危重或死亡，每个人的健康状况都处在这一连续体的某一点上，且时刻都在动

态变化之中。当人成功地保持内外环境的和谐稳定时，人处于健康完好状态；当人的健康完整性受到破坏、应对失败时，人的健康受损继而产生疾病，甚至死亡。护理工作的范围包括健康的全过程，即从维护最佳的健康状态到帮助濒临死亡的人平静、安宁、有尊严地死去。护理人员有责任促进人类向健康的完好状态发展。

3.人类的健康观念受多方面因素的影响

人生活在自然和社会环境中，有着复杂的生理、心理活动。社会背景、经济水平、文化观念等直接影响人们对健康的认识和理解，每个人对健康问题形成自己的看法或信念。护士可在帮助人们转变不正确或不完整的健康观念和采取健康生活方式等方面发挥作用。

（四）护理

护理的概念随着护理专业的建立和发展而不断变化和发展。护理一词来源于拉丁文"nutricius"，原意为抚育、扶助、保护、照顾幼小等。护理是为人的健康提供服务的过程，护理活动是科学、艺术、人道主义的结合。

第一，护理的目的是协助个人促进健康、预防疾病、恢复健康、减轻痛苦。

第二，护理能增强人的应对及适应能力，满足人的各种需要。

第三，护理程序是护理工作必须应用的科学方法，以发挥独立性及相互依赖性的护理功能，满足个人、团体、社会的健康需要。

第四，护理学是一门综合自然科学和社会科学知识的独立的应用科学。护理将持续不断地适应人类健康和社会需要的变化，修正护理人员的角色功能。

人、环境、健康、护理4个概念密切相关。护理研究必须注重人的整体性、人与社会的整体性、人与自然的整体性，只有把人和自然、社会看成一个立体网络系统，把健康和疾病放在整个自然、社会的背景下，运用整体观念，才能探索出护理学的规律，促进护理学的发展。

二、护理学的内容和范畴

（一）护理学的任务和范围

1.护理学的任务和目标

随着护理学科的发展，护理学的任务和目标发生了深刻变化，在保护人的健康、防治重大疾病、提高人口素质、解决社会生活中出现的卫生保健问题等方面担负着重大的使命。WHO护理专家会议提出了健康疾病5个阶段中应提供的健康护理。

（1）健康维持阶段

通过护理活动使个体尽可能达到并维持健康状态。

（2）疾病易感阶段

帮助人群获得维持健康的知识，预防疾病的发生。

（3）早期检查阶段

尽快识别、诊断和治疗处于疾病早期的个体，减轻身心痛苦。

（4）临床疾病阶段

运用护理知识和技能帮助疾病中的个体解除痛苦和战胜疾病；给予濒死者必要的安慰和支持。

（5）疾病恢复阶段

帮助解决个体出现的健康问题，减少残障的发生，或帮助残障者进行功能锻炼，从活动中获得自信，把残疾损害降到最低限度，提高健康水平。

在尊重人的需要和权利的基础上，提高人的生命质量是护理的目标。此目标可通过"促进健康，预防疾病，恢复健康，减轻痛苦"的方式来体现。护理的最终目标不仅是维护和促进个人、家庭、社会高水平的健康，而且是最终提高整个人类社会的健康水平。

2.护理学的研究和工作范围

（1）护理学基础知识和技能

护理学的基本概念和理论、基础护理措施的原理和方法以及基本和特殊护理技术操作是护理实践的基础，如饮食护理、病情观察、排泄护理、临终关怀等。

（2）临床专科护理

以护理学及相关学科理论为基础，结合临床各专科患者的特点及诊疗要求，为患者进行身心整体护理。如内科护理、外科护理、妇科护理、儿科护理、急救护理、康复护理等，以及专科护理技能操作。

（3）护理交叉学科和分支学科

随着现代科学的高度分化和广泛综合，护理学与自然科学、社会科学、人文科学等多学科相互渗透。在理论上相互促进，在方法上相互启迪，在学术上相互借用，形成许多新的综合型、边缘型的交叉学科和分支学科，如护理心理学、护理教育学、护理管理学、护理伦理学、护理美学及老年护理学、社区护理学、急救护理学等，从而在更大范围内促进护理学的发展。

（4）不同人群的护理

社会对护理的需求不仅仅局限于在医院为个人提供护理服务，护理还要在不同场所、面对不同人群发挥作用。例如，社区护理、职业护理、学校和托幼机构的护理与预防疾病，促进儿童生长发育，为有特殊心理、行为问题的儿童和家庭提供帮助，这些领域也是护理工作和研究的重要方面。

（5）护理教育

护理教育一般分为基本护理教育、毕业后护理教育和继续护理教育3大类。护理教育是以护理学和教育理论为基础，培养合格实践者，是保证护理专业适应未来需要的基础。护理教育活动包括制定教育培养方向，制定各种层次教育项目的培养目标，设置和实施教学计划、教学评价，研究教与学的方法，学生能力培养，教师队伍建设等内容。

3.护理管理

运用管理学的理论和方法，对护理工作的诸要素——人、物、财、时间、信息进行科学的计划、组织、指挥、协调和控制，以提高护理工作的效率以及质量。

4.护理科研

护理研究对护理学知识体系的发展有深远的影响。运用观察、科学实验、调查分析等方法揭示护理学的内在规律，促进护理理论、知识、技术的更新。护理人员有责任通过科学研究的方法推动护理学的发展。

总之，随着科学技术的进步和护理科研创作的开展，护理学的内容和范畴将不断丰富和完善。

（二）护理工作方式

1.功能制护理

功能制护理方式始于20世纪30年代，依据生物医学模式将护理工作的内容归纳为处理医嘱、打针发药、生活护理等若干项，机械地分配给护理人员，护士被分为"巡回护士""治疗护士""办公室护士"等。优点：护士分工明确，易于组织管理，节约时间，节省人力。缺点：为患者提供的各种护理活动相互分离，呈间断性，护士与患者交流机会少，较难掌握患者的心理、社会需求的全面情况，易致护士倦怠，难以发挥护士的主动性和创造性。

2.责任制护理

责任制护理是在20世纪70年代医学模式转变过程中发展起来的。由责任护士和辅助护士按护理程序对患者进行系统的整体护理。其结构是以患者为中心，患者从入院到出院期间的所有护理始终由一名责任护士实行8h在岗、24h负责制。责任护士以护理程序为基本工作方法，对所护理的患者及其家庭进行生理、心理和社会的全面评估，制订护理计划和实施护理措施，并评价护理效果。责任护士不在岗时，由辅助护士按责任护士的计划实施护理。优点：护士责任明确，能全面了解患者情况，为患者提供连续、整体、个别化的护理；调动了护士的积极性，增强了责任心；密切了护患关系；有利于护理工作从从属地位上升为独立工作体系。缺点：此种护理需较多高水平的责任护士；护士间不了解各自患者的情况，易造成责任护士间的距离感，工作繁忙时，难以互相帮助；同时，护士须承担较大的责任，因而带来一定的压力。

3.系统化整体护理

近年来，我国一些大医院结合临床实际开展了系统化整体护理模式。这种模式的宗旨是：以患者为中心，以现代护理观为指导，以护理程序为方法，将临床护理与护理管理的各个环节系统化。其特点是首先建立指导护理实践的护理哲理，制定以护理程序为框架的护士职责条文和护士行为评价标准，确定病房护理人员的组织结构，建立以护理程序为核心的护理质控系统，编制标准护理计划和标准健康教育计划，设计贯彻护理程序的各种护理表格。在此基础上，以小组责任制的形式对当班患者实施连续的、系统的整体护理。此护理方式提出了新型护理管理观，强调一切护理手段与护理行为均应以增进患者健康为目的，增强了护士的责任感，同时，标准化护理表格的使用减少了护士用于文字工作的时间，护士有更多的机会与患者交流，提供适合患者身、心、社会、文化等需要的最佳护理。缺点：亦需较多的护理人员，且各种规范表格及标准计划的制订有一定难度。

不同的护理工作方式各有利弊，在护理学的发展历程中都起了重要作用，在临床护理实践中交错使用。

4.其他护理方式

（1）个案护理

为控制患者的治疗护理费用，采取了缩短住院日、将康复期患者及早转入社区等健康服务机构的措施。一名护士护理一位或几位患者，即由专人负责实施个体化护理。该方式适用于抢救患者或某些特殊患者，也适用于临床教学需要和社区患者的管理。优点：责任明确，可对患者实施全面、细致的护理，满足其各种需要，同时可显示护士个人的才能，满足其成就感；有效利用了财力和物力，患者能较好地应对从医院到社区的转换过程。缺点：个案管理者需要进一步接受培训，对护士的要求较高，耗费人力，不适合所有的患者。

（2）小组护理

小组护理目的是为患者提供可观察的、连续性的护理，即以小组的形式对患者进行护理，小组成员由不同级别的护理人员组成，在组长的计划、指导下共同参与并完成护理任务，实现确定的目标。每组通常由3～4名护士负责10～12位患者。优点：能发挥各级护理人员的作用，较好地了解患者需要，因人施护，弥补功能制护理之不足，同时，小组成员彼此合作，分享成就，可维持良好的工作气氛。缺点：护士的个人责任感相对减弱，且小组成员之间须花费较多时间互相交流。

综上，各种护理工作方式都有自己的优缺点，医院和病房须根据各自现有的条件，包括护士的人数、护理队伍的知识水平和工作能力、患者的具体情况等因素选择适合本单位的护理方式，其根本目的是以整体人为中心，为护理对象提供尽可能优质、高效、低费用的护理服务。

第二节　护理程序

一、概述

护理程序（Nursing Process）是一种系统而科学地安排护理活动的工作方法，目的是确认和解决护理对象对现存或潜在健康问题的反应。它是指在护理服务活动中，通过一系列有目的、有计划、有步骤的行动，为护理对象提供生理、心理、社会、文化及发展的整体护理。

（一）护理程序的特征

护理程序作为护理人员照顾护理对象的独特工作方法，具有以下几个方面的特征：

1. 个体性

根据患者的具体情况和需求设计护理活动，以满足不同的需求。

2. 目标性

以识别及解决护理对象的健康问题，及其对健康问题的反应为特定目标，全面计划及组织护理活动。

3. 系统性

以系统论为理论框架，指导护理工作，使各个步骤系统而有序地进行，保证护理活动的系统性。

4. 连续性

不限于某特定时间，而是随着护理对象反应的变化而随时进行。

5. 科学性

综合了现代护理学的理论观点，和其他学科的相关理论，如控制论、需要层次论等。

6. 互动性

在整个过程中，护理人员与护理对象、同事、医生及其他人员密切合作，以全面满足服务对象的需要。

7. 普遍性

护理程序适合在任何场所、为任何护理服务对象安排护理活动。

（二）护理程序的理论基础

护理程序在现代护理理论基础上产生，通过一系列目标明确的护理活动为服务对象的健康服务，可作为框架运用到面向个体、家庭和社区的护理工作中。相关的基础理论主要包括系统论、需要层次论、生长发展理论、应激适应理论、沟通理论等，具体见表1-1：

表1-1　护理程序的理论基础与应用

理论	应用
一般系统理论	提供理论框架、思维方法、工作方法
需要层次论	指导分析资料、提出护理问题
生长发展理论	制订计划
应激适应理论	确定护理目标、评估实施效果
沟通理论	收集资料、实施计划、解决问题过程

（三）护理程序的步骤

护理程序由评估、诊断、计划、实施和评价5个步骤组成，这5个步骤之间相互联系、互相影响。

护理评估（Nursing Assessment）：是护理程序的第一步，收集护理对象生理、心理、社会方面的健康资料并进行整理，以发现和确认服务对象的健康问题。

护理诊断（Nursing Diagnosis）：在评估基础上确定护理诊断，以描述护理对象的健康问题。

护理计划（Nursing Plan）：对如何解决护理诊断涉及的健康问题做出决策，包括排列护理诊断顺序、确定预期目标、制定护理措施和书写护理计划。

护理实施（Nursing Intervention）：即按照护理计划执行护理措施的活动。

护理评价（Nursing Evaluation）：即将护理对象对护理的反应与预期目标进行比较，根据预期目标达到与否，评定护理计划实施后的效果。必要时，应重新评估服务对象的健康状况，引入护理程序的下一个循环。

二、护理评估

护理评估（Nursing Assessment）是有目的、有计划、有步骤地收集有关护理对象生理、心理、社会文化和经济等方面的资料，对其进行整理与分析，以判断服务对象的健康问题，为护理活动提供可靠的依据。具体包括收集资料、整理资料和分析资料三部分。

（一）收集资料

1.资料的来源

（1）直接来源

护理对象本人，是第一资料来源，也是主要来源。

（2）间接来源

① 护理对象的重要关系人，也就是社会支持性群体，包括亲属、关系亲密的朋友、同事等。

② 医疗活动资料，如既往实验室报告、出院小结等健康记录。

③ 其他医护人员，放射医师、化验师、药剂师、营养师、康复师等。

④ 护理学及其他相关学科的文献等。

2.资料的内容

在收集资料的过程中，各个医院均有自己设计的收集资料表，无论依据何种框架，基本内容主要包括一般资料、生活状况及自理程度、健康检查及心理社会状况等。

（1）一般资料

包括患者姓名、性别、出生日期、出生地、职业、民族、婚姻、文化程度、住址等。

（2）现在的健康状况

包括主诉、现病史、入院方式、医疗诊断及目前用药情况。目前的饮食、睡眠、排泄、活动、健康管理等日常生活形态。

（3）既往健康状况

包括既往史、创伤史、手术史、家族史、过敏史、传染病史。既往的日常生活形态、烟酒嗜好，女性还包括月经史和婚育史。

（4）护理体检

包括体温、脉搏、呼吸、血压、身高、体重、生命体征、各系统的生理功能及有无疼痛、眩晕、麻木、瘙痒等，有无感觉（视觉、听觉、嗅觉、味觉、触觉）异常，有无思维活动、记忆能力之类的障碍等认知感受形态。

（5）实验室及其他辅助检查结果

包括最近进行的辅助检查的客观资料，如实验室检查、X线检查、病理检查等。

（6）心理方面的资料

包括对疾病的认知和态度、康复的信心，病后情绪、心理感受、应对能力等变化。

（7）社会方面的资料

包括就业状态、角色问题和社交状况，有无重大生活事件、支持系统状况等，有无宗教信仰，享受的医疗保健待遇等。

3.资料的分类

（1）按照资料的来源划分

包括主观资料和客观资料。主观资料指患者对自己健康问题的体验和认识。包括患者的知觉、情感、价值、信念、态度、对个人健康状态和生活状况的感知。主观资料的来源可以是患者本人，也可以是患者家属或对患者健康有重要影响的人。客观资料指检查者通过观察、会谈、体格检查和实验等方法得到或检测出有关患者健康状态的资料。客观资料获取是否全面和准确主要取决于检查者是否具有敏锐的观察能力及丰富的临床经验。

当护士收集到主观资料和客观资料后，应将两方面的资料加以比较和分析，可互相证实资料的准确性。

（2）按照资料的时间划分

包括既往资料和现时资料。既往资料是指与服务对象过去健康状况有关的资料，包括既往病史、治疗史、过敏史等。现时资料是指与服务对象现在发生疾病有关的状况，如现在的体温、脉搏、呼吸、血压、睡眠状况等。

护士在收集资料时，需要将既往资料和现时资料结合起来。

4.收集资料的方法

（1）观察

观察是指护理人员运用视、触、叩、听、嗅等感官获得患者、家属及患者所处环境的信息并进行分析判断，是收集有关服务对象护理资料的重要方法之一。观察贯穿在整个评估过程中，可以与交谈同时进行。护士应及时、敏锐、连续地对服务对象进行观察，如患者出现面容痛苦、呈强迫体位，就提示患者可能有疼痛感，应进一步询问持续时间、部位、性质等。观察作为一种技能，护理人员在实践中需要不断培养和锻炼，以期得到发展和提高。

（2）交谈

护患之间的交谈是一种有目的的医疗活动，使护理人员获得有关患者的资料和信息。一般可分为：① 正式交谈，是指事先通知患者，有目的、有计划交谈，如入院后的采集病史；② 非正式交谈，是指护士在日常护理工作中与患者随意、自然地交谈，不明确目的，不规定主题、时间，是一种"开放式交流"，以便及时了解到服务对象的真实想法和心理反应。交谈时护士应注意沟通技巧的运用，对一些敏感性话题应注意保护患者的隐私。

（3）护理体检

护理人员运用体检技能，为护理对象进行系统地身体评估，获取与护理有关的生命体征、身高、体重等，以便收集与护理诊断、护理计划有关的患者方面的资料，及时了解病情变化和发现护理对象的健康问题。

（4）阅读

包括查阅护理对象的医疗病历（门诊和住院）、各种护理记录及实验室和辅助检查结果，以及有关文献等。也可以用心理测量及评定量表对服务对象进行心理社会评估。

（二）整理资料

为了避免遗漏和疏忽有相关性和价值性的资料，得到完整全面的资料，常依据某个护理理论模式设计评估表格，护理人员依据表格全面评估、整理资料。

1.按戈登（Gordon）的功能性健康形态整理分类

（1）健康感知–健康管理形态

指服务对象对自己健康状态的认识和维持健康的方法。

（2）营养–代谢形态

包括食物的利用和摄入情况。如营养、液体、组织完整性、体温调节以及生长发育等的需求。

（3）排泄形态

主要指肠道、膀胱的排泄状况。

（4）活动–运动形态

包括运动、活动、休闲与娱乐状况。

（5）睡眠–休息形态

指睡眠、休息以及精神放松的状况。

（6）认知–感受形态

包括与认知有关的记忆、思维、解决问题和决策以及与感知有关的视、听、触、嗅等功能。

（7）角色–关系形态

家庭关系、社会中角色任务及人际关系的互动情况。

（8）自我感受–自我概念形态

指服务对象对于自我价值与情绪状态的信念与评价。

（9）性–生殖形态

主要指性发育、生殖器官功能及对性的认识。

（10）应对–压力耐受形态

指服务对象压力程度、应对与调节压力的状况。

（11）价值–信念形态

指服务对象的思考与行为的价值取向和信念。

2.按马斯洛（Maslow）需要层次进行整理分类

（1）生理需要

体温39℃，心率120次/分，呼吸32次/分，腹痛等。

（2）安全的需要

对医院环境不熟悉，夜间睡眠须开灯，手术前精神紧张，走路易摔倒等。

（3）爱与归属的需要

患者害怕孤独，希望有亲友来探望等。

（4）尊重与被尊重的需要

如患者说"我现在什么事都不能干了""你们应该征求我的意见"等。

（5）自我实现的需要

担心住院会影响工作、学习，有病不能实现自己的理想等。

3.按北美护理诊断协会的人类反应形态分类

（1）交换

包括营养、排泄、呼吸、循环、体温、组织的完整性等。

（2）沟通

主要指与人沟通交往的能力。

（3）关系

指社交活动、角色作用和性生活形态。

（4）价值

包括个人的价值观、信念、宗教信仰、人生观及精神状况。

（5）选择

包括应对能力、判断能力及寻求健康所表现的行为。

（6）移动

包括活动能力、休息、睡眠、娱乐及休闲状况，日常生活自理能力等。

（7）知识

包括自我概念、感知和意念；包括对健康的认知能力、学习状况及思考过程。

（8）感觉

包括个人的舒适、情感和情绪状况。

（三）分析资料

1.检查有无遗漏

将资料进行整理分类之后，应仔细检查有无遗漏，并及时补充，以保证资料的完整性及准确性。

2.与正常值比较

收集资料的目的在于发现护理对象的健康问题。因此，护士应掌握常用的正常值，将所收集到的资料与正常值进行比较，并在此基础上进行综合分析，以发现异常情况。

3.评估危险因素

有些资料虽然目前还在正常范围，但是由于存在危险因素，若不及时采取预防措施，以后很可能会出现异常，损害服务对象的健康。因此，护士应及时收集资料评估这些危险因素。

护理评估通过收集服务对象的健康资料，对资料进行组织、核实和分析，确认服务对象对现存的或潜在的健康问题或生命过程的反应，为做出护理诊断和进一步制订护理计划奠定了基础。

（四）资料的记录

1.原则

书写全面、整洁、简练、流畅，客观资料运用医学术语，避免使用笼统、模糊的词，主观资料尽量引用护理对象的原话。

2.记录格式

根据资料的分类方法，根据各医院，甚至各病区的特点自行设计，多采用表格式记录。与患者第一次见面收集到的资料记录称为入院评估，要求详细、全面，是制订护理计划的依据，一般要求入院后24h内完成。住院期间根据患者病情天数，每天或每班记录，反映了患者的动态变化，用以指导护理计划的制订、实施、评价和修订。

三、护理诊断

护理诊断是护理程序的第二个步骤，是在评估的基础上对所收集的健康资料进行分析，从而确定服务对象的健康问题及引起健康问题的原因。护理诊断是一个人生命过程中的生理、心理、社会文化发展及精神方面健康状况或问题的一个简洁、明确的说明，这些问题都是属于护理职责范围之内，能够用护理的方法解决的问题。

（一）护理诊断的概念

护理诊断（Nursing Diagnosis）是关于个人、家庭、社区对现存或潜在的健康问题及生命过程反应的一种临床判断，是护士为达到预期的结果选择护理措施的基础，这些预期结果应能通过护理职能达到。

（二）护理诊断的组成部分

护理诊断有四个组成部分：名称、定义、诊断依据和相关因素。

1.名称

名称（Label）是对服务对象健康状况的概括性的描述。应尽量使用NANDA认可的护理诊断名称，以有利于护士之间的交流和护理教学的规范。常用改变、受损、缺陷、无效或低效等特定描述语。例如，排便异常、便秘、有皮肤完整性受损的危险。

2.定义

定义（Definition）是对名称的一种清晰的、正确的表达，并以此与其他诊断相鉴别。

一个诊断的成立必须符合其定义特征。有些护理诊断的名称虽然十分相似，但仍可从定义中发现彼此的差异。例如，"压力性尿失禁"的定义是"个人在腹内压增加时立即无意识地排尿的一种状态"；"反射性尿失禁"的定义是"个体在没有要排泄或膀胱满胀的感觉下可以预见地、不自觉地排尿的一种状态"。虽然两者都是尿失禁，但前者的原因是腹内压增高，后者的原因是无法抑制的膀胱收缩。因此，确定诊断时必须认真区别。

3.诊断依据

诊断依据（Defining Characteristics）是做出护理诊断的临床判断标准。诊断依据常常是患者所具有的一组症状和体征，以及有关病史，也可以是危险因素。对于潜在的护理诊断，其诊断依据则是原因本身（危险因素）。

诊断依据依其在特定诊断中的重要程度分为主要依据和次要依据。

（1）主要依据

主要依据是指形成某一特定诊断所应具有的一组症状和体征及有关病史，是诊断成立的必要条件。

（2）次要依据

次要依据是指在形成诊断时，多数情况下会出现的症状、体征及病史，对诊断的形成起支持作用，是诊断成立的辅助条件。

例如，便秘的主要依据是"粪便干硬，每周排大便不到3次"，次要依据是"肠鸣音减少，自述肛门部有压力和胀满感，排大便时极度费力并感到疼痛，可触到肠内嵌塞粪块，并感觉不能排空"。

4.相关因素

相关因素（Related Factors）是指造成服务对象健康状况改变或引起问题产生的情况。常见的相关因素包括以下几个方面：

（1）病理生理方面的因素

病理生理方面的因素指与病理生理改变有关的因素。例如，"体液过多"的相关因素可能是右心力衰竭。

（2）心理方面的因素

心理方面的因素指与服务对象的心理状况有关的因素。例如，"活动无耐力"可能是由疾病后服务对象处于较严重的抑郁状态引起的。

（3）治疗方面的因素

治疗方面的因素指与治疗措施有关的因素（用药、手术创伤等）。例如，"语言沟通障碍"的相关因素可能是使用呼吸机时行气管插管。

（4）情景方面的因素

情景方面的因素指环境、情景等方面的因素（陌生环境、压力刺激等）。例如，"睡眠形态紊乱"可能与住院后环境改变有关。

（5）年龄因素

年龄因素指在生长发育或成熟过程中与年龄有关的因素。如婴儿、青少年、中年、老年各有不同的生理、心理特征。

（三）护理诊断与合作性问题及医疗诊断的区别

1.合作性问题——潜在并发症

在临床护理实践中，护士常遇到一些无法完全包含在NANDA制定的护理诊断中的问题，而这些问题也确实需要护士提供护理措施。把护士需要解决的问题分为2类：一类经护士直接采取措施可以解决，属于护理诊断；另一类需要护士与其他健康保健人员尤其是医生共同合作解决，属于合作性问题。

合作性问题需要护士承担监测职责，以及时发现服务对象身体并发症的发生和情况的变化，但并非所有并发症都是合作性问题。有些可通过护理措施预防和处理，属于护理诊断；只有护士不能预防和独立处理的并发症才是合作性问题。合作性问题的陈述方式是"潜在并发症（Potential Complication）：××××"。如"潜在并发症：脑出血"。

2.护理诊断与合作性问题的区别

护理诊断是护士独立采取措施能够解决的问题；合作性问题需要医生、护士共同干预处理，处理决定来自医护双方。对合作性问题，护理措施的重点是监测。

3.护理诊断与医疗诊断的区别

明确护理诊断和医疗诊断的区别对区分护理和医疗2个专业、确定各自的工作范畴和应负的法律责任非常重要。两者主要区别见表1-2：

表1-2　护理诊断与医疗诊断的区别

项目	护理诊断	医疗诊断
临床判断的对象	对个体、家庭、社会的健康问题及生命过程反应的一种临床判断	对个体病理生理变化的一种临床判断
描述的内容	描述的是个体对健康问题的反应	描述的是一种疾病
决策者	护士	医疗人员
职责范围	在护理职责范围内进行	在医疗职责范围内进行
适应范围	适用于个体、家庭、社会的健康问题	适用于个体的疾病
数量	往往有多个	一般情况下只有一个
是否变化	随病情的变化	一旦确诊不会改变

四、护理计划

制订护理计划是解决护理问题的一个决策过程，计划（Planning）是对患者进行护理活动的指南，是针对护理诊断制定具体护理措施来预防、减轻或解决有关问题。其目的是为了确认护理对象的护理目标以及护士将要实施的护理措施，使患者得到合适的护理，保持护理工作的连续性，促进医护人员的交流和利于评价。制订计划包括4个步骤。

（一）排列护理诊断的优先顺序

一般情况下，患者可以存在多个护理诊断，为了确定解决问题的优先顺序，根据问题的轻重缓急合理安排护理工作，需要对这些护理诊断包括合作性问题进行排序。

1.排列护理诊断

一个患者可同时有多个护理问题，制订计划时应按其重要性和紧迫性排出主次，一般把威胁最大的问题放在首位，其他的依次排列，这样护士就可根据轻、重、缓、急有计划地进行工作，通常可按如下顺序排列：

（1）首优问题

首优问题是指会威胁患者生命，须立即行动去解决的问题。如清理呼吸道无效、气体交换受阻等。

（2）中优问题

中优问题是指虽不会威胁患者生命，但能导致身体上的不健康或情绪上变化的问题，如活动无耐力、皮肤完整性受损、便秘等。

（3）次优问题

次优问题指人们在应对发展和生活中的变化时所产生的问题。这些问题往往不是很紧急，如营养失调、知识缺乏等。

2.排序时应该遵循的原则

① 按美国心理学家马斯洛（A. H. Maslow）的人类基本需要层次论进行排列，优先解决生理需要。这是最常用的一种方法。生理需要是最低层次的需要，也是人类最重要的需要，一般来说，影响了生理需要满足及对生理功能的平衡状态威胁最大的护理问题是需要优先解决的护理诊断。如与空气有关的"气体交换障碍""清理呼吸道无效"，与水有关的"体液不足"，与排泄有关的"尿失禁""尿潴留"等。

具体的实施步骤可以按以下方法进行：首先列出患者的所有护理诊断，将每一诊断归入5个需要层次，然后由低到高排列出护理诊断的先后顺序。

② 考虑患者的需求。马斯洛的理论为护理诊断的排列提供了一个普遍的原则，但由于护理对象的复杂性、个体性，相同的需求对不同的人，其重要性可能不同。因此，在无原则冲突的情况下，可与患者协商，尊重患者的意愿，考虑患者认为最重要的问题予以优

先解决。

③ 现存的问题优先处理，但不要忽视潜在的和有危险的问题。有时它们常常也被列为首优问题而须立即采取措施或严密监测。

（二）制定预期目标

预期目标是指通过护理干预，护士期望患者达到的健康状态或在行为上的改变。其目的是指导护理措施的制定。预期目标不是护理行为，但能指导护理行为，并作为对护理效果进行评价的标准。每一个护理诊断都要有相应的目标。

1.预期目标的制定

（1）目标的陈述公式

时间状语＋主语＋条件状语＋谓语＋行为标准。

① 主语：是指患者或患者身体的任何一部分，如体温、体重、皮肤等，有时在句子中省略了主语，但句子的逻辑主语一定是患者。

② 谓语：指患者将要完成的行动，必须用行为动词来说明。

③ 行为标准：主语进行该行动所达到的程度。

④ 条件状语：指患者完成该行为时所处的特定条件。如"拄着拐杖"行走50m。

⑤ 时间状语：是指主语应在何时达到目标中陈述的结果，即何时对目标进行评价，这一部分的重要性在于限定了评价时间，可以督促护士尽心尽力地帮助患者尽快达到目标，评价时间的确定，往往需要根据临床经验和患者的情况来确定。

（2）预期目标的种类

根据实现目标所需时间的长短可将护理目标分为短期目标和长期目标2大类。

① 短期目标：指在相对较短的时间内要达到的目标（一般指一周内），适合于病情变化快、住院时间短的患者。

② 长期目标：是指需要相对较长时间才能实现的目标（一般指一周以上甚至数月）。

长期目标是需要较长时间才能实现的，范围广泛；短期目标则是具体达到长期目标的台阶或需要解决的主要矛盾。如下肢骨折患者，其长期目标是"3个月内恢复行走功能"，短期目标分别为："第一个月借助双拐行走""第二个月借助手杖行走""第三个月逐渐独立行走"。短期目标与长期目标互相配合、呼应。

2.制定预期目标的注意事项

① 目标的主语一定是患者或患者的一部分，而不能是护士。目标是期望患者接受护理后发生的改变，达到的结果，而不是护理行动本身或护理措施。

② 一个目标中只能有一个行为动词。否则在评价时，如果患者只完成了一个行为动词的行为标准就无法判断目标是否实现。另外，行为动词应可观察和测量，避免使用含糊

的、不明确的词语。可运用下列动词：如描述、解释、执行、能、会、增加、减少等。不可使用含糊不清、不明确的词：如了解、掌握、好、坏、尚可等。

③ 目标陈述的行为标准应具体，以便于评价。有具体的检测标准、有时间限度、由护患双方共同制定。

④ 目标必须具有现实性和可行性，要在患者的能力范围之内，要考虑其身体心理状况、智力水平、既往经历及经济条件。目标完成期限的可行性，目标结果设定的可行性。患者需要认可，并乐意接受。

⑤ 目标应在护理工作所能解决范围之内，并要注意医护协作，即与医嘱一致。

⑥ 目标陈述要针对护理诊断，一个护理诊断可有多个目标，但一个目标不能针对多个护理诊断。

⑦ 应让患者参与目标的制定，这样可使患者认识到对自己的健康负责不仅是医护人员的责任，也是患者的责任，护患双方应共同努力以保证目标的实现。

⑧ 关于潜在并发症的目标，潜在并发症是合作性问题，护理措施往往无法阻止其发生，护士的主要任务在于监测并发症的发生或发展。潜在并发症的目标陈述为：护士能及时发现并发症的发生并积极配合处理。如"潜在并发症：心律失常"的目标是"护士能及时发现心律失常的发生并积极配合抢救"。

（三）制定护理措施

护理措施是护士为帮助患者达到预定目标而制定的具体方法和内容。规定了解决健康问题的护理活动方式与步骤。是一份书面形式的护理计划，也可称为"护嘱"。

1.护理措施的类型

护理措施可分为依赖性护理措施、协作性护理措施和独立性护理措施3类。

（1）依赖性的护理措施

依赖性的护理措施即来自于医嘱的护理措施，它描述了贯彻医疗措施的行为。如医嘱"每晨测血压1次""每小时巡视患者1次"。

（2）协作性护理措施

协作性护理措施是护士与他健康保健人员相互合作采取的行动。如患者出现"营养失调：高于机体的需要量"的问题时，为帮助患者达到理想体重的目标，需要和营养师一起协商、讨论、制定护理措施。

（3）独立性护理措施

独立性护理措施是护士根据所收集的资料，凭借自己的知识、经验、能力，独立思考、判断后做出的决策，是在护理职责范围内。这类护理措施完全由护士设计并实施，不需要医嘱。如长期卧床患者存在的"有皮肤破损的危险"，护士每天定时给患者翻身、按压受压部位皮肤、温水擦拭等措施都是独立性护理措施。

2.护理措施的构成

完整的护理措施计划应包括：护理观察措施、行动措施、教育措施三部分。

例：

护理诊断，胸痛：与心肌缺血、缺氧致心肌坏死有关。

护理目标：24h内患者主诉胸痛程度减轻。

制定护理措施如下：

（1）观察措施

① 观察疼痛的程度和缓解情况。

② 观察患者心律、心率、血压的变化。

（2）行动措施

① 给予持续吸氧，2 ~ 4L/min。（依赖性护理措施）

② 遵医嘱持续静脉点滴硝酸甘油15滴 / 分。（依赖性护理措施）

③ 协助床上进食、洗漱、大小便。（独立性护理措施）

（3）教育措施

① 教育患者绝对卧床休息。

② 保持情绪稳定。

3.制定护理措施

制定护理措施时需要注意的事项。

（1）针对性

护理措施针对护理目标制定，一般一个护理目标可通过几项措施来实现，措施应针对目标制定，否则即使护理措施没有错误，也无法促使目标实现。

（2）可行性

护理措施要切实可行，措施制定时要考虑：① 患者的身心问题，这也是整体护理中所强调的要为患者制订个体化的方案，措施要符合患者的年龄、体力、病情、认知情况以及患者自己对改变目前状况的愿望等，如对老年患者进行知识缺乏的健康教育时，让患者短时间内记忆很多教育内容是困难的，护理措施必须是患者乐于接受的；② 护理人员的情况，护理人员的配备及专业技术、理论知识水平和应用能力等是否能胜任所制定的护理措施；③ 适当的医院设施、设备。

（3）科学性

护理措施应基于科学的基础上，每项护理措施都应有措施依据，措施依据来自于护理科学及相关学科的理论知识。禁止将没有科学依据的措施用于患者。护理措施的前提是一定要保证患者的安全。

（4）一致性

护理措施不应与其他医务人员的措施相矛盾，否则容易使患者不知所措，并造成不信任感，甚至可能威胁患者安全。制定护理措施时应参阅其他医务人员的病历记录、医嘱，意见不一致时应共同协商，达成一致。

（5）指导性

护理措施应具体、有指导性，不仅使护理同一患者的其他护士很容易地执行措施，也有利于患者。如对于体液过多须进食低盐饮食的患者，正确的护理措施是：① 观察患者的饮食是否符合低盐要求；② 告诉患者和家属每日摄盐<5g；含钠多的食物除咸味食品外，还包括发面食品、碳酸饮料、罐头食品等；③ 教育患者及家属理解低盐饮食的重要性；等等。

不具有指导性护理措施如：① 嘱患者每日摄盐量<5g；② 嘱患者不要进食含钠多的食物。

（四）护理计划成文

护理计划成文是将护理诊断、目标、护理措施以一定的格式记录下来而形成的护理文件。不仅为护理程序的下一步实施提供了指导，也有利于护士之间以及护士与其他医务人员之间的交流。护理计划的书写格式，因不同的医院有各自具体的条件和要求，所以书写格式也是多种多样的。护理计划应体现个体差异性，一份护理计划只对一个患者的护理活动起作用。护理计划还应具有动态发展性，随着患者病情的变化和护理的效果而调整。

五、护理实施

实施是为达到护理目标而将计划中各项措施付诸行动的过程。实施的质量如何与护士的专业知识、操作技能和人际沟通能力三方面的水平有关。实施过程中的情况应随时用文字记录下来。

实施过程包括实施前准备、实施和实施后记录3个部分。一般来讲，实施应发生于护理计划完成之后，但在某些特殊情况下，如遇到急诊患者或病情突变的住院患者，护士只能先在头脑中迅速形成一个初步的护理计划并立即采取紧急救护措施，事后再补上完整的护理计划。

（一）实施前的准备

护士在执行护理计划之前，为了保证护理效果，应思考安排以下几个问题，即"5个W"。

1."谁去做"（Who）

对需要执行的护理措施进行分类和分工，确定护理措施是由护士做，还是辅助护士做；哪一级别或水平的护士做；是一个护士做，还是多个护士做。

2."做什么"（What）

进一步熟悉和理解计划，执行者对计划中每一项措施的目的、要求、方法和时间安排应了如指掌，以确保措施的落实，并使护理行为与计划一致。此外，护士还应理解各项措施的理论基础，保证科学施护。

3."怎样做"（How）

① 分析所需要的护理知识和技术：护士必须分析实施这些措施所需要的护理知识和技术，如操作程序或仪器设备使用的方法，若有不足，则应复习有关书籍或资料，或向其他有关人员求教。

② 明确可能会发生的并发症及其预防：某些护理措施的实施有可能对患者产生一定程度的损伤。护士必须充分预想可能发生的并发症，避免或减少对患者的损伤，保证患者的安全。

③ 如患者情绪不佳、合作性差，那么需要考虑如何使措施得以顺利进行。

4."何时做"（When）

实施护理措施的时间选择和安排要恰当，护士应该根据患者的具体情况、要求等多方面因素来选择执行护理措施的时机，例如，健康教育的时间，应该选择在患者身体状况良好、情绪稳定的情况下进行以达到预期的效果。

5."何地做"（Where）

确定实施护理措施的场所，以保证措施的顺利实施。在健康教育时应选择相对安静的场所；对涉及患者隐私的操作，更应该注意选择环境。

（二）实施

实施是护士运用操作技术、沟通技巧、观察能力、合作能力和应变能力去执行护理措施的过程。在实施阶段，护理的重点是落实已制定的措施，执行医嘱、护嘱，帮助患者达到护理目标，解决问题。在实施中必须注意既要按护理操作常规规范化地实施每一项措施，又要注意根据每个患者的生理、心理特征个性化地实施护理。

实施是评估、诊断和计划阶段的延续，须随时注意评估患者的病情及患者对护理措施的反应及效果，努力使护理措施满足患者的生理、心理需要，促进疾病的康复。

（三）实施后的记录

实施后，护士要对其所执行的各种护理措施及患者的反应进行完整、准确的文字记录，即护理病历中的护理病程记录，以反映护理效果，为评价做好准备。

记录可采用文字描述或填表，在相应项目上打"√"的方式。常见的记录格式有PIO

记录方式，PIO即由问题（Problem，P）、措施（Intervention，I）、结果（Outcome，O）组成。"P"的序号要与护理诊断的序号一致并写明相关因素，可分别采用PES、PE、SE 3种记录方式。"I"是指与P相对应的已实施的护理措施。即做了什么，但记录并非护理计划中所提出的全部护理措施的罗列。"O"是指实施护理措施后的结果。可出现2种情况。一种结果是当班问题已解决。另一种结果是当班问题部分解决或未解决，若措施适当，由下一班负责护士继续观察并记录；若措施不适宜，则由下一班负责护士重新修订并制定新的护理措施。

记录是一项很重要的工作，其意义在于：① 可以记录患者住院期间接受护理照顾的全部经过；② 有利于其他医护人员了解情况；③ 可作为护理质量评价的一个内容；④ 可为以后的护理工作提供资料；⑤ 是护士辛勤工作的最好证明。

六、护理评价

评价（Evaluation）是有计划地、系统地将患者的健康现状与确定的预期目标进行比较的过程。评价是护理程序的第五步，但实际上它贯穿于整个护理程序的各个步骤：如评估阶段，须评估资料收集是否完全，收集方法是否正确；诊断阶段，须评价诊断是否正确，有无遗漏，是否以收集到的资料为依据；计划阶段，须评价护理诊断的顺序是否合适，目标是否可行，措施是否得当；实施阶段，须评价措施是否得到准确执行，执行效果如何等。评价虽然位于程序的最后一步，但并不意味着护理程序的结束，相反，通过评价发现新问题，重新修订计划，而使护理程序循环往复地进行下去。

评价包括以下几个步骤。

（一）收集资料

收集有关患者目前健康状态的资料，资料涉及的内容与方法同第二节评估部分的相应内容。

（二）评价目标是否实现

评价的方法是将患者目前健康状态的资料与计划阶段的预期目标相比较，以判断目标是否实现。经分析可得出3种结果：① 目标已达到；② 部分达到目标；③ 未能达到目标。

（三）重审护理计划

对护理计划的调整包括以下几种方式。

1.停止

重审护理计划时，对目标已经达到、问题已经解决的，停止采取措施，但应进一步评估患者可能存在的其他问题。

2.继续

问题依然存在，计划的措施适宜，则继续执行原计划。

3.修订

对目标部分实现或目标未实现的原因要进行探讨和分析，并重审护理计划，对诊断、目标和措施中不适当的内容加以修改，应考虑下述问题：收集的资料是否准确和全面；护理问题是否确切；所定目标是否现实；护理措施设计是否得当以及执行是否有效，患者是否配合等。

护理程序作为一个开放系统，患者的健康状况是一个输入信息，通过评估、计划和实施，输出患者健康状况的信息，经过护理评价结果来证实计划是否正确。如果患者尚未达到健康目标，则需要重新收集资料、修改计划，直到患者达到预期的目标，护理程序才告停止。因此，护理程序是一个周而复始，无限循环的系统工程。

护理程序是一种系统地解决问题的程序、是护士为患者提供护理照顾的方法，应用护理程序可以保证护士给患者提供有计划、有目的、高质量、以患者为中心的整体护理。因此，它不仅适用于医院临床护理、护理管理，同时它还适用于其他护理实践，如社区护理、家庭护理、大众健康教育等，是护理专业化的标志之一。

第二章　住院病案管理

第一节　住院病案信息的收集与整理

一、住院病案信息的基本内容

病案信息管理人员必须了解病案所包含的内容。住院病案保存了医务人员对患者进行医疗的有关信息，它准确地记录了诊疗的事实，起到支持诊断、评判治疗效果的作用。因此，病案信息管理人员在收集与整理住院病案时，首先必须清楚地知道病案的基本内容。

（一）患者鉴别信息（即患者身份证明资料）

病案必须包括足够的信息用于鉴别患者的病案。如病案号、患者姓名、性别、出生年月、年龄、民族、国籍、工作单位、家庭住址、籍贯、身份证号码、就诊卡号等。

（二）患者的病史信息

记录患者的主诉、现病史、既往病史、个人史及婚育史，以及家族的疾病史。

（三）有关的体格检查信息

记录一些与本次病情有关的身体检查及常规的体格检查情况。通常指呼吸系统（肺）、循环系统（心脏、血压）、消化系统（肝、脾）、神经系统的叩、听、触、扪的检查记录等。

（四）病程记录

记录患者病情的发生、发展及转归过程。住院患者的病程信息在时间上往往具有连续性和连贯性。门诊病案则只有在患者再次就诊时才有记录，因此其能否连贯记录取决于患者的就诊情况。

（五）诊断及治疗医嘱

包括医师的会诊记录（会诊指当患者在治疗过程中疑有其他科的病情时，请其他科或其他医院的医师共同对该患者的病情做出诊断和治疗的活动过程）、拟诊讨论记录、治疗计划、所施治疗方法的医嘱（医嘱指医师为患者的检查及治疗给予护士的指示记录，医嘱分为口头医嘱、临时医嘱、长期医嘱）。门诊病案的医嘱记录形式与住院病案不同，它只被简单地记录于当日诊疗记录中，不作为病案整理的内容。

（六）患者知情同意书

通常用于住院患者或急诊留诊观察的患者。它包括患者病重、病危通知书（此通知书是下达给患者家属的，为一式两份，患者家属及院方各执一份）；医疗操作、手术同意书（凡进行具有一定危险性或对患者可能造成一定不良影响的操作时，须征得患者或患者家属或授权人的签字同意方能进行）。患者知情同意书具有一定的法律作用。

（七）临床观察记录

是医师及护士对住院患者或急诊留诊观察的患者病情观察的记录。如患者体温单、护理单、特别护理记录等等。

（八）操作及实验室检查报告

如临床所做的腰椎穿刺（抽取脑脊液）、骨穿（骨髓穿刺）、活组织检查、内镜检查等的报告单，各种生化检验如血、尿、便常规报告单，影像学检查如X线、CT扫描、磁共振、超声波检查等报告单，心电图、脑电图、肌电图检查报告单等。

（九）医疗结束时的结论

患者住院期间的医疗结束时，通常要有出院记录，其内容包括最后的诊断、治疗后的结果及治疗的主要过程（内容简明扼要）、对患者出院后的建议等。

（十）病案的特殊标志

不论是住院病案还是门诊病案，有些重要的医疗信息需要使用特殊的标志，以便迅速引起使用者的注意。例如，青霉素过敏、装有心脏起搏器或肾透析的患者等，这些信息应在病案首页以特殊的标志显示出来。如果这些内容出现在病案资料的其他地方，应使用色标以表示这是使用者须注意的特殊和重要的资料。病案管理者在整理病案时，有提醒医师对重要问题或事件等信息的遗漏应及时补充的义务，并按有关规定做出明显的标志。

二、出院病案的回收

出院病案能否及时回收，关系到医疗机构各类统计报表的生成、病案数字化储存、临床医师借阅、患者复印资料等工作的顺利进行。国家卫生行政部门要求医疗机构产生的某些信息、数据及时上报。因此出院病案在规定时限内及时收回是非常重要的一项工作。

病案管理人员应在患者出院后的24小时之内将所有出院病案全部收回，因此这项工作每天都要履行。收集出院病案可依据各病房出院患者日报表进行核收，但由于某种原因医师未能完成病案记录，导致个别病案不能按时收回。因此对未能按时收回的病案，应有记录。在收取出院病案时应注意收取患者住院前送达病房的门（急）诊或住院病案，以及滞后的检验检查报告单（即患者已经出院，这些检验检查报告单才送回到病房或出院处），这样才能保证病案信息资料的完整性。

有些地区和单位将出院病案回收的时间定为患者出院后3天或7天，有些单位每月月底回收一次，甚至未经病案科收回，病案即从病房被取走，这不是好的工作作风，也是长期困扰病案管理人员的难题。国家规定患者出院24小时完成出院记录，实际上决定患者出院时医师就应完成出院记录，形成"今日事今日毕"良好的工作习惯。延迟3天或7天才去完成应于患者出院当日就应完成的工作，延迟数日追补记录，未能建立一个良好的工作秩序，难免出现误差。将患者出院数天的病案共同滞留于病房容易造成资料的混乱、丢失，不利于病案的安全管理，给病案统计工作带来的是多方面影响。有关国家统计报表的数据不能及时上报，患者复印病历、医保费用理赔、其他参考查询病案资料均不能及时提供；病案的整理、编码、质量监控、归档都不能按时完成。作为病案管理者要勇于坚持原则，督促医院领导和医务人员按规定于患者出院24小时内收回病案。

三、出院病案的整理

（一）出院病案的整理

出院病案的整理工作是将各方面的资料收集起来，按照一定的组织系统及要求加以编排整理，在整理过程中进行病案资料质和量的分析，并检查病案内的各个组成部分，以确保资料的完整性、准确性，使病案的组织统一化、内容系统化，便于使用时能较快地找到所需要的资料。

出院病案的整理是一项极细致的工作，不只是单纯的排序、装订。病案管理人员要负责对病案的书写质量做出鉴别分析，促使医务人员提供完整的病案记录。每份住院病案的内容都比较复杂，包含有各种不同的记录，各种疾病的常规检查亦各不相同，患者签署的知情同意书则是赋予医师行医的职权，这些记录都是医师对患者实施正确诊疗的依据。有些病案则是今后医疗、教学、科研及法律方面的重要资料，病案管理人员在每日整理分析病案时，必须认真检查各项记录是否完整。根据要求，每册出院病案其所涉及的项目必须填写完整，每种疾病的常规检查和必要的特殊检查一定要齐全，所有手术操作中切除的组织必须有病理学检查报告，每项记录表单必须有患者的姓名、病案号、日期以及医师签字。这样才能保证病案信息的准确性、完整性。既为患者的继续医疗提供了有效的医疗资料，也能很好地保护患者、医护人员及医疗机构的法律权益。因此，对出院病案的整理在质和量上都有较高的要求，这就要求病案管理者具备一定的基础医学和临床医学知识，对正确的病案记录有详细的了解，能够根据病案记录分析病案内容的完整性，并按要求整理出合格的病案。

（二）任务

① 每天上午到各病房收集前一日（24小时内）出院患者的病案及住院前的老病案，同时送达患者在门诊时的检查检验回报单。

② 按照整理要求及出院病案内容排列顺序的规定做好整理、编序、装订工作。

③ 负责有关病案的出院及分科登记工作。

④ 负责督促有关医师及时完成病案记录。

⑤ 负责对出院病案书写质量的检查，发现问题及时反馈有关科室医师或向领导反映，保证病案记录的完整性。

⑥ 负责住院病案完成后病历页码的标注。

（三）要求

① 按时收回或签收出院病案，应注意收回老病案，个别未能按时收回的病案应有记录，并提示医师按规定的时限及时送交病案科，或在短时间内再次前往病房收取。

② 整理出院病案必须逐页检查姓名、病案号；检查病案书写的字迹是否清晰、工整、易认；检查各种必要的检验检查报告是否齐全，并及时追索未回的报告，对已有报告的粘贴不合乎要求的应重新粘贴；每页记录的右上角应书写页码。

③ 检查各项记录是否完整，发现记录不全、有书写差错的，应及时通知有关医师补写或重写，保证病案资料准确与完整。

④ 及时准确地做好出院病案的各种登记，字迹应工整、易认，不准潦草，且必须用钢笔书写。登记出院日期必须将年、月、日注明，不准只写月、日不记年份。

⑤ 使用病案全程计算机网络化管理时，应及时录入患者出院的信息，保证各项登记完整，便于查阅和检索。

⑥ 病案装订时应以左边和底边为准，将所有记录页对齐，如用线绳装订应勒紧，使之平整。

（四）出院病案整理工作流程

① 在患者出院前一天，病房经治医师将出院病案、门诊病案、出院证明、诊断证明和出院后用药处方等填写并签字后，由总务护士或护士长将病案按规定顺序整理后，放到

固定地点，病案应在患者出院后24小时内由病案管理人员回收至病案科。每月至少由主治医师主持召开一次出院病案讨论会，总结检查病案书写质量和各种记录是否齐全，补充完善后由主治医师签字、归档，出院病案讨论会是一次很好的临床带教活动，科主任应同时参加。

② 一切诊治结果报告，如病理检查报告及病理图片、特种治疗的报告单、各种检查检验单等，均应及时归入病案。

③ 病案科对出院病案必须按规定次序排列，对各项记录应再次检查、整理。

④ 将整理好的病案，加盖封面、封底或封袋，并在封面显著位置盖印或以墨水正楷书写病案号码、姓名、入院及出院日期，然后装订、标注页码。死亡患者的门诊病案应附于住院病案的后面。

⑤ 病案科于每月月底清点出院病案份数，如有缺少应及时查找、归档。

⑥ 已装订的病案，在住院病案总目录（出入院患者总登记本）上将出院日期、转归情况等逐项进行登记，并进行疾病和手术操作分类编目，死亡患者应进行死亡登记或死亡患者编目。

⑦ 编目完毕的病案，应及时按病案号顺序排列归档。

⑧ 收到病区用毕退回的其他医院病案，应及时在病案收发本上登记，然后挂号寄还原医院。

四、各种检查、检验报告的管理

（一）检查、检验报告管理的意义

医疗事业的不断发展，使现代医疗工作中各种检查、检验手段成为证实疾病诊断，肯定治疗方法不可缺少的辅助医疗工作，其对科研、教学尤有重要意义。现代临床实验室的检查方法日趋完善复杂，其中有许多检查对于寻找病因，病灶的定性、定位，确定诊断及治疗方法具有重大的意义。随着工业和科学的不断发展，医疗仪器设备日益精密复杂，临床医学、科学研究日益广泛地使用各种器械、特殊装置对人体某一系统或器官的机能状态进行检查测定，这对了解病变的部位、范围、性质和程度，疾病的诊断，特别是对一些疾病的早期诊断、预防与治疗都有极大的意义。目前，各种实验检查项目有数千种之多，各种医疗器械检查的功能测定的项目，据不完全统计也有上千项。而这些检查、检验设备并非临床医师一人所能操作，因此每项检查、检验都必须由医师为患者开出申请单，经过实验室为患者检查、检验后，再将结果回报给医师，但大部分结果由于其滞后性而回到病案科后才被归入到病案内。各种检验回报和特殊检查记录都是病案资料的重要组成部分，也是病案管理中对病案内容质量检查的一项重点工作做好了检查、检验回报的管理才能保证病案资料的完整性。如果病案管理人员未把检验、检查结果正确地归入到病案内会使医师的诊断失去重要的科学依据，影响对患者疾病的处理，尤其是使病案资料的价值受到了很大的损失。因此，对这项工作应进行严密的科学管理。

（二）检查、检验报告管理的任务

① 负责整理、查找、粘贴各种检查、检验回报单，并将粘贴好报告单的病案归档。

② 负责错号报告单的查对工作。

③ 保存暂时无法归档的报告单。

（三）检查、检验报告管理的方法

1.建立签收制度

对一些比较重要的报告单应建立签收制度，加强实验室人员和病案管理人员双方的责任感，减少或杜绝差错。

① 指定专人负责签收各种检查、检验报告单。

② 确定需要重点签收的检查、检验报告项目。如病理检验报告、核医学检查报告等一些特殊检查项目。

③ 做好签收登记。准确、清楚地记录签收的检查、检验报告的项目、数量、科别、日期、签收者的姓名。

④ 若患者正在住院期间应及时将检查、检验报告单送至病房。

2.进行系统的整理对各种检查、检验报告单的规格要求

① 与病案记录页纸张大小相等，如心电图、脑电图、病理检查等报告单。

② 为病案记录页的1/2，如X线透视、超声波检查、骨髓检查等报告单。

③ 为病案记录页的1/4，是使用最多的一种，如化验室的血、尿、便检查报告单。

④ 极少数报告单的纸张大小不一、不合规格，如一些医疗仪器自动打印的结果单，不是过小就是大于病案记录页。对大大小小的检查、检验报告单，每天必须加以整理，使之整齐地贴放在病案内。

3.整理要求

① 在查找病案及贴放装订报告单的过程中，必须逐一核对病案号、患者姓名，防止发生差错。

② 住院患者的一切检查、检验报告单要按照住院病案整理顺序统一集中贴放、装订。

③ 所有小张化验单粘贴时要注意保持整齐，采用叠瓦式的粘贴，并使每张化验单的上边露出空白以供填写化验项目及结果、日期等，便于医师查找翻阅。

④ 对住院患者的化验单，要求主管医师将检查项目、结果、日期填写在报告单的上

方空白处，且阴性结果用蓝色墨水填写，阳性结果用红色墨水注明。

⑤ 各类报告单一律沿表格用纸的左边粘贴，装订一律以病案的左边、底边为齐。若报告单的纸张过大，在不损伤记录的情况下予以剪贴，以便保持整齐。

（四）检查、检验报告管理的要求

① 对于每日回收的患者的检查、检验报告单，应及时、全部放入病案内并整理粘贴。

② 粘贴时应按检查日期及病案内容的排列顺序贴放。要求不错贴、不订错排列顺序。

③ 如果未查到病案的检查检验报告单，应在当日查对各登记簿及病案示踪记录，查明病案去向。

④ 在查对错号报告单时，要细致分析其错号的原因，可根据患者姓名索引查对并纠正报告单错误的病案号，核对病案记录中是否有此项检查，准确地将报告单归入病案内。

⑤ 对未能归档的报告单，必须保持按病案号码顺序排好，以备查找。

⑥ 对无法查对的差错报告单，应保存起来按时呈送医院领导，并按要求定期统计各种报告单因病案号码或姓名差错而无法归档的错误率，提供领导者参考，便于领导及时掌握情况，便于改进工作。切不可将无法归档的报告单弃之，否则当事人将要承担法律责任。

⑦ 对于患者的特殊检查、检验报告单要及时归档，防止丢失，稍有疏忽将造成医疗资料的损失，影响患者的继续医疗以及医保患者费用的理赔，甚至造成不必要的医疗纠纷，使患者、医院和医务人员的利益受到损害。

⑧ 病案管理人员应认识此项工作的重要性。要熟悉业务，具有高度的责任心，与各实验室相互配合，本着对患者及医疗信息负责的态度完成任务。

第二节 住院病案的编目与检索

病案具有广泛的知识内容，是一座蕴藏着丰富医学知识的宝藏，病案管理人员对其进行整理加工以及编制各种索引，是打开宝藏的钥匙，利用病案的人员可以根据不同的需要和使用目的。检索到需要的病案资料。病案管理人员对病案信息开发建立的索引有患者姓名索引、疾病分类索引、手术操作分类索引、医师索引、随诊索引等。

一、疾病分类与手术操作分类索引

疾病分类和手术操作分类编目，是病案信息科学管理中的一项基本工作，是把病案首页上医师所填写的疾病诊断和手术操作或有关健康问题，用国际标准予以分类编码建成索引，以备日后科研、教学、查询、统计分析、检索之用。疾病分类涉及临床所有学科，需要掌握医学知识和相关知识，必须接受专业培训的才能胜任。特别是综合医院各专业学科齐全，接受诊治患者的病种广泛，更需要具备较强的知识。况且分类规则复杂、规定繁多，编码时必须查阅病案，非一般工作人员所能胜任。如果未经专业培训或单纯使用计算机程序编码，则必然产生分类编码的错误。

编码和索引制作方法：

① 以国际疾病分类作为编目的指导书籍，按规则进行分类编码。

② 索引以疾病分类各章节的编码顺序排列。

③ 审核每份病案诊断名称、手术操作名称书写是否完整符合要求。

④ 主要诊断与主要手术操作选择是否正确。

⑤ 按编码查找要求准确分类确定编码。

⑥ 注意随时查阅病案。

⑦ 手工操作多采用卡片式编制索引，设备有卡片柜、导卡、索引卡。

当前信息技术的飞速发展，病案信息管理工作许多项目已被电子化所取代，更适用于疾病分类和手术操作索引，医院已普遍在HS系统中用计算机操作编制疾病分类和手术操作索引。计算机操作给工作带来许多方便，提高了工作效率，然而在工作中切不可粗心大意、简单从事。编码人员一定要随时查阅、分析病案内容，做好分类编码工作。更不可在分类编码时，只按医师书写的诊断，而不加审查，完全照搬；不使用ICD书籍查码、核对，完全按计算机字库编码，必然产生编码的错误，这已被各地多年实践所证实。

国家为了有效控制过度医疗，节约医疗资源，减轻患者负担，各地卫生领导部门纷纷出台制定按病种管理付费的方法。为规范病种的管理借鉴国际上相关诊断分组（DGGS）的管理方法，规范疾病病种管理的诊断治疗，给予准确的国际疾病分类编码，作为医疗保险单位对医疗费用理赔的依据。然而这一决定执行得并不理想，未能达到预期效果。究其原因是疾病编码的误差给医疗费用理赔核算造成困难。

疾病分类编码是医保费用理赔的依据。按病种管理医疗付费以来，由于屡屡出现疾病编码错误，为解决这一难题，从解决编码的准确性入手，邀请中国医院协会病案管理专业委员会进行疾病分类ICD-10的培训。

第一，组织医院、医院院长、医师、编码员进行ICD-10基础知识培训，包括疾病主要诊断的选择、疾病和手术操作名称规范书写。

第二，加强医院数据的一致性，整理与规范疾病和手术编码数据库，全部统一使用。

第三，在提高编码人员编码水平的基础上进行编码技能水平考试，要求各医院必须配备有考试合格的人员从事疾病编码，否则，医院不能接受医疗保险患者。

二、医师索引

医师索引主要来源于病案，由病案科将每个医师医疗工作的情况进行分类登记、收集整理而成。这是考核全部医务人员医疗工作业绩、医疗质量、专业素质、进行梯队建设的重要信息资料，其他部门无可取代，也是病案管理部门具有行政管理职能的体现。

医师索引主要内容包括：医师姓名、工号或代码、职称、科别，日期，接诊患者的病案号，手术患者的病案号，备注等。

作用医师索引主要用于医师的工作量统计，包括接诊门诊病人数、治疗住院病人数、参与手术数等，可为考评医师业绩、医疗质量、业务水平、职称晋升提供依据。

三、患者职业索引

患者职业索引的目的在于研究疾病防治与患者所从事作的关系。许多疾病与大自然、工作环境、有害物质接触、空气污染等关系密切；人们从事的工作、工种与接触的环境有害物质直接影响人们的健康，如接触粉尘作业、化工作业、射线接触的工作人员皆为易感人群。职业索引可为职业病的防治、流行病学研究及其他科学研究提供信息。

患者职业索引信息主要来源于病案首页内容，因此要保证索引数据准确，病案首页患者职业的采集必须详细、准确，不能只是简单填写干部、工人等，应该填写具体职业，如清洁工、电工、化工厂工人、教师、会计、护士等，通过职业了解其与疾病的关系。患者职业索引以各种职业建卡，登记罹患的疾病及该患者的病案号。

四、患者来源索引

通过患者来源了解医院的工作及服务范围，主要是外地与本地患者来源情况，外地患者越多，说明医院医疗质量越高，声誉越好。结合患者的疾病谱可了解地区的疾病发生情况，对多发病、流行病进行重点的调查防治，防止疫情蔓延。对此，卫生行政部门对医院患者的来源情况非常关注。

患者来源信息也是通过病案首页信息获得，因此病案首页中患者户口所在地信息需要填写详细、准确。以地区名称建卡，登记该地区就诊患者的病案号。

病案资料各种索引的编制，通过完善的医院计算机病案首页信息系统进行信息组合均可完成，替代了原有大量的手工操作。病案信息的电子化是病案管理发展的必由之路。

第三节　随诊管理

医院的随诊工作是医疗信息收集的前伸与后展，是完整收集医疗信息的必要步骤，是一项与医院的医疗、教学、科研活动密切相关的重要工作。它弥补了患者到医院前的健康信息和患者出院后的疗效信息收集不足的状况，对医疗、科研、教学工作有重要的支持作用。

随着医疗制度改革的深入，基本医疗、社区医疗的建立为患者的医疗创造了更为良好的医疗环境，也为医院开展便捷的随诊工作提供了一条好的途径。

一、概述

（一）随诊的概念

医院根据医疗、科研、教学、管理的需要，与接受治疗和出院后的患者保持联系或预约患者定期来医院复查，对患者的疾病疗效、发展情况继续进行追踪观察所做的工作称作随诊（Follow up）。传统的随诊方法是医务人员到患者家中访视或发函调查了解病情，追访医疗服务效果、给予健康指导，故又称为随访。简单地说，随诊是医院在患者结束医院内的诊治工作之后，继续对患者追踪、查访的活动。

（二）随诊工作的目的

1.随诊

医院开展随诊是医院医疗、科研、教学、管理活动中一项重要的工作。由于条件的限制，在医院诊疗期间医师们主要关心患者诊断治疗的现阶段情况，以前的病史作为医疗的参考。出院后患者的情况只能通过随诊来了解，通过患者的书面反映或来院检查，给予其健康指导。开展随诊工作可以使医师获得患者的全面信息，通过对随诊资料的总结分析，达到如下目的：

① 对患者进行继续医疗和恢复健康给予指导。

② 验证医师的诊疗方法是否正确、恰当，总结医疗经验，避免或减少今后的误诊、漏诊，提高医疗水平。

③ 观察患者的健康状况及近期、远期的治疗效果，研究发病原因，追踪病情变化。

④ 探索疾病发生、发展的规律，提高医疗质量和发展医学科学、保障人民健康。

⑤ 改善工作和服务措施，加强医疗质量管理，更好地为患者服务。

2.病案信息管理随诊

根据医学科学的发展规律，病案信息管理人员协助医师全面、系统地收集患者信息，使医师们掌握各种疾病发生、发展和消失的规律，达到提高医疗质量和发展医学科学的目的。病案信息管理随诊工作的目标是：

① 建立科学的随诊管理体系，能够准确地建立随诊目标（患者）的各种可靠联系方

式，提示随诊时间、内容及相关事项。

② 及时、准确、完整、安全地获取患者有关的康复信息。

③ 及时、准确、完整、安全地传递医师对患者的指导和约诊信息。

④ 协助医师整理、统计、分析随诊资料。

⑤ 为管理部门收集、整理、提供随诊资料。

随诊是一项不可忽视的工作，是医院全面质量管理的重要环节。一份完整的病案应该包括随诊记录，有了随诊才能对各种疾病的诊治形成一个连续、完整的过程。患者通常在发病期来医院就诊、检查和治疗，这只是某种疾病发生过程的一个阶段。在这一阶段中，医师对其进行了比较全面的检查、诊断和治疗，有的患者痊愈了，有的病情好转了，有的患者则疗效不明显甚至病情恶化，在此阶段的诊治过程中，医师对该疾病的发生、发展以及患者接受治疗的效果能够有准确的了解，并全部记录在病案中。但是对患者治疗后的远期疗效、病情变化、发展趋势及原因等，医师则需要通过对患者的随诊获得相关信息，在随诊的过程中了解患者出院后的病情变化，并对疾病的治疗给予必要的指导和建议，或约请患者按期来院复诊。例如，一位癌症患者经确诊后，回到当地进行放射治疗，一段时间后医院通过随诊了解到患者出现了放疗并发症的早期症状，及时给予指导，减轻了患者的痛苦，控制了放疗并发症的发展，并为放疗并发症的预防方法积累了资料。不仅如此，当患者治疗中断或查出病情而患者没有来医院的情况下，为了使患者及时得到诊治，可以通过随诊工作及时通知患者到医院诊治，从而达到保障人民健康的目的，由此可见医院随诊工作的必要性及其重要性。

总之，随诊工作首先是为了患者的利益，在为患者做好服务的前提下通过随诊实现病案资料的完整，为进行科研、教学积累资料。为了医学科学的发展需要，不断提高医疗水平，医院应重视和发展这项工作。

二、随诊工作的种类

（一）医疗保健性随诊

医疗保健性随诊是对特定的群体进行有关保健项目的观察和访问，了解他们的健康状况，掌握发病、患病和死亡的情况。一般多采用定期健康检查的方法，如对员工的定期检查或进行家访和信访，以取得随诊资料。

社区居民在社区医疗中心建立医疗保健系统，对本地区居民的健康和疾病情况进行登记，并定期进行体格检查，对有关医疗保健项目进行观察访问，从而了解本地区居民健康和发病情况，掌握本地区某一疾病的发病率和病死率。这些都属于医疗保健性随诊。

（二）预防保健性随诊

某些工种的工作人员长期接触有害物质，处在有害环境中。对这些职工定期进行健康检查、监测和长期随诊，以了解他们的健康、发病和患病情况。如对于从事放射线、粉尘工作以及化工作业的职工，通过定期随诊，进行流行病学调查，对致病因素提出预防性措施和改善工作环境的建议，以达到消除病因的目的。

（三）研究性随诊

当患者结束医院内诊断治疗后，为了证实诊断和观察疗效，需要对出院患者进一步了解，称为研究性随诊。这也是医院开展随诊工作的常见出发点。研究性随诊又可分为：

1.诊断性随诊

一般多用于医院的医技科室，主要目的在于对已经做出的诊断报告做进一步的核实，以辨明诊断的正确程度。活动开展过程中，对医疗技术部门的检查报告单与临床病案记录进行核查、核实诊断的正确程度，必要时邀请患者来院复查，总结经验教训，改善检验技术，以提高诊断水平。

2.疗效观察性随诊

疗效观察性随诊是指患者在结束医院内诊断治疗后，医院继续对其病情的发展进行追随观察，以了解患者的治疗效果特别是远期疗效和疾病的发展趋势，通过随诊取得患者治疗后的信息资料，供临床总结分析。

三、随诊方法

医院患者治疗后随诊的范围应根据医院的医疗、科研、教学和管理任务而定。综合性医院科别多、病种复杂、涉及面广，进行全面随诊工作量大，既无必要又有一定的困难。因此可根据医院工作的重点，结合各科专题选择性确定随诊病种的范用。没有必要对所有患者进行随诊。专科医院的随诊可选择与专科疾病有关的病种列入随诊范围。

（一）常规随诊

常规随诊又称定期随诊，是医院和临床科室根据医疗、科研、教学、管理需要，事先确定对某些患者或某些疾病患者进行长时间或限定时间的定期随诊。随诊管理人员凡遇到规定的病例都要建立随诊登记，按规定对患者进行随诊，称为常规随诊。

常规随诊的范围可根据医院医疗、科研的重点，由医院和临床科室确定对某一病例进行随诊，随诊时间和间隔随诊的期限由临床医师决定。对某些罕见的病例、疑难病例、慢性病或肿瘤等疾病也可终生随诊，以了解疾病的全过程及患者的生存时间。

1.常规随诊的工作方法

现代的随诊操作一般都是使用计算机协助，可以利用计算机信息共享的功能，节省信息采集时间，提高信息的准确性和一致性。另外，由于计算机的功能强大，可以设定一些条件，自动提醒需要随诊的患者、时间及内容。甚至可以通过计算机自动向患者的电子信箱发放随诊函。由于计算机的逻辑操作基于手工操作，因此为了更清楚地说明操作方法，仍然用手工的方式进行说明。

随诊操作首先是由随诊组负责制定常规随诊卡片和随诊年月活动卡片。

① 随诊卡片使用方法：每个确定随诊的病例，须填写一张常规随诊卡片；将卡片按病种及特殊治疗项目等进行分类；设置随诊病种的指引卡，将各种疾病的随诊卡区别存放于指引卡后；各种疾病随诊卡片按病案号顺序排列，置于卡片柜中。

② 随诊年月活动卡：每个确定随诊的病例填写一张随诊年月卡片，以保证按期随诊。各种疾病的随诊年月活动卡片，按照准备进行随诊的年、月时间顺序置于卡片柜中。

2.操作顺序

① 根据随诊年月活动卡，按期进行随诊。

② 区分随诊病例是本地患者还是外埠患者。

③ 对本地患者，通知其按期来医院门诊复查；给外埠患者发随诊调查表进行信访或通信咨询。

④ 将随诊日期及结果，简明扼要地记录于常规随诊卡片上以及病案内随诊记录中。

⑤ 抽出随诊活动卡片，记录本次随诊日期，并将卡片移置于下一次应随诊的年月活动卡片档案内待用。

每次进行随诊前，随诊人员应调阅病案，如发现患者已在近期来医院门诊复查或已寄来信件，并且情况已符合随诊内容要求者，可以将其计算为一次随诊，即不必再次发信或通知患者来院复查，避免造成人力、物力上的浪费，给患者带来不便。

（二）专题随诊

专题随诊又称临时随诊，是指在指定的时间内对某一题目或所选定的病例进行一定范围内一次性的普遍随诊，并限期完成。其特点是对随诊的时间性要求强。医院工作中经常开展的专题随诊有行政专题随诊和医疗专题随诊（随访）。

1.行政专题随诊

医院为加强医疗行政管理，了解患者对医疗服务的满意度，经常征询患者对医院医疗服务的意见而开展行政随诊。如对某一时期内来本院就诊的患者进行调查，了解其对医院、社区、医疗保健部门内医务工作者的意见，对医疗、保健方面的要求，以便有针对性地制定有关管理条例，并以此作为对医疗工作评价、改善医疗作风和医疗条件的依据。开展行政专题随诊及随诊资料的使用者通常为医疗行政部门，如医院的医务处（科）、院长办公室、门诊办公室、营养部等，或卫生行政部门。随诊调查的对象可以是患者或患者家属，常限于本市、本地区的患者。

2.医疗专题随诊

医疗专题随诊主要是医院的临床科室和医技科室，为某项临床工作总结或科研课题调查进行的随诊。通过随诊调查了解某种疾病的临床诊断技术和治疗效果，患者的愈后和远期疗效，某种手术、药物疗效观察以及医技科室检查实验诊断报告的准确率，以此总结经验或进行某项专题研究。

开展医疗专题随诊的主要对象是在医疗单位接受诊疗的本地患者及外埠患者，必要时可通过患者的家属或亲友进行随访。进行专题随诊必须做好下列工作：

① 有关科室应向随诊组提供本次随诊的目的，随诊范围、对象和期限。

② 提出随诊的科室要与随诊组共同设计好专题随诊表，表格内容应切题明确，文字通俗易懂，便于被调查者填写，使之利于收集整理。

③ 随诊组所执行的专题随诊，应经有关领导审批同意后方可开展工作。

四、随诊的方式

（一）门诊随诊

门诊随诊是约请患者到医院门诊就诊，随诊组通过门诊就诊记录获取随诊资料，这种方法适用于居住在本地区且有条件来医院门诊进行复查的患者。

门诊随诊的患者数量大，特别是综合性医院设有很多专科、专病的科室及门诊。心血管病、肿瘤病、妇产科、口腔科、整形外科等专科医院几乎对所有接受治疗的患者都要进行随诊，随着时日的延长，随诊的病例数量亦随之增长。不论是专科、专病门诊，还是专科医院，门诊随诊过程要完成2个任务：对来院随诊的患者了解其康复的情况，在门诊进行检查、治疗，指导患者的健康生活；还要为每位被邀到医院门诊随诊的患者做好随诊记录。

门诊随诊须注意做好以下工作：

① 随诊组要有计划地通知随诊的患者，按预约时间到医院指定的门诊复查，并规定医师记录随诊情况。

② 随诊组对预约随诊患者的病案进行调阅检查，以了解患者的随诊情况，若发现患者没有按期来院随诊，要主动再次函请患者，以达到门诊随诊的目的。

③ 医院的医疗任务较重，为保证门诊随诊工作的顺利开展，各临床科室应每周安排固定时间指定专人接待被邀的随诊患者，并做好随诊记录。

④ 医院要为来院随诊的患者提供方便的就诊条件，如挂号室、病案科、门诊服务台等，给予患者就诊的便利。也可考虑给予约请来院随诊的患者免收挂号费的优惠。

（二）家访随诊

家访随诊是由随诊人员、医师或由随诊组的人员及医师联合到患者家中，深入了解患者治疗后疗效、目前患者的健康状况等，进行笔录或填写表格，以取得患者随诊的信息资料。特别是社区医疗工作的开展，社区医务人员深入患者家中进行医疗保健，对患者所患疾病按期随诊访视，它体现了国家和医务人员对患者的照顾与关怀。医院可利用社区医疗中心搭建信息沟通的平台开展随诊，提高随诊的成功率。

1.适合家访随诊的条件

① 居住在本市，有医疗需要但又行走不便的患者。

② 由于某种特殊原因，接受医院门诊随诊及信访随诊均有困难的患者。

2.对患者进行家访随诊的意义

① 可直接深入、全面地了解患者的病情及其他健康状况，并及时给予指导，帮助患者解除病痛。

② 可以大大降低随诊失访率，体现社会对患者的关怀，给患者以温暖，是随诊中不可忽视的一种方式。

（三）委托当地机构（或医疗组织）代随诊

对随诊失访的患者采用委托当地机构（或医疗组织）代随诊，这是一种信访的特殊方式，以人文关怀构建和谐社会的观念企盼找到失访者。随着改革开放社会经济的发展，城市改造、居民搬迁、人口流动加剧，患者原有住址变更，用原址寄发的随诊调查表往往不能到达患者手中，为减少随诊的失访率，求助于与患者有关的单位，获得新的线索后再寄发随诊信件。

采用代随诊办法的条件是：经信访随诊方式反复发信后，始终得不到答复而又无法进行家访者。

可以协助医院代随诊的机构有：

① 患者的工作单位。

② 工厂、企事业等单位的医务室、医务所等。

③ 患者居住地的医疗机构（如患者的合同医院、保健所、社区医疗单位等）。

④ 患者居住地的街道办事处。

⑤ 患者居住地的公安局派出所等。

请求有关机构协助进行代随诊与信访随诊方式类似。除要求委托的机构代为填写一份随诊的表格外，还必须给受委托机构写一封措辞礼貌的协助随诊邀请函，从而达到随诊的目的。

（四）电话、电子信件随诊

近年来，随着通信现代化的发展电信设备已经普及，利用电话及电子信件随诊，更有利于工作的开展，通过电话可迅速、直接与患者交谈，缩短了医患之间的距离，使患者感到更亲切，能更加清晰地了解患者的情况写出随诊记录。但电话随诊容易出现信息传递误差，甚至不够尊重患者，因此与患者联系时应谨慎。

对拥有现代通信设备的患者更容易通过电子邮件了解患者的现状。利用现代化的电子通信设施进行随诊，不论是在本市还是在外地，都能够从患者那里迅速取得随诊信息，从而减轻工作和经济负担。由于电子邮件随访具有方便、快捷以及信息传递准确率高的特点，因此它将成为随诊工作的发展方向。

为了利用现代化通信设备开展随诊工作，医院应为随诊组配备专用电话和电子计算机并接通宽带网，以便向患者进行调查获得随诊资料。患者在办理住院登记时，病案管理人员须注意收集患者的联系电话、电子信箱等信息。

五、随诊的组织工作

随诊组织的建立不限于有研究教学任务的医院，所有医院均应建立随诊组织。做好患者随诊不但有利于医疗、教学、科研、管理等以提高医疗服务质量，而且还有利于建立和谐的医患关系，增强患者对医院的信任度，提高医院在医疗市场中的竞争力。随诊工作必须得到医院领导的重视和支持，配备足够的人员与必备的物资；同时也必须得到临床医疗科室和其他医疗技术科室的密切配合协作，有关人员负起责任才能很好地开展工作。因此随诊的组织工作格外重要。

（一）医院对开展随诊的责任

① 组织协调随诊工作的开展涉及医院内很多部门，医院应做好组织协调工作，制定随诊工作制度并检查监督执行情况。

② 相关费用的支付随诊工作特别是信访需要较多的经费，无论是信访、家访、电话、电子邮件随诊还是随诊信息系统的开发，物资所需费用均应由医院负责，以保证随诊工作的顺利开展，而不应增加患者的经济负担。

（二）对临床医师的要求及责任

随诊工作在医院内的主要服务对象是临床科室的医师，为临床收集患者愈后的各种信息，通过对患者信息的总结分析，不断提高医疗诊断水平，从而更好地为患者服务。

① 患者入院时，要求临床医师应具备随诊工作的基本知识，在患者入院后询问病史和记录病历时，应注意核对随诊记录，必要时应增加一些可供随诊联系的患者亲友及通信处，为今后的随诊工作做好准备。

② 患者出院时，根据情况填写随诊计划，即填写病案首页随诊计划中的各项内容（随诊的时间等），以便随诊组的工作人员按要求做好随诊计划和工作安排。

③ 患者随诊时，开展随诊工作的临床科室，应有指定医师负责患者的门诊随诊，并做好随诊记录，而且每周有固定的随诊时间。

④ 尊重患者的意见，患者是否同意随诊，需要征求患者的意见，必要时要做患者的工作，以得到他们的支持和理解。

（三）住院处对开展随诊工作的责任

住院处是收集患者随诊信息的前沿，住院处的工作人员也应具备随诊工作的知识，在为患者办理入院登记手续时，应负责请患者或家属填写住院随诊登记表并给予填写指导，以保证内容填写准确齐全、字迹清晰。

（四）病案管理人员的责任

随诊是病案管理工作的组成部分之一，随诊记录可使原有的病案信息更加全面完整，每个病案管理人员要认识随诊在病案管理中的重要作用，应与医院内有关单位建立良好的协作关系。同时从关心患者、爱护患者出发开展随诊工作，与患者建立良好的友谊，完满地获得患者的随诊信息。

1.建立病案时

患者在门诊建立病案时，应注意将病案首页中患者身份证明的各项内容填写齐全、准确、清楚，这是进行随诊工作的基础资料，以利今后开展随诊工作。

2.收到随诊信件时

对于患者反馈的随诊信件和调查表，都要按时归入病案。

3.对外接触时

由于随诊工作需要对外接触，因此病案科应以"随诊组"的名义与患者及有关部门联系，这样开展工作比较方便。

（五）随诊工作人员的职责与要求

① 确定随诊病种和随诊方式，随诊组要负责对医疗、教学、科研和管理所需要的病例进行随访，根据医疗、教学、科研和管理的要求确定随诊病种、病例和随诊方式。

② 建立各项随诊登记，准确记录通信地址、随诊日期、随诊方式以及患者反应。

③ 制定调查表，根据病种随访重点的要求，与科研人员商定并印出问卷表格，按时寄给患者，请其答复并寄回，患者的答复文件，应转交有关医师阅后及时归入病案内存档。

④ 及时掌握工作动态，要与各科负责随诊工作的医师、部门保持联系，掌握各科的工作动态。

六、随诊资料的应用

医疗技术水平的提高在于医疗实践经验的积累和经验的不断总结。经验总结应以临床实践全过程的科学资料为主要依据。而随诊工作恰恰提供了患者接受治疗及出院后的情况资料，经过长期随诊，可以掌握患者诊疗后的病情变化及远期疗效，并且通过对随诊资料的分析总结，提高资料的科学性，从而获得更为全面、可靠的资料。特别是对提高医疗水平有较重要的参考意义。

（一）随诊资料的应用

1.医院行政部门

医院行政部门可以通过随诊调查患者对医院医疗服务的意见，根据收集的资料进行总结，有针对性地制定相关管理条例，改善医院管理，评价医疗工作，改善医疗作风和医疗条件。

2.临床科室

临床科室通过对随诊资料进行分析总结，不断提高疾病的诊断和治疗水平，更好地为患者服务。

（二）随诊统计

各种信息资料只有通过统计分析才能说明事物的发展情况，随诊统计不但能为医疗、教学、科研、管理提供重要数据和分析调研结果，也是检验随诊工作本身质量的依据。

1.反映随诊工作的统计

随诊工作统计是对随诊组工作数量与质量进行评价的依据。随诊工作数量的统计包括某时期内常规随诊例数、专题随诊例数、家访随诊例数、接待来访例数、摘写病例摘要例数和处理患者信件例数等。随诊工作质量的统计主要是对随诊率的高低进行评价。

2.疾病随诊的统计指标

疾病随诊情况统计是对疾病经过某种方法治疗后远期疗效评价的重要依据。只有长期随诊观察某种疾病的疗效，才能获得不同时期患者生存率的信息资料，从疾病疗效生存率的统计分析，对治疗方法的远期疗效做出不同的评价。

第四节　病案质量管理的发展趋势

一、医院评审标准对病案质量管理的影响

医院评审工作仍是卫生部的重要工作之一，各省都有与之配套的医院评审细则。这些标准和细则对病历书写影响甚大。必须认真研究和执行。病案科质量评估主要有如下几个方面：

（一）按规定为门诊、急诊、住院患者书写就诊记录，按规定保存病历资料，保证可获得性为每一位来院就诊的患者书写门诊、急诊或住院病历记录

1.住院患者的姓名索引，必须包含的项目包括：姓名、性别、出生日期（或年龄）

应尽可能使用二代身份证采集身份证号、住址甚至照片信息。除患者个人的基本信息外，还应当包括联系人、电话、住院科室等详细信息。

2.为每一位门诊、急诊患者建立就诊记录，保存留观病历

① 门诊、急诊患者的就诊病历记录，至少还包括患者姓名、就诊日期、科别、就诊过程与处置等。如果有医师工作站，则还应包括药方及检查化验报告。

② 急诊病房的病历按照住院病历规定执行。

3.为每一位住院患者建立并保存病案

① 病案应有一个科学的编号体系：每一位患者的医疗记录应当通过一个病案的编号获得所有的历史诊疗记录。

② 病案内容包括：病案首页；入院记录；住院记录，包括主诉、病史（现病史、既往史、个人史、家族史、月经史及婚育史）、体格检查、实验室检查、诊疗计划、初步诊断、拟诊讨论；病程记录（按照日期排放，先后顺序排列），包括首次病程记录、日常病程记录、阶段小结、抢救记录、会诊记录、转科记录、转入记录、交接班记录、术前讨论与术前小结、麻醉记录、手术记录、术后病程记录、出院记录（或死亡记录）、死亡讨论记录；辅助检查，包括特殊检查记录、常规化验检查登记表、各种检查报告、病理检查报告；体温单、护理记录；医嘱单，包括长期医嘱、临时医嘱；各种手术及操作知情同意书；随诊患者回复信件及记录。

4.每一页记录纸都有可以确认患者的ID信息

① 执行一本通的城市，医疗机构门诊病案记录纸上每次就诊应有医疗机构名称、患者姓名。

② 保存门诊病案的医疗机构的每张病案纸上，应记录患者姓名、病案号。

③ 住院病案的每页纸上应有患者姓名、病案号，有的记录还应有科室、病房、床号。

5.住院患者病案首页应有主管医师的签字，应列出患者所有与本次诊疗相关的诊断与手术操作名称

① 住院患者病案首页应由具有主治医师或以上职称的病房主管医师的审核签字。

② 主要诊断与主要手术操作选择应符合卫生部与国际疾病分类规定的要求。

③ 列于病案首页的每一疾病诊断都应在病程记录及用药方面获得支持。

④ 病程记录或检查化验报告所获得的诊断应当在病案首页中体现。

⑤ 病案首页可以包括7个疾病诊断和5个手术操作名称。

6.病程记录及时、完整、准确，符合要求

① 记录的及时性：入院记录24小时内完成，出院当天出院患者的出、入院记录要在24小时内完成。首次病程记录在患者入院后8小时内完成。主治医师查房应在患者入院后48小时内完成。出院记录或死亡记录应在出院或死亡后24小时内完成。及时记录各种检查、操作，包括其过程及结果。手术记录在术后6个小时内必须完成。及时填报各种传染病报告及肿瘤报告。对病危患者应当根据病情变化随时书写病程记录，每天至少1次，记录时间应当具体到分钟。对病重患者，至少2天记录一次病程记录。对病情稳定的患者，至少3天记录一次病程记录。对病情稳定的慢性病患者，至少5天记录一次病程记录。

② 记录的合法性：书写过程中出现错字时，可在错字上用双线标注，不得采用刮、粘、涂等方法掩盖或去除原来的字迹；每项记录必须有记录的日期、记录者（签）署名。

③ 记录的完整性：如果有下列内容，则不能缺项、漏项。

病案首页、入院记录（入出院记录）、住院记录（住院病案）、病程记录、辅助检查、特殊检查、常规化验检查登记表、各种化验报告、病理检查报告、体温单、医嘱单、各种手术及操作知情同意书、随诊患者回复信件及记录。

7.所有的医疗操作均有第一术者的签名

① 手术记录或操作记录原则上应由第一手术者或操作者书写。

② 如有特殊情况可由第一助手书写，但要求必须有第一手术者或操作者审阅签名。

8.避免产生全部模版式的电子病历记录

① 病程记录不能完全使用表格。一些规范的检查或操作一定要预留可供描述记录的空间。

② 规范的检查或操作可以有关键词提示。

9.保持病案的可获得性

① 有方法控制每份病案的去向，如，病案示踪系统。如果病案因某种原因拿出病案科，当需要时，应能及时通知使用者送回。

② 病案如果没有其他替代品，如，影像、缩影，则病案不能打包存放或远距离存放（委托存放）。

（二）保护病案及信息的安全性，防止丢失、损毁、篡改、非法借阅使用和患者隐私的泄露

①医院有保护病案及信息的安全相关制度与使用的程序，有应急预案。

②病案科应有防火、防尘、防高温、防湿、防蛀措施。

③配置必要的适用的消防器材。

④安全防护区域有指定专人负责。

⑤有主管的职能部门（医务处保卫科）监管。

（三）有病历书写质量的评估机制，定期提供质量评估报告

第一，医师上岗前必须经病历书写基本规范培训，考核合格后方可上岗。

第二，医院将住院病历书写作为临床医生"三基"训练主要内容之一。

第三，由具备副主任医师资格的病历质控人员，根据"住院病历质量监控评价标准"定期与不定期地评价运行住院病历与出院病历的质量。

①医院将规定的"病历质量监控评价标准"文件发至每一位医师，并进行培训。

②定期与不定期地评价运行住院病历与出院病历的质量。

③将住院病历的质量监控与评价结果，及时通报科室与医师本人，有持续改进的记录。

④将住院病历的质量监控与评价结果用于考核临床医师技能与职称晋升的客观标准之一。

（四）严格执行借阅、复印或复制病历资料制度

1.为医院医务人员及管理人员提供病案服务

①病案服务能力不应当低于当年出院的病案人数。

②除特殊情况且医院有明文规定者外，病案应当在病案科内阅览。

③每份病案的借阅应当记录借阅人、时间、目的。

2.为患者及其代理人提供病案复印服务

①记录与核查患者复印病案申请的相关信息准确无误。

②按卫生行政部门规定的范围复印患者的病历。

③有保护患者隐私的措施与流程。

3.为医疗保险机构提供病案查询与复印服务

①记录与核查患者复印病案申请的相关信息准确无误。

②按卫生行政部门规定的范围复印患者的病历。

③有保护患者隐私的措施与流程。

二、优化病案管理的措施

（一）重视病案管理、健全病案管理制度

提升病案管理质量与领导的重视和支持是密不可分的，强调病案质量管理的重要性，如果病案质量管理中存在问题和缺陷，在医疗纠纷诉讼中，院方就会处于劣势，可能败诉，造成医院经济损失。随着医疗事业的快速发展和法律制度的不断完善，病案资料的作用越来越突显，依据法律法规，建立健全病案质量管理各项规章制度，对病案的管理制度不断地进行修改和完善，促进病案质量的提高，充分发挥病案的临床价值。

（二）重视病案管理人才培养

医院需要引进病案管理人才，按床位比例增加病案专业人员，同时重视培养现有工作人员的整体素质，有计划地组织病案人员外出培训和进修，参加病案专家讲座、学习班等，不断积累病案管理知识，提高病案人员对工作的主动性、积极性。

（三）病案质量从源头抓起

加强医务人员素质的培养，特别是新进医务人员，安排岗前培训，重点培训病历书写，强调病案质量的重要性。严格按病历书写规范书写病历，确保病历客观、准确、真实、完整、及时、规范。

（四）建立四级病历质量控制体系

建立病案质量的组织管理体系是做好医院病案管理工作的前提，病案质量管理机构分四级：一级质量控制由科主任、病案委员、主治医师和科护士长组成；二级质量控制由医务科、门诊部相关人员组成；三级质量控制由病案科管理人员负责对归档病历检查。四级质量控制由病案质量管理委员会成员组成。通过建立奖惩机制，对病案书写质量高的给予奖励，同时对检查中所发现的问题及时反馈并限期整改，病案质量差的予以一定的处罚，通过约束与激励措施，推进病案质量的规范提高。

第三章　常见急重症护理常规

第一节　脑梗死护理

脑梗死又称缺血性脑卒中，是指局部脑组织因血液供应障碍引起缺血、缺氧，导致缺血性坏死或脑软化。脑梗死约占全部脑卒中的70%，主要包括脑血栓形成、脑栓塞、腔隙性梗死等类型。

一、脑血栓形成患者的护理

（一）概述

脑血栓形成是脑梗死最常见的类型。由脑动脉血管壁病变，尤其是在动脉粥样硬化的基础上发生血流缓慢、血液成分改变或血黏度增加，而使动脉管腔明显狭窄、闭塞或在狭窄的基础上形成血栓，引起脑局部的急性血流中断、缺血缺氧、脑组织软化、坏死。临床上常表现为偏瘫、失语、偏盲、偏身感觉障碍、共济失调等局灶性神经功能缺失。

随着老年人口的增加，脑血栓的发病率亦相应增高，相关研究亦显示，随着儿童肥胖症和早发性动脉粥样硬化的增多，脑血栓发病更趋向年轻化。

（二）病因和发病机制

能够引起脑血栓形成的病因，老年人中以动脉粥样硬化和高血压为主，在青少年人群中则以凝血功能异常为多见。

1.动脉血管壁粥样硬化

这是脑血栓形成的首要病因。动脉粥样硬化的主要病变是内膜深层的脂肪变性、胆固醇沉积、粥样硬化斑形成、纤维组织增生、斑块内出血或表面溃疡、血管内壁受损害、表面粗糙使血小板聚集黏附、破坏释放出促使凝血的血小板因子、血小板聚积而促使血栓形成，使血管腔狭窄甚至闭塞。高血压、高脂血症和糖尿病等可加速脑动脉硬化。

2.动脉炎

包括大动脉炎、变态反应性和肉芽肿性动脉炎、特异性感染（钩端螺旋体病、梅毒、结核等）与非特异性感染性（严重扁桃体炎、淋巴结炎）动脉炎、血栓闭塞性脉管炎等。

3.血液成分的改变及凝血功能异常

如真性红细胞增多、血小板增多症，以及血液黏度增加、血液凝固性增高等均是血栓形成的因素。

4.血流动力学异常

如各种原因引起的血流速度过缓和血流量过低，可引起脑灌注压下降。随灌注压下降，脑的小动脉扩张，血流速度更缓慢，若有动脉粥样硬化存在，则更易使血栓形成。

（三）病理

动脉粥样硬化是脑血栓形成的基础。动脉粥样硬化好发于颈总动脉起始部、颈内动脉起始部和虹吸部、大脑前中后动脉起始部、脑底动脉环、椎动脉起始部及进入颅腔处。当颅内任何一条动脉因血栓形成发生闭塞时，其远端供血中断，脑组织发生缺血缺氧，葡萄糖无氧代谢，能量耗竭，造成该动脉闭塞远端神经细胞坏死，同时坏死的脑组织产生大量自由基对周围的脑组织造成损害。脑动脉闭塞6小时内脑组织改变尚不明显，仅发生轻度细胞肿胀；48小时内缺血最重的中心部位发生梗死，脑组织肿胀、变软、灰白质界限不清，梗死的范围可大小不等。如果梗死范围大，脑组织高度肿胀时，可向对侧移位，甚至形成脑疝。

病理改变可分五期：

1.超早期（1～6小时）

病变脑组织变化不明显，可见部分血管内皮细胞、神经细胞轻度肿胀。代谢紊乱、功能暂时消失，如果治疗及时，这部分脑神经细胞可以恢复其原有的各种功能，是可逆的。

2.急性期（6～24小时）

病变脑组织苍白和轻度肿胀。

3.坏死期（24～48小时）

镜下见组织结构不清，神经细胞及胶质细胞坏死，毛细血管轻度扩张，周围可见液体或红细胞渗出。脑组织水肿明显。

4.软化期（3天～3周）

脑组织开始液化，周围水肿明显，病变区明显变软，神经细胞消失，吞噬细胞大量出现，星形细胞增生。

5.恢复期（3～4周后）

液化的坏死组织被吞噬和移走，胶质细胞、胶质纤维及毛细血管增生，小病灶形成胶质瘢痕，大病灶形成中风囊。此期可持续数月至2年。

绝大多数脑血栓形成呈上述病理改变，称为白色梗死。少数梗死区，特别是近皮质者，由于血管丰富，于再灌注时可继发出血，呈现出血性梗死或称红色梗死。

（四）护理评估

1.健康史

认真评估患者是否存在脑血栓形成的危险因素。主要危险因素包括：① 短暂性脑缺血发作；② 卒中史；③ 高血压；④ 心脏疾病；⑤ 全身动脉粥样硬化临床征象；⑥ 糖尿病。次要危险因素包括：① 高脂血症；② 高血红蛋白；③ 吸烟；④ 肥胖；⑤ 口服避孕药；⑥ 高同型半胱氨酸血症；⑦ 饮酒；⑧ 纤维蛋白原增高。另外还应评估患者年龄、性别、家族史等。

2.临床表现

脑血栓的临床特点如下：

① 在安静、睡眠、血压低、血流缓慢时起病。

② 发病常不突然，其神经症状和体征可呈明显的台阶样加重，或在脑梗死之前先出现一系列短暂脑缺血发作，在12小时内进行性加重。

③ 发病时多数患者意识清楚。如果是大面积大脑半球的梗死或梗死累及脑干时，发病后可很快发生意识障碍。

④ 多数患者有头痛症状，但头痛较轻并局限于梗死一侧。

⑤ 不同动脉血栓形成时，局灶性神经症状和体征因受累血管不同、血管病变程度不同和脑循环的代偿功能状况不同而各异。

第一，颈内动脉：常见症状为对侧偏瘫、偏身感觉障碍，优势半球病变时可有失语。如颈内动脉近端血栓影响眼动脉，可出现特征性的病变，即同侧一过性视力障碍。检查可见患侧颈内动脉搏动减弱或消失，局部可闻收缩期血管杂音，同侧视网膜动脉压下降，颞浅动脉额支扩张充血搏动增强。患者也可因发病缓慢、侧支循环好而无症状。

第二，大脑中动脉：a.大脑中动脉主干闭塞，出现病变对侧中枢性面舌瘫与偏瘫、偏身感觉障碍和偏盲，优势半球受累还可出现完全性失语，梗死面积大症状严重者可引起颅内压增高、昏迷，甚至死亡；b.皮质支闭塞，偏瘫及偏身感觉障碍以面部及上肢为重，优势半球受累可有失语，非优势半球受累可出现对侧偏侧忽视症等体象障碍；c.深穿支闭塞，内囊部分软化，出现对侧偏瘫，可伴面舌瘫，对侧偏身感觉障碍及偏盲，优势半球受损时，可有失语。

第三，大脑前动脉：近端阻塞时因前交通支侧支循环良好可无症状。前交通支以后阻塞时，额叶内侧缺血，出现对侧下肢运动及感觉障碍，因旁中央小叶受累排尿不易控制。深穿支闭塞时，内囊前肢和尾状核缺血，出现对侧中枢性面舌瘫及上肢轻瘫。双侧大脑前动脉闭塞时，可出现淡漠、欣快等精神症状及双下肢瘫痪。

第四，大脑后动脉：大脑后动脉供应大脑半球后部、丘脑及上部脑干。梗死时常见对侧同向性偏盲（有黄斑回避）。优势半球受累可出现命名性失语、失读。非优势半球受累可有体象障碍。深穿支阻塞累及丘脑和上部脑干，出现丘脑综合征，表现为：对侧偏身感觉障碍，如感觉异常、感觉过度、丘脑痛；锥体外系症状，如手足徐动、舞蹈、震颤等；还可出现动眼神经麻痹、小脑性共济失调。

第五，椎基底动脉：常出现眩晕、眼震、复视、构音障碍、吞咽困难、共济失调、交叉瘫等症状。基底动脉主干闭塞时出现四肢瘫、延髓性麻痹、意识障碍，常迅速死亡。脑桥基底部梗死可出现闭锁综合征，患者意识清楚，因四肢瘫、双侧面瘫、延髓性麻痹，不能言语、不能进食、不能做各种动作，只能以眼球上下运动来表达自己的意愿。

第六，椎动脉：此处梗死又称延髓背外侧综合征或Wallenberg综合征。临床表现为突然眩晕，恶心呕吐，眼球震颤，吞咽困难，病灶侧软腭及声带麻痹（舌咽、迷走神经疑核受损），共济失调（前庭小脑纤维受损），面部痛觉、温度觉障碍（三叉神经脊束核受损），Homer综合征（交感神经下行纤维受损），对侧半身痛觉、温度觉障碍（脊髓丘脑束受损）。

3.辅助检查。

（1）头颅CT检查

是诊断脑血栓形成的重要手段。一般脑梗死在发病24小时后逐渐显示低密度梗死灶，多为三角形或扇形。该检查的准确率受检查时间的限制及病灶大小、部位的影响，脑干或小脑部位的较小梗死灶较难通过CT辨认。

（2）MRI扫描

可以弥补CT检查的不足，可清晰显示早期缺血性梗死、脑干及小脑梗死。梗死后数小时即出现T1低信号T2高信号病灶。出血性梗死显示其中混杂L高信号。

（3）经颅多普勒（Transcranial Doppler，TCD）

可判断颅内和颅外颈动脉有无严重狭窄和闭塞；了解大血管闭塞后侧支循环建立情况等。

（4）数字减影血管造影（Digital Subtraction Angiography，DSA）

可显示血栓形成的部位、范围及侧支循环的情况。但该检查属创伤性检查，有一定危险性，仅在有外科手术适应证时或必须明确血管病变时考虑行此检查。

（5）血液检查

除一般血、尿常规外，还应检查血生化、血脂、肝功能、肾功，血液流变学检查、钩端螺旋体凝溶试验及艾滋病相关检查等，以有助于病因诊断及指导治疗。

4.心理社会评估

患者多会出现焦虑抑郁、寂寞孤独、怨恨自己或他人、无奈、担心疾病恶化、担心成为家庭负担或预感性悲哀等心理变化。

（五）护理诊断及医护合作性问题

① 潜在的并发症。颅内压增高、肺部感染、出血、深静脉血栓形成。

② 有误吸的危险。与舌咽神经及迷走神经受损导致咽部感觉丧失、咽反射消失有关。

③ 焦虑。与患者突然患病且病情严重有关。

④ 有皮肤完整性受损的危险。与长期卧床及便失禁有关。

⑤ 尿潴留。与神经反射消失有关。

⑥ 尿失禁。与神经反射消失有关。

⑦ 躯体移动障碍。与偏身瘫痪有关。

⑧ 生活自理缺陷。与偏身瘫痪有关。

⑨ 有受伤的危险。与一侧肢体肌力差或偏身感觉障碍或偏盲等有关。

⑩ 沟通交流障碍。与运动性或感觉性失语有关。

⑪ 有失用综合征的危险。与长期卧床及脑血管疾病后异常的痉挛模式有关。

⑫ 预感性悲哀。与脑血管疾病的病死率、致残率高有关。

⑬ 知识缺乏。缺乏有关治疗、康复及预防复发等知识与疾病的复杂性及缺乏知识来源有关。

（六）计划与实施

治疗原则：尽快改善脑的血液循环障碍，增加缺血区的血液及氧的供应；消除脑水肿，防止缺血进一步扩展；尽早开始神经功能锻炼，降低致残率通过治疗与护理，患者颅内压保持在正常范围内；不出现肺部、皮肤、尿路感染等并发症；不发生失用综合征，肢体功能顺利康复；有良好的心理状态；掌握疾病预防与康复等相关的医学知识。

1.一般护理

① 尽量实现新的管理模式——卒中单元：卒中单元的核心工作人员包括临床医师、专业护士、物理治疗师、职业治疗师、语言治疗师和社会工作者。卒中单元体现多学科合作的理念，使患者在一个医疗单元可以完成药物治疗、肢体康复、语言训练、心理康复和健康教育。

② 保持安静：注意患者情绪变化，医护人员及患者家属不在患者面前谈论病情，以免患者情绪变化，不利于治疗与康复。

③ 病情监测：在急性期内，患者病情变化快且复杂。应定时观察患者的意识、瞳孔、体温、呼吸、血压和肢体活动能力的变化，认真听取患者主诉，及时发现患者的病情变化并给予处理。

④ 维持呼吸道通畅：对于病重者尤其是昏迷患者，保持呼吸道通畅是抢救成败的关键。定时用吸引器吸出呼吸道分泌物、误吸的胃内容物等，头稍偏向一侧，注意吸痰操作

要轻柔，以免损伤气管黏膜，如吸痰困难，可滴入化痰药物数滴，吸痰前可轻拍患者胸背部，使痰液易吸出，对于昏迷者、痰多不易吸出者、有呼吸道梗阻者，应急诊行气管切开或借助人工呼吸机辅助呼吸。已行气管切开者，要按气管切开常规护理。

⑤ 血压控制：定时测量血压，观察血压变化。急性期不宜过度降低血压，因为血压下降会减少脑灌注，加重脑缺血。病后24～48小时收缩压>220mmHg（29.3kPa）、舒张压>120mmHg（16.0kPa）或平均动脉压>130mmHg（17.3kPa）时可用降压药，可选用血管紧张素转化酶抵制剂（ACEI）类降压药物，如卡托普利6.25～12.5mg含服。

⑥ 满足营养需求：尽量经口或鼻胃管进食，不可过多或过快。急性期不宜多用高渗或等渗葡萄糖，以免加重脑损伤。昏迷及重症患者可暂时禁食1～2天，其间适当补充液体。有关进食的注意事项参看防止肺部并发症的护理。

⑦ 血糖水平监测：血糖水平宜控制在6～9mmol/L，过高或过低均会加重缺血性脑损伤，如果血糖>10mmol/L应给予胰岛素治疗。

⑧ 保障患者安全：对于有癫痫发作者要进行抗癫痫药物治疗，有精神症状者应及时应用抗精神病药物。要注意保障患者的安全，防止各种外伤。

2.用药护理

（1）降颅压治疗

脑水肿是指脑实质液体的增多导致脑容积的增加。脑血栓所致脑水肿是细胞毒性和血管源性脑水肿的混合型。在脑梗死数分钟至6小时内，因细胞缺血缺氧所发生的脑水肿为细胞毒性；随着缺血缺氧时间的延长，细胞内蛋白质、脂肪、核酸等溶解，微粒释放，组织渗透压梯度改变，毛细血管通透性增加，血-脑屏障破坏，出现血管源性脑水肿。脑水肿的出现，结果必导致颅内压增高，若不及时解除脑水肿、降低颅内压，最终可因脑疝致死。患者发病后48小时至5天为脑水肿高峰期，此期应密切观察颅内压增高症状并及时用药。

消除脑水肿、降低颅内压的常用药物有200g/L露醇、100g/L甘油果糖和呋塞米。200g/L甘露醇250mL快速静脉滴注，6～8小时一次。甘露醇经静脉注射后，主要分布于细胞外液，血浆渗透压迅速提高。其药理作用为：① 增加血-脑及血-脑脊液渗透压梯度；② 使脑血管收缩，血容量减少，颅内压下降；③ 使血液黏稠度降低；④ 可扩张肾小动脉，增加肾血流量，使利尿作用增强；⑤ 有清除自由基的作用，因自由基可引起并加重脑水肿缺血性脑损伤，甘露醇特别对毒性强的羟自由基（OH）清除作用最显著。甘露醇主要不良反应为引起水电解质及酸碱平衡紊乱、肾衰竭等，严重者可以致死。应尽量减少甘露醇用药，避免盲目用药。应用前须评估患者有无肾功能不全等，如有者须慎用或不用。在应用甘露醇后应观察并记录患者尿量。

（2）溶栓治疗

溶栓治疗是超早期治疗的主要内容。应力争在发病3~6小时治疗时间窗内溶栓治疗。静脉溶栓法：① 尿激酶（UK），50~150万单位溶入100mL生理盐水，在1小时内静脉滴注，或10%的剂量先静脉推注，其余剂量在1小时内持续静脉滴注；② 重组组织型纤溶酶原激活物（rt-PA），用量为0.9mg/kg，最大剂量<90mg，10%的剂量先静脉推注，其余剂量在1小时内持续静脉滴注。动脉溶栓法：溶栓药物直接向阻塞部位分次注入，之后重复局部造影。溶栓适应证：急性缺血性卒中，无昏迷；发病6小时内；大于等于18岁；已排除颅内出血。溶栓禁忌证：积极治疗后血压仍>185/110mmHg（24.7/14.7kPa）；可疑蛛网膜下隙出血；CT检查怀疑出血、脑水肿、肿瘤、占位效应、动静脉畸形；2周内有过大手术或创伤；7天内做过动脉穿刺、有活动性内出血；正在应用抗凝剂或卒中前48小时用过肝素治疗；有血液疾病或有出血素质、凝血障碍。

溶栓并发症及其处理：① 脑出血，用药后应密切监测出凝血时间和凝血因子活动度，用药时和用药后应密切观察患者生命体征及神经体征的变化，患者如果出现突然的意识障碍、急性高血压，主诉新出现的头痛、恶心、呕吐，应立即停止溶栓治疗并即刻行CT检查；② 血管再闭塞，患者表现为已经改善的神经功能再次加重，应行头颅CT检查排除继发出血。

（3）抗凝治疗

为防止血栓扩展、进展性卒中、溶栓后再闭塞等可短期应用抗凝治疗。常用药物为肝素、低分子肝素、双香豆素、华法林。卧床患者可用低分子肝素4 000皮下注射，1 ~ 2次/天，预防肺栓塞和深静脉血栓形成。治疗期间应监测出凝血时间及凝血因子活动度。同时注意预防和观察出血并发症，定期检查尿常规、大便潜血，观察并防止其他器官的出血，如牙龈出血、皮下出血，可建议患者使用软毛刷刷牙，指导并协助患者活动，避免摔伤等意外发生。治疗期间应避免针灸、腰椎穿刺和任何外科小手术。进行肌内注射等侵入性操作后应延长按压时间。

（4）抗血小板治疗

在排除出血性疾病之后，不能进行溶栓治疗的患者应尽快给予抗血小板药物治疗。应用阿司匹林50 ~ 300mg/d。

（5）脑保护治疗

其临床效果尚不明确。可应用的药物有依达拉本、胞磷胆碱等。

3.并发症的预防与护理

脑血管疾病常见并发症有肺部感染、尿路感染、压疮。

（1）预防肺部感染

脑血管疾病患者通常伴有昏迷、呼吸中枢处于抑制状态、呼吸道纤毛运动减弱使分泌物积聚、应用脱水剂、误吸呕吐物、舌后坠以及长期卧床等情况，这些因素可使脑血管疾病患者极易发生窒息及肺部感染等并发症。主要的护理措施有：① 保持呼吸道通畅，及时有效吸痰，必要时行气管切开；② 保持口腔卫生，协助患者早晚刷牙各一次，饭后漱口，昏迷者应进行口腔护理；③ 定时协助患者变换体位，侧卧或坐位有利于排痰，同时辅助叩背，叩背应由下到上，由外侧到内侧；④ 密切监测患者体温变化，及时行胸部 X 光检查，给予抗感染治疗；⑤ 评估患者有无吞咽障碍的症状，如进食中及进食后呛咳、进食时间延长、进食内容变化只选择容易吞咽的食物、进食时疲劳、口腔内污物多等。如果有上述表现，则应严格执行以下护理内容，防止窒息和误吸：a.协助患者进食，速度宜慢，每勺食量要少，给患者充分的时间咀嚼吞咽，避免呛咳，防止食物或水误吸入气道；b.选择软饭或半流食，避免粗糙、干硬、辛辣的食物；c.在进食期间保持周围环境安静，避免分散患者注意力；d.进食时患者不要讲话，以免引起误吸；e.吞咽障碍严重者须经鼻胃管喂食，留置鼻胃管者头部应稍抬高，防止胃内容物反流导致误吸，尤其是在夜间睡眠状态；f.鼻饲之前应先抽吸胃液，确认胃管位置，防止将食物注入呼吸道。

（2）预防尿路感染

偏瘫患者长期卧床，且常伴有不同程度的大小便功能障碍，如尿失禁或尿潴留，因此很容易并发尿路感染。主要的护理措施有：① 保持会阴部卫生，勤换衣裤和床单，对不能自理者应进行会阴冲洗；② 尿潴留或尿失禁者可留置导尿管，并间歇开放；③ 注意观察尿液颜色、性质和量；④ 长期留置尿管者或怀疑有尿路感染者应行膀胱冲洗，操作时注意遵守无菌原则；⑤ 定时做尿常规及尿液细菌培养；⑥ 发生尿路感染者应予抗生素治疗，同时注意多饮水。

（3）皮肤的护理

脑血管患者多数伴有不同程度的活动障碍和感觉缺失，如果护理上疏忽，常可导致皮肤完整性受损，发生压疮。压疮主要因为身体局部组织长期受压，血液循环障碍，以致局部组织失去正常功能而形成溃烂和组织坏死。压疮不仅给患者增加痛苦，严重时可因继发感染引起败血症而危及生命。因此，必须加强护理，维持患者皮肤完整性，杜绝压疮的发生。压疮的易发部位多在受压、缺乏脂肪组织保护、无肌肉包裹或肌层较薄的骨骼隆突处，如枕骨粗隆，耳郭、肩胛部、肘部、脊椎体隆突处、骶尾部、膝关节的内外侧、内外踝、足跟部等处。压疮的预防主要在于消除发生的原因。具体护理措施：① 避免局部长期受压，应鼓励和协助卧床患者床上活动并经常更换卧位，使骨隆突处交替地减轻压迫，一般每2小时翻身一次，协助翻身时应避免拖、拉、推的动作，以防擦破皮肤，床上活动不仅可有效预防压疮的发生，同时也是预防下肢深静脉血栓的重要措施；② 保护骨隆突处和支持身体空隙处，协助患者摆放好体位后，可在身体空隙处垫软枕或海绵垫，必要时可垫海绵垫褥或气垫褥等，使支持体重的面积宽而均匀；③ 避免潮湿、摩擦及排泄物的刺激，床铺要保持清洁、干燥、平整、无碎屑，伤口若有分泌物，要及时更换敷料，有大小便失禁、呕吐及出汗等情况者，应及时擦洗干净，污染的被服及时更换；④ 对容易发生压疮者，要经常检查受压部位，定时用50%酒精按摩背部及受压处，经常用温水擦澡，擦背或用湿热毛巾行局部按摩，以促进血液循环，改善局部循环状况；⑤ 增加营养摄入，根据病情给予高蛋白、高维生素膳食，以增强抵抗力和组织修复能力。

4.脑血管疾病患者的心理护理

脑血管疾病的突发对于患者的心理也是一个重大打击。脑血管疾病人群中焦虑和抑郁的发生率远高于一般人群。医护人员要态度和蔼、语言亲切、动作轻柔。多与患者进行交流，耐心倾听患者心声。对于有偏瘫或失语等功能障碍的患者要给予更多关注。偏瘫患者生活不能自理，常常对治疗丧失信心，对肢体锻炼不热心，甚至不配合。护士应主动为患者介绍疾病的相关知识以及配合康复治疗的重要性。有言语障碍的患者更易发生情绪低落，甚至悲观厌世。护理人员对待这样的患者要更有耐心，努力尝试多种交流方式，如手势、图片、画板等，尽快找有效的交流方式，满足其生理和心理需求。

（七）预期结果与评价

① 护士及时发现颅内压增高、肺部感染及继发出血等并发症，并及时处理。

② 患者呼吸道通畅，不发生误吸。

③ 患者情绪稳定，焦虑程度逐渐减轻。

④ 患者皮肤完好，不出现压疮等皮肤破损。

⑤ 患者应用留置尿管，尿潴留得到缓解。

⑥ 患者躯体移动能力逐渐增强，活动范围逐渐扩大。

⑦ 患者自理能力逐渐增强，最终达到完全自理。

⑧ 患者在疾病恢复期间无外伤发生。

⑨ 患者肌力逐渐增强，活动耐力逐渐增强。

⑩ 通过良好的康复，患者不出现肌肉萎缩、关节强直等失用综合征的表现。

⑪ 患者能够表达悲哀情绪，主动配合治疗，对治愈疾病充满信心。

⑫ 患者能够了解有关疾病治疗、康复、预防的有关知识，并愿意依从。

二、脑栓塞患者的护理

（一）概述

脑栓塞系指由于各种栓子随血流进入颅内使血管腔急性闭塞，引起相应供血区的脑组织缺血、坏死，导致相应的脑功能障碍的一种急性缺血性脑血管疾病。

（二）病因和发病机制

根据栓子来源不同，可分为心源性脑栓塞、非心源性脑栓塞和来源不明脑栓塞。

1.心源性脑栓塞。约占脑栓塞的50%以上，能引起脑栓塞的常见心脏病有：

① 风湿性心脏病：风湿性心脏病二尖瓣狭窄并发心房颤动时，左心房扩大，血流缓慢淤滞，易发生附壁血栓，血流不规则易使栓子脱落形成栓塞。

② 亚急性细菌性心内膜炎：瓣膜上的炎性赘生物质嫩而且易脱落，脱落后成为栓子引起栓塞。

③ 心肌梗死及心肌病：心内膜病变形成附壁血栓，在心房颤动或心肌收缩时附壁血栓脱落，成为栓子。

④ 其他：心力衰竭、先天性心脏病、心脏瓣膜手术等亦可成为脑栓塞的原因。

2.非心源性脑栓塞。系指除心源性栓子以外，能查明栓子来源的脑栓塞。常见的栓子来源有：

① 动脉及其发出的大血管发生动脉粥样硬化，一旦出现粥样硬化斑块溃疡，会有胆固醇结晶与脂质凝集成栓子进入血流，随血流运行阻塞脑动脉形成脑栓塞。

② 肺静脉血栓或血凝块，血栓脱落随血流至脑动脉引起脑栓塞。

③ 其他：较不常见的有骨折后的脂肪栓塞、各种原因引起的空气栓塞、癌细胞栓塞、寄生虫或虫卵栓塞、感染脓栓栓塞。

3.来源不明脑栓塞。指临床已证实为脑栓塞，但栓子来源未能明确查出者。

（三）病理

任何类型的栓子进入脑循环，最后栓塞在脑动脉血管内，使被栓塞的血管所供应的脑组织区域发生脑梗死。脑栓塞多见于颈内动脉系统，特别是大脑中动脉，栓子堵塞的部位多在动脉的分叉处。由于栓子突然堵塞动脉不但可引起供血区的急性缺血，而且还经常引起局部脑血管痉挛，甚至可引起整个血管床发生弥漫性痉挛，使缺血范围更加扩大。当痉挛减轻，栓子可因分裂溶解或血管扩张而向动脉远端移去，以及侧支循环建立，缺血范围缩小，症状减轻。

脑栓塞引起的病理改变大体上与脑血栓形成相似，但可多发，且出血性梗死更为常见，占50%左右。这是因为栓子阻塞血管可引起血管壁坏死，当血管痉挛减轻、栓子分解破裂，栓子移向动脉远端后，使血流恢复，已受损的血管壁可在血流恢复后发生渗漏性出血；此外，某些固体栓子常为不规则形凝块，不易将血管完全阻塞，血液可通过缺血损伤的血管漏出。病灶周围有大片脑水肿，脑回肿胀呈棕红色，镜检显示神经元、髓鞘及神经胶质不同程度的分解，血管周围出血。

脑栓塞可多发，当栓子来源未消除时，还可反复发生。继发于心源性疾病的脑栓塞常为多发性与出血性梗死；死于脂肪栓塞的患者，其脑无特征性改变，供应的动脉可显示气泡；炎性栓子可引起局限性脑炎、脑脓肿，局限性脑动脉内膜炎，或形成细菌性动脉瘤；寄生虫或虫卵栓塞可见栓塞部位发生寄生虫性肉芽肿。

（四）护理评估

1.健康史

评估患者有无引起脑栓塞的疾病史，如近期心肌梗死、风湿性心脏病伴二尖瓣狭窄与心房颤动、动脉粥样硬化、骨折、手术等。

2.临床表现

脑栓塞的临床特点为：

① 发病急骤，症状多在数秒钟或数分钟达到高峰，约2/3的患者在活动中发病，1/3的患者在夜间睡眠中发病，大部分患者无任何前驱症状。

② 患者的意识障碍多较轻，但是如果在颈内动脉或大脑中动脉主干栓塞则可导致大面积脑梗死，可发生严重脑水肿、颅内压增高，甚至脑疝和昏迷。椎-基底动脉系统发生栓塞常发生昏迷。

③ 脑栓塞可发生在单一动脉，也可广泛多发，发病后立即出现的局灶性神经体征，按受累动脉不同而表现为各种脑动脉阻塞综合征。大约4/5的脑栓塞累及Willis环前半部分，以大脑中动脉阻塞最常见，双侧受累的机会大致相等。表现为突然发作的偏瘫、失语、偏盲、偏身感觉障碍、局灶性癫痫发作等颈内动脉——大脑中动脉系统受累。偏瘫以面部和上肢为重，下肢相对较轻。抽搐大多数为局灶性，如为全身性大发作，则提示栓塞范围广泛，病情较重。大约1/5的脑栓塞发生在Willis环后半部的分布区，即椎-基底动脉系统，临床表现为眩晕、复视、共济失调、交叉瘫、四肢瘫、构音障碍及吞咽困难等。累及网状结构及丘脑下部受累为主者可出现昏迷与高热。累及延髓生命中枢较严重者可迅速致死。一侧或双侧大脑后动脉阻塞可致双眼同向偏盲或皮层盲，累及小脑下部可因水肿而引起急性脑干受压或枕大孔疝，导致患者很快死亡。

3.辅助检查。

（1）头颅CT检查

一般于发病48小时后可见低密度梗死区，如在低密度区中有散在高密度影提示为出血性梗死。并发出血性梗死高度支持脑栓塞诊断CT检查不仅可确定梗死的部位及范围，同时还可发现脑水肿、有无脑室受压、移位及脑疝形成。

（2）MRI检查

在脑CT扫描不能确诊时，或脑干、小脑受累时可行此项检查。

（3）脑脊液检查

多数无色透明，压力正常，细胞数正常或仅含少数白细胞；大面积梗死者压力可增高；出血性梗死者脑脊液可呈血性，压力增高；感染性栓子引起脑炎或脑膜炎者脑脊液中白细胞与蛋白明显增加；脂肪栓塞者则可见脂肪球。

（4）经颅超声多普勒（TCD）

可见栓塞血管的血流速度降低，若小血管栓塞可无阳性发现。

（5）心电图和超声心动图

对脑栓塞患者是一项必不可少的检查，可发现异常，借以推断是否为心源性脑栓塞。

（6）血、尿、大便常规

细菌性栓子栓塞时，患者血中白细胞总数和中性粒细胞升高脂肪栓塞时，患者的尿中可发现脂肪球，大便常规一般无异常，但重症患者要检查大便潜血，以便及时发现消化道出血。

4.心理社会评估

由于疾病突然，患者多难以接受患病现实，表现为焦虑、悲哀、无奈、脆弱或易激惹。由于患者多伴有心脏疾患，患者会更担心预后。

（五）护理诊断及医护合作性问题

① 潜在的并发症。颅内压增高、出血、再栓塞。

② 感知觉改变。与脑动脉循环受阻有关。

③ 生活自理缺陷。与偏瘫有关。

④ 焦虑。与突然患病及疾病的严重程度有关。

⑤ 有失用综合征的危险。与疾病导致长期卧床有关。

（六）计划与实施

通过治疗与护理，患者颅内压增高得到控制，不出现出血并发症；通过良好的康复，肌力增强、自理能力增强，不发生失用综合征。

脑栓塞的治疗护理大致与脑血栓形成相同，但更应注意原发病的治疗，尤其是心脏病导致的心源性脑栓塞，治疗护理中应注意以下几点：

① 当患者有意识障碍时多并发有严重的脑水肿，应密切观察患者的意识、瞳孔、血压、呼吸、脉搏的变化，注意有无脑疝的发生，应积极脱水、降颅压治疗。

② 应注意心功能情况，记录出入量：在输液过程中注意观察病情变化，尤其在输注甘露醇时，注意有无心、肾功能的衰竭征象。

③ 应用抗凝治疗预防随后多发栓塞：治疗中定期监测凝血功能并调节剂量，密切观

察患者有无颅内出血征象。

④ 患者有再栓塞的危险，再次栓塞可能发生在脑的其他血管，也可能在身体的其他脏器或部位，应严密监护。

（七）预期结果与评价

① 护士能够及时发现患者颅内压的改变，并给予及时的处理。

② 护士能够及时发现患者出血的征象，并给予处理。

③ 护士能够及时发现患者再栓塞的征象，并给予及时的处理。

④ 患者感知觉明显改善。

⑤ 患者自理能力逐渐增强，最终达到完全自理。

⑥ 患者焦虑程度减轻，情绪稳定，能够主动配合医务人员的治疗与护理。

⑦ 通过良好的康复，患者不出现肌肉萎缩、关节强直等失用综合征表现。

第二节　脑疝护理

脑疝是由于颅内压不断增高，其自动调节机制失代偿，脑组织从压力较高区向低压区移位，部分脑组织通过颅内生理空间或裂隙疝出，压迫脑干和相邻的重要血管和神经，出现特有的临床征象，是颅内压增高的危象，也是引起患者死亡的主要原因。脑疝是脑移位进一步发展的后果，一经形成便会直接威胁中脑或延髓，损害生命中枢，常于短期内导致死亡。

一、专科护理

（一）护理要点

降低颅内压，严密观察病情变化，及时发现脑疝发生，给予急救护理。

（二）主要护理问题

① 脑组织灌注量异常。与颅内压增高、脑疝有关。

② 清理呼吸道无效。与脑疝发生意识障碍有关。

③ 躯体移动障碍。与脑疝有关。

④ 潜在并发症。意识障碍，呼吸、心脏骤停。

（三）护理措施

1.一般护理

病室温湿度适宜，定期开窗通风，光线柔和，减少人员探视，患者取头高位，床头抬高15～30°，做好基础护理急救药品、物品及器械完好备用。

2.对症护理

（1）脑组织灌注量异常的护理

① 给予低流量持续吸氧。

② 药物治疗颅内压增高，防止颅内压反跳现象发生。

③ 维持血压的稳定性，从而保证颅内血液的灌注。

（2）清理呼吸道无效的护理

① 及时清理呼吸道分泌物，保持呼吸道通畅。

② 舌根后坠者应抬起下颌或放置口咽通气道，以免阻碍呼吸。

③ 翻身后保证患者体位舒适，处于功能位，防止颈部扭曲。

④ 昏迷患者必要时行气管插管或气管切开，防止二氧化碳蓄积而加重颅内压增高，必要时使用呼吸机辅助呼吸。

（3）躯体移动障碍的护理

① 给予每1～2小时翻身一次，避免拖、拉、推等动作。

② 每日行四肢关节被动活动并给予肌肉按摩，防止肢体挛缩。

③ 保持肢体处于功能位，防止足下垂。

（4）潜在并发症的护理

① 密切观察脑疝的前驱症状，及早发现颅内压增高，及时对症处理。

② 加强气管插管、气管切开患者的护理，进行湿化气道，避免呼吸道分泌物黏稠不易排出。

③ 对呼吸骤停者，在迅速降颅压的基础上按脑复苏技术进行抢救，给予呼吸支持、循环支持和药物支持。

二、健康指导

（一）疾病知识指导

当颅腔内某一分腔有占位性病变时，该分腔的压力高于邻近分腔，由于颅压的持续增高迫使一部分脑组织向压力最小的方向移位，并被挤进一些狭窄的裂隙，造成该处脑组织、血管及神经受压，产生相应的临床症状和体征，称为脑疝。根据移位的脑组织及其通过的硬脑膜间隙和孔道，可将脑疝分为：小脑幕切迹疝，是位于幕上的脑组织（额叶的海马回、沟回）通过小脑幕切迹被挤向幕下，又称颞叶沟回疝；枕骨大孔疝是位于幕下的小脑扁桃体及延髓经枕骨大孔被挤向椎管内，又称为小脑扁桃体疝；一侧大脑半球的扣带回经镰下孔被挤入对侧分腔可产生大脑镰下疝，又称扣带回疝。

1. 主要的临床症状

（1）小脑幕切迹疝

① 颅内压增高的症状：表现为剧烈头痛及频繁呕吐，并有烦躁不安。

② 意识改变：表现为意识模糊、浅昏迷以至深昏迷，对外界的刺激反应迟钝或消失。

③ 瞳孔改变：双侧瞳孔不等大。初起时患侧瞳孔略缩小，对光反射稍迟钝，逐渐患侧瞳孔出现散大，略不规则，直接及间接对光反射消失，但对侧瞳孔仍可正常。这是由患侧动眼神经受到压迫牵拉所致。另外，患侧还可有眼睑下垂、眼球外斜等。如脑疝继续发展，则出现双侧瞳孔散大，其光反射消失。

④ 运动障碍：多发生于瞳孔散大侧的对侧，表现为肢体的自主活动减少或消失。如果脑疝继续发展，症状可波及双侧，引起四肢肌力减退或间歇性出现头颈后仰、四肢挺直、躯背过伸、角弓反张等去大脑强直症状，是脑干严重受损的特征性表现。

⑤ 生命体征的紊乱：表现为血压、脉搏、呼吸、体温的改变。严重时血压忽高忽低，呼吸忽快忽慢，出现面色潮红、大汗淋漓，或者面色苍白等症状。体温可高达41℃以上，也可低至35℃以下而不升，甚至呼吸、心跳相继停止而死亡。

（2）枕骨大孔疝

表现为颅内压增高、剧烈头痛、频繁呕吐、颈项强直或强迫头位等。生命体征紊乱出现较早，意识障碍、瞳孔改变出现较晚。因脑干缺氧，瞳孔可忽大忽小。由于位于延髓的呼吸中枢严重受损，呼吸功能衰竭的表现更为突出，患者早期即可突发呼吸骤停而死亡。

（3）大脑镰下疝

引起患侧大脑半球内侧面受压部的脑组织软化坏死，可出现对侧下肢轻瘫，排尿障碍等症状。

2. 脑疝的诊断

脑疝的最大危害是干扰或损害脑干功能，通过脑干受累临床表现进行诊断。由于病程短促，常常无法进行头部CT检查。

3. 脑疝的处理原则

① 关键在于及时发现和处理：对于需要手术治疗的病例，应尽快进行手术治疗。患者出现典型脑疝症状时，应立即选用快速降低颅内压的方法进行紧急处理。

② 可通过脑脊液分流术、侧脑室外引流术等降低颅内压，治疗脑疝。

（二）饮食指导

① 保证热量、蛋白质、维生素、碳水化合物、氨基酸等摄入。

② 注意水、电解质平衡。

③ 保持大便通畅，必要时可使用开塞露通便、服用缓泻剂或给予灌肠。

（三）用药指导

① 遵医嘱按时、准确使用脱水利尿药物，甘露醇应快速静脉滴注，同时要预防静脉炎的发生。

② 补充钾、镁离子等限制输液滴速药物时，要告知患者家属注意事项，合理安排选择穿刺血管。

③ 根据病情变化调整抗生素前，详细询问药物过敏史。

（四）日常生活指导

① 意识昏迷、植物生存状态患者应每日定时翻身、叩背，保持皮肤完整性。加强观察与护理，防止压疮、泌尿系感染、肺部感染、暴露性角膜炎及废用综合征等并发症发生。

② 肢体保持功能位，给予康复训练。

第三节　颅内高压护理

当脑组织肿胀、颅内占位性病变或脑脊液分泌过多、吸收障碍、循环受阻或脑血流灌注过多导致颅内压持续保持在2.0kPa（15mmHg）以上时称颅内高压。

一、临床表现

1. 头痛：是颅内高压最常见的症状，任何引起颅内压增高的因素如咳嗽、排便等均可使疼痛加剧。

2. 呕吐：一般与饮食无关，呕吐前有或无恶心，常呈喷射性，且多伴有剧烈头痛、头晕，头痛剧烈时呕吐症状也较重。

3. 视力障碍：表现为一过性黑矇，逐渐发展为视力减退甚至失明。

4. 意识障碍：烦躁、淡漠、迟钝、嗜睡，甚至昏迷。

5. 癫痫或肢体强直性发作。

6. 生命体征变化：血压升高、脉搏慢而洪大、呼吸慢而深，即库欣三大主征。严重颅内压升高者，脉搏可在每分钟50次以下，呼吸每分钟10次左右，收缩压可达24kPa（180mmHg）以上，此为脑疝的先兆征象。

7. 脑疝的表现：常见脑疝有以下2种。

第一，小脑幕切迹疝（额叶沟回疝）：同侧动眼神经麻痹，表现为眼睑下垂、瞳孔扩大，对光反射迟钝或消失，不同程度意识障碍，生命体征变化，对侧肢体瘫痪和出现病理反射。

第二，枕骨大孔疝（小脑扁桃体疝）：后颈部及枕部疼痛，颈肌强直，强迫头位，嗜睡，意识障碍，大小便失禁甚至深昏迷，双侧瞳孔散大，对光反射迟钝或消失，呼吸深慢或突然停止。

二、急救措施

（一）一般措施

① 及时、适量地给予脱水治疗，有效地降低颅内压，使患者平稳度过急性期，是急性颅内高压抢救成功的关键。

② 急性颅内高压的患者应绝对卧床休息，抬高床头15～30°，可降低脑静脉压和脑血容量，这是降低颅压的简单方法。

③ 呕吐时将患者的头颈保持侧位，以防误吸。

④ 保持气道通畅，防止气道阻塞、低氧血症和高碳酸血症，并保证血氧饱和度实时监测，及时吸氧。

（二）减轻脑水肿

1.首选高渗脱水药

临床常用20%甘露醇，它是国内外临床疗效肯定、应用最为广泛的渗透性脱水药。

2.髓袢利尿药

呋塞米是颅内高压伴有心、肺、肾功能障碍者的首选药，它与甘露醇有协同作用，可减少后者的用量与延长用药间歇时间，还可使脑脊液生成减少40%～70%。

3.胶体脱水药

如人白蛋白、冻干血浆、植物蛋白制剂β-七叶皂苷钠，可单独或与其他脱水药联合应用。

4.降温和止痉

目前可供临床使用的方法为头颅局部物理降温联合人工冬眠疗法，可使脑血流量下降、脑体积缩小，不仅可降低高颅压，还可降低脑代谢率，增加脑组织对缺氧的耐受力。

5.巴比妥类药物麻醉

本类药物除降低脑代谢率、减少脑容量外，尚可作为自由基清除剂。

6.激素

肾上腺皮质激素和地塞米松亦有降低颅内压的作用，前者对血管源性脑水肿疗效较好，但不应作为颅内高压治疗的常规用药。

7. 应用镇静止痛药

适当地应用镇静止痛药物是颅内压增高的重要辅助治疗手段。常用苯二氮䓬类及异丙酚等镇静药。

8. 过度换气

迅速将 PCO_2 降至 25 ～ 30mmHg，几分钟内即可降低颅内压。

9. 手术治疗

急性颅内压增高应做CT或MRI检查，确定血液、脑脊液和水肿组织的病理容积，手术治疗方法包括切除颅内占位性病变、脑脊液引流和颅骨开瓣减压手术。

三、观察要点

1. 意识状态

烦躁不安的患者突然转为安静、昏睡，提示病情恶化，排除应用镇静药物影响，如深昏迷患者出现吞咽反射、躲避动作，或意识转为恍惚、清醒提示病情好转。对神志清醒的患者，如果出现剧烈头痛、频繁呕吐或出现进行性意识障碍，要考虑病情加重，立即通知医师。

2. 瞳孔变化

瞳孔出现大小、性状变化，对光反射减弱或消失，提示颅内压增高并伴有脑神经或脑干损伤，或继发了脑受压、脑疝等。

3. 生命体征

密切监测生命体征变化，若出现血压升高，尤其是舒张压升高，脉压变小，脉搏缓慢而有力，呼吸深慢，提示颅内压升高。

4. 头痛、呕吐

观察头痛、呕吐的程度。若头痛、呕吐逐渐加重，提示可能继发了脑疝。

四、护理要点

1. 患者应该保持安静，绝对卧床休息，抬高床头 15 ～ 30°，以利于颅内静脉回流，减轻脑水肿。

2. 呕吐者头偏向一侧，以防窒息，并观察记录其呕吐次数、内容物颜色与量。

3. 搬运及翻身时，动作要轻柔，防止颈部过屈、过伸及受压，坐起或大小便时切勿用力过猛，以免颅内压增高及脑疝形成。

4. 凡有急性脑水肿，需要限制液体摄入量，成人每日摄入水量一般在 2 000mL 以内，静脉补液速度不宜过快，20 ～ 30滴/分钟。

5. 高热、尿崩、呕吐频繁及使用利尿脱水药、激素药时应注意电解质平衡，按医嘱记录出入水量。

6. 凡安放脑室引流管行颅内压监护者，注意引流是否通畅。并按医嘱观察记录颅内变化，发现引流不通畅或颅内压急骤升高25～30mmHg，要及时通知医师。

7. 保持大便通畅，3天未排大便者，根据医嘱予轻泻药或低压灌肠，禁用高压及大量液体灌肠。

第四节　颅脑损伤护理

颅脑损伤可分为颅和脑两部分损伤，颅部包括头皮、颅骨，脑部泛指颅腔内容物，即脑组织、脑血管和脑脊液。对头部来说：损伤包括开放的和闭合的，原发性颅脑损伤与继发性脑损伤。头部损伤是临床上经常遇到的人体创伤之一，由于伤及中枢神经系统，其病死率和致残率均高，历来都被视为人体创伤的险要者。

一、病因

颅脑损伤是因外界暴力作用于头部而引起的。在城市中，引起颅脑损伤的主要原因是交通事故，占总损伤人数的32%，其中自行车和摩托车事故占2/3；其次是打击伤，占头外伤的24%，包括工伤意外、自然灾害以及斗殴等；坠落伤占22%；摔跌伤占15%；刺伤2%；其他伤害为5%。在农村及少数民族地区，以坠落伤为主，占总损伤人数的40%；其他依次为摔跌伤、交通事故、砍伤、火器伤。

二、病理生理

颅脑损伤病理改变的轻重是由致伤因素和致伤方式决定的。由于颅脑解剖生理的影响，头部受伤后引起的病理过程也有其特殊性，暴力作用于头部时，头皮、颅骨作为表面屏障首先对抗外力，如果暴力强度较小，则仅仅引起头皮和/或颅骨的损伤，而脑部无损伤或损伤较轻微；若暴力超过了表面屏障的致伤阈，则头皮、颅骨、脑组织同时受损；若暴力是通过身体其他部位间接作用于头部，则只引起脑组织的损伤，而头皮和颅骨往往完好无损。不仅如此，遭受暴力而受伤的脑组织，除了发生原发性损伤之外，并在受损组织的周围，引起不同程度和不同范围的脑缺血、出血、水肿及变性等一系列继发性损伤。尔后或继续加重、恶化，累及全脑甚至全身，或经一定时间逐渐吸收、消退和修复。

三、护理评估

（一）病史

颅脑损伤患者常因有逆行性遗忘，往往不能自述病史，对目睹者或陪送人要详细询问：受伤时间、致伤原因、病情表现和处理经过，特别是对暴力的性质、大小、方向等；对伤后意识的改变，有无昏迷及昏迷的程度、持续时间，是否出现中间意识好转期和清醒的程度；对伤后表现，有无头痛、呕吐、抽搐、瘫痪，是否加重，有无瞳孔异常和耳鼻出血；既往疾病史等，均应——了解。

（二）临床表现

1.一般临床表现

颅脑损伤的临床表现虽因损伤机制、损伤部位和就诊时间而有差异，但就其伤后常见的症状和体征，有一些共同的特点。

（1）意识障碍

伤后绝大多数患者都有立即出现的意识丧失，谓之原发性昏迷，也是判断患者有无颅脑损伤的重要依据。昏迷时间可长可短，轻者数秒钟至数分钟可逐渐清醒，重者可持续昏迷直至死亡。

头部外伤后意识障碍可有以下由轻到重的表现：

① 嗜睡：对周围事物淡漠，呈嗜睡状态，各种生理反射存在，对物理刺激有反应，唤醒后可以回答问题，但合作欠佳，应答后随即入睡。

② 蒙眬：对外界刺激反应迟钝，瞳孔、角膜及吞咽反射存在，蜷卧或轻度烦躁，能主动变换体位，对检查不合作，不能正确回答问题。

③浅昏迷：意识迟钝，反复呼唤偶能反应，但不能回答问题，对痛刺激有逃避动作，深、浅反射尚存在。

④ 昏迷：意识丧失，常有躁动，对语言无反应，给予痛刺激反应迟钝，浅反射消失，深反射减退或消失，角膜和吞咽反射尚在，常有溺尿。迟钝或消失，角膜和吞咽反射消失，四肢肌张力消失或极度增强，尿潴留。

（2）头痛、呕吐

头部外伤后头痛可因头皮、颅骨的创伤而致。头部局限性疼痛的部位，常代表致伤的着力点，整个头部持续性剧痛伴眼球胀痛不断加重时，常暗示颅内有继发性血肿的可能。伤后呕吐也是常见的症状之一。

（3）眼部征象

眼部的症状和体征对头伤患者的伤情判断和预后估计均有重要意义，特别是当患者处于昏迷状态时，眼部体征更是能够客观反映病情的可靠征象。

① 瞳孔：如果伤后一侧瞳孔立即散大，光反射消失，或同时伴有眼内直肌麻痹，眼球外斜，而患者意识清醒，应考虑动眼神经的直接原发性损伤；若伤后双侧瞳孔不等大，光反应灵敏，瞳孔缩小侧脸裂变窄，眼球内陷，同侧面部潮红、少汗，为同侧霍纳征，系

颈交感神经节损伤所致；若伤后双侧瞳孔散大或缩小，而对光反应正常，患者意识清楚，则无临床意义；若双侧瞳孔大小不等，一侧或双侧时大时小，伴有眼球位置歪斜时，表示中脑受损；若双侧瞳孔极度缩小，光反应消失，并伴中枢性高热，为桥脑损伤；若一侧瞳孔先缩小，继而散大，光反应差，患者意识障碍加重，而对侧瞳孔早期正常，晚期亦随之散大，为典型的小脑幕切迹疝表现；若双侧瞳孔均散大固定，光反应消失，多示濒危状态。

② 眼球运动：眼外肌是由Ⅲ、Ⅳ、Ⅵ脑神经及其核所支配，任何一神经受损，均将出现眼球运动及位置异常，且有复视；如果双眼运动不协调，出现眼球分离、歪斜情况时，多示脑干损伤；若双眼同向凝视，常表示对侧额中回后部有激惹性损伤；桥脑侧视中枢受损时，双眼向对侧凝视；眼球震颤多见于小脑或前庭系统的损伤。

③ 眼底改变：颅脑损伤后早期多无眼底改变，但偶尔可因严重对冲性额或额部脑挫裂伤、前凹骨折、伴急性颅内出血或后颅窝血肿时，伤后30分钟即可出现眼底视神经盘水肿及火焰状出血。

（4）锥体束征

表现为偏瘫或不对称的感觉障碍；若有双侧锥体束征，双侧肌张力增加，腱反射亢进，病理反射阳性，则为脑干受压或后颅窝血肿所致；凡伤后早期没有锥体束征的表现，继后逐渐出现，同时伴有躁动和意识障碍加重，常为颅内继发血肿的信号；若表现阵发性四肢强直，角弓反张，两臂前旋，呈去大脑强直发作，说明脑干受损；若伤后单肢运动障碍，肌张力降低，可能为局限性脑皮质损伤。

（5）生命体征

脑损伤时，患者立即出现意识障碍、面色苍白及四肢松软等一过性表现，同时伴有呼吸、脉搏浅弱、节律紊乱、血压下降，经数分钟或10多分钟后逐渐恢复正常。若伤后呼吸、脉搏、血压的暂时性紊乱时间延长，且无恢复的迹象，则常表现有脑干较严重的损伤；若伤后生命体征已恢复正常，但随后又逐渐出现血压升高、脉压增大、呼吸脉搏变慢等改变时，即说明有进行性颅内压增高，常暗示颅内有继发性血肿；若患者早期出现休克，除婴幼儿之外，均应考虑身体其他部分合并有创伤性出血。

（6）脑疝

是颅脑损伤后颅压增高的严重后果最常见的是小脑幕切迹疝和枕骨大孔疝。

2.特殊表现

（1）小儿和老人颅脑损伤特点

① 小儿颅脑损伤特点：小儿颅内血肿临床表现较轻，脑疝症状出现较晚，往往病情变化急骤，一旦瞳孔散大，迅速进入濒危状态；不过脑组织代偿能力强，伤后恢复较快，后遗症较成人少。

② 老人颅脑损伤特点：老年人头外伤临床表现个体差异很大，并且进展缓慢。

（2）水、电解质紊乱的特殊表现

颅脑损伤患者，由于中枢神经系统受损，影响了神经内分泌调节，肾脏排泄功能及代谢紊乱，常导致明显的，有时是特殊的水、电解质代谢紊乱，如尿崩症、高钠或低钠综合征。

（3）高渗性高血糖非酮症昏迷

本症起病早期仅表现为口渴、多尿、无力和精神症状，但往往因意识障碍而被掩盖；继而出现脱水征、精神淡漠、嗜睡和四肢不自主运动、摸索行为。病死率高达50%～70%。

（4）脑性肺水肿

发生于严重颅脑损伤，起病急、发展快，可于头外伤后早期出现呼吸困难、缺氧、发绀、大量血性泡沫痰等，如不及时救治，短期即可死亡。

（5）脑死亡

严重颅脑损伤中枢性衰竭的患者，呼吸已经停止，但借助人工呼吸器还可以继续维持心跳。其诊断标准：① 对外界和体内各种刺激均无反应；② 连续观察1小时以上无自主呼吸或运动；③ 双瞳孔散大、固定，无对光反应，角膜反射消失超过1小时；④ 脑电图描记增益 $5\mu V/mm$，连续10分钟以上没有脑电反应，需要由专职组织裁定。

（三）分型

分型的目的在于指导治疗，评价疗效及预后。临床常用的方法有3种：临床诊断分类、伤情轻重分类和Glasgow昏迷程度分类。

1.临床诊断分类

适用于临床诊断，是以颅脑解剖部位和损伤病理形态改变而定的诊断术语。

2.伤情轻重分类

① 轻型（指单纯性脑震荡伴有或无颅骨骨折）：昏迷0～30分钟；仅有轻度头晕、头痛等自觉症状；神经系统和脑脊液检查无明显改变。

② 中型（指轻度脑挫裂伤伴有或无颅骨骨折及蛛网膜下隙出血，无脑组织受压者）：昏迷在12小时以内；有轻度神经系统阳性体征；体温、呼吸、脉搏、血压有轻度改变。

③ 重型（指广泛颅骨骨折，广泛脑挫裂伤、脑干损伤或颅内血肿）：昏迷在12小时以上，意识障碍逐渐加重或出现再次昏迷；有明显神经系统阳性体征；体温、呼吸、脉搏、血压有明显改变。

④ 特重型（指比重型更急更重者）：脑原发性损伤严重，伤后深昏迷，有去大脑强直或伴有其他部位的脏器伤、休克等；已经有晚期脑疝，包括双瞳散大，生命体征严重紊乱或呼吸已经停止。

3. Glasgow 昏迷程度分类

① 轻型 GCS 评分，总分：13 ~ 15 分，伤后昏迷在 30 分钟以内。

② 中型 GCS 评分，总分：9 ~ 12 分，伤后昏迷时间在 6 小时以内。

③ 重型 GCS 评分，总分：3 ~ 8 分，伤后昏迷在 6 小时以上，或在伤后 24 小时以内意识恶化，再次昏迷 6 小时以上者。

（四）辅助检查

1. 腰椎穿刺术

目的在于测定颅内压高低；了解脑脊液的生化改变；有无颅内感染征象；引流脑脊液；经椎管给药。

2. 颅脑超声检查

确定颅内各种结构的位置变化和有无异常波形出现，以判断颅脑损伤的情况。

3. X 线平片检查

不但有助于颅骨骨折、颅内积气或异物的诊断，对分析致伤机制、脑伤情况以及血肿的部位均有重要价值。因此，头伤患者若病情允许，均应行 X 光片检查。

4. 脑血管造影检查

适用于无 CT 设备的地区，或有外伤性动脉瘤、动静脉瘘的患者，是不可缺少的重要检查手段。

5. 计算机断层扫描检查（CT）

可以真实地反映损伤的病理及范围，同时还可以动态地观察病变的发展与转归，对一些特殊性脑损害、退发性病变以及预后的判定有重要意义。

6. 磁共振成像（MRI）检查

提高了病变的检出率，特别是对颅脑损伤中某些 CT 检查比较困难的病变有明显的优越性。但是对急性头外伤患者首选的检查方法仍以 CT 为佳。

7. 颅内压监护

适用于 Glasgow（GCS）8 分以下的重型颅脑损伤，特别是年龄大、伤情严重、曾有过低血压、缺氧及高碳酸血症的患者。

8. 其他辅助检查

包括脑电图、脑诱发电位及放射性核素检查，适用于颅脑损伤后期并发症，或脑损伤患者的鉴定，较少用于急诊性颅脑外伤。

四、护理诊断及医护合作性问题

1. 疼痛。与损伤有关。

2.焦虑。与意外伤害有关。

3.恐惧。与受伤及手术有关。

4.生活自理能力缺陷。与肢体活动障碍有关。

5.失用性综合征的危险。与长期卧床有关。

6.皮肤完整性受损的危险。与长期卧床有关。

7.受伤的危险。与昏迷、躁动有关。

8.感知改变。与损伤有关。

9.体温调节紊乱。与脑干损伤有关。

10.便秘。与颅脑损伤有关。

11.潜在并发症。颅内压增高、颅内感染、颅内血肿、脑疝。

12.潜在并发症。休克与损伤后失血过多有关。

13.沟通交流障碍。与语言中枢受损有关。

五、计划与实施

（一）观察病情

观察评估临床表现要求护理人员应当熟悉有关神经系统和生命体征的内容，分析病情变化的特点和临床意义，以便正确地反映病情。

1.意识状态的评估

意识改变是颅脑损伤最常见的症状之一，可表现为清醒、嗜睡、蒙眬、浅昏迷、昏迷。其检查与判断的方法一般是：观察患者的表情与姿势，并通过语言刺激，即定时唤醒患者做简单的对话；如无反应则进一步用疼痛刺激，即压迫眶上神经或用针刺，或用手捏胸大肌外侧缘等方法。此时应观察患者的反应。

2.眼部征象

主要是瞳孔的改变。瞳孔的改变对判断病情和及时发现颅内高压、小脑幕切迹疝非常重要。观察两侧瞳孔的大小是否对称、等圆，以及瞳孔对光反应，并应连续了解其动态改变。

正常瞳孔直径约为2.5～5mm，对光反应灵敏；两侧瞳孔大小的差别正常时不超过1/4mm，此外还要考虑年龄和药物对瞳孔的影响。新生儿和老年人瞳孔较小，青少年则较大；药物如氯丙嗪、吗啡、巴比妥等常使瞳孔缩小；阿托品、肾上腺素、可卡因、麦角等使瞳孔扩大。

双侧瞳孔等圆，大小正常，光反应灵敏——脑组织损伤较轻；一侧瞳孔缩小随之呈进行性扩大，直接与间接光反应迟钝或消失——小脑幕上有血肿或发生严重脑水肿；双侧瞳孔时大时小，直接或间接光反应消失——动眼神经损伤；直接光反应消失或间接光反应存在——视神经损伤；双侧瞳孔时大时小或形状不圆，眼球活动受限——脑干损伤；双侧瞳孔呈针孔样——脑桥损伤或蛛网膜下隙出血；双侧瞳孔散大，光反应消失——伤情危重。

3.生命体征的观察

一般应0.5～1小时测量一次呼吸、脉搏、血压、体温，颅脑损伤多有低热，体温常为38℃左右；而中枢性高热多出现于丘脑下部损伤或手术以后，为间歇性高热，四肢远端部分厥冷，应当即时给予降温；当体温逐渐升高，应考虑有伤口、颅内、肺部、泌尿感染的可能性；体温低于正常或不升，表明患者周身衰竭，亦为濒危征象。

4.头痛、呕吐

头痛剧烈伴有频繁呕吐，患者躁动，常为颅内压急剧升高的表现，应警惕颅内血肿及脑疝发生的可能性。

（二）特殊护理

1.体位

患者的体位依其伤情采取平卧、侧卧或头高、头低卧位。具体如下：

① 低颅压：应取平卧位，若采取头高位，头痛会加重。

② 颅内压增高：宜取头高位，有利于静脉回流，以减轻颅内瘀血，缓解颅内高压。

③ 有脑脊液漏时，应当取平卧位或头高位。以头偏向患侧为宜，以便引流，防止脑脊液逆流造成颅内感染。

④ 重伤、昏迷的患者：取平卧、侧卧或侧俯卧位，以利于呼吸道内分泌物的外流，保持呼吸道通畅。

⑤ 休克患者取平卧或头低卧位，但持续时间不宜过长，以避免加重颅内瘀血。

2.伤口的护理

观察伤者伤口敷料有无血性液渗透情况，并及时更换；减压性的伤口因颅内压升高，局部张力较大，应避免局部伤口受压。

3.营养与补液

颅脑损伤可导致患者消化吸收功能减退，由于创伤的恢复、感染或高热等原因，使机体消耗量增加，应维持营养及水、电解质平衡。待肠鸣音恢复后，可采用鼻饲给予高蛋白、高热量、高维生素和易于消化的流质食物。每次鼻饲前检查鼻饲管是否在胃内（方法略），保持胃管通畅，并注意观察有无腹胀。当患者吞咽反射恢复后，即可试行喂食，先从水开始，然后是流食、半流食、普食。

重型颅脑损伤、有意识障碍及开颅后的患者，应禁食2～3天，给予补液，输液量控制在1 500～2 000mL，输液量不宜过多，速度不宜过快，以免加重脑水肿。严重的脑水肿应当先脱水后补液，脱水剂应快速输入。

4.皮肤护理

勤给患者翻身,每2小时一次,容易发生压疮的部位应当垫气垫、软枕,保持皮肤清洁、干燥、床单平整,大小便浸湿及时更换;执行输液、注射等操作时,严格无菌,防止皮肤及软组织感染化脓。

5.五官的护理

① 注意保护角膜:戴眼罩,眼药膏,定时滴抗生素液。

② 有脑脊液鼻漏、耳漏的患者:取平卧或半卧位,将血迹擦干净,不宜用水冲洗,也不宜用纱条填塞,任其自然流出即可。尽可能避免挖鼻孔、打喷嚏和咳嗽,严禁经鼻吸痰和插胃管,以免引起逆行感染。

③ 口腔护理:对重症颅脑损伤的患者每日做好口腔护理;配有义齿的患者,应将义齿取下,防止掉入气管内。

6.呼吸道护理

保持呼吸道通畅,防止窒息、肺性脑缺氧及肺部感染。

7.胃肠道护理

① 胃部容易大出血,要稳定患者生命体征,暂时禁食,必要时给予止血药物。

② 患者胃肠蠕动减慢、麻痹及腹胀,酌情为患者做轻柔按摩或胃肠减压。

③ 当患者出现腹痛并伴有腹膜刺激征应及时报告医生,防止腹膜炎。

8.泌尿系的护理

颅脑损伤患者会有不同程度的小便失禁,因此要留置尿管。保持尿管通畅,勿打折、反流;每周更换尿袋,注意无菌操作。

9.躁动不安的护理

颅脑损伤急性期易发生躁动,由颅内压增高引起,应适当约束四肢,防止自伤或坠床;并及时改善缺氧,对症治疗。

10.高热护理

凡脑挫裂伤、脑干及丘脑下部损伤伴有中枢高热者,采用冬眠疗法,以达到镇静、安眠、降低脑组织新陈代谢、提高脑组织对缺氧的耐受力,以保护受伤脑组织,减轻脑水肿。

常用药物有冬眠Ⅰ号、Ⅱ号、Ⅳ号合剂。护理时应注意:

① 遵医嘱选用适当的冬眠合剂,待自主神经受到充分阻滞、机体御寒反应消除,患者进入昏睡状态后,再加用物理降温措施。因为如果没有冬眠药物的保护,36℃以下的体温可使机体产生寒战,从而增加机体耗氧,并消耗热能。降温以肛温32 ~ 34℃为宜,冬眠时间一般为3 ~ 5天。

② 患者房间应保持安静,光线较暗,室温在18 ~ 20℃。有专人看护,并备有急救药品和物品。患者保持平卧,搬动患者或翻身时,动作要轻柔、缓慢以防止发生体位性低

血压。

③ 治疗前观察并记录患者的生命体征、意识及瞳孔变化等，以比较治疗前后症状变化。治疗期间严密观察病情，特别是血压和体温的变化，发现异常及时采取措施。

④ 冬眠药物最好静脉滴注，以便通过滴速的调节控制冬眠的深度，使体温稳定在治疗要求的范围内。

11.心理护理

颅脑损伤的患者容易对病情产生焦虑和恐惧的心理，应当及时与患者进行交流，介绍疾病的知识；同时鼓励患者进行肢体的功能锻炼，并鼓励患者家属参与锻炼；增强亲人的支持。

六、护理评价

1.患者无疼痛的感觉或疼痛能得到及时的缓解。

2.患者主诉焦虑、恐惧的感觉下降。

3.基本的生活需要能够得到满足。

4.皮肤完整、无破溃。

5.患者肢体活动最大限度的恢复，无失用性综合征发生。

6.患者安全，无院内外伤发生。

7.每日能有规律地排便。

8.患者能避免因局部感知障碍而造成的伤害。

9.中枢性高热能得到及时有效的处理，患者的体温维持在正常范围内。

10.患者不发生休克，或发生休克后能及时观察并处理。

11.同患者维持有效的非语言沟通。

第五节　血性脑血管疾病护理

一、脑出血

脑出血是指脑实质内的血管破裂引起的出血。外伤性和非外伤性因素均可引起脑血管破裂。约80%以上由高血压性脑内细小动脉病变引起，故也称为高血压动脉硬化性脑出血或高血压性脑出血，占各类脑血管病的20%～30%，是病死率最高的脑血管病类型。

（一）常见病因及发病机制

1.常见病因

高血压和动脉硬化是脑出血的主要因素，还可由先天性脑动脉瘤、脑血管畸形、脑瘤、血液病、感染、药物（如抗凝及溶栓剂等）、外伤及中毒等所致。

2.发病机制

① 脑内小动脉的病变：表现脑内小动脉分叉处或其附近中层退变、平滑肌细胞不规则性萎缩以致消失，与长期高血压有直接关系。

② 微小动脉瘤：好发于大脑半球深部（如壳核、丘脑、尾状核），其次为脑皮质及皮质下白质中。

（二）临床表现

1.全脑症状

① 意识障碍：轻者躁动不安、意识模糊不清，严重者多在半小时内进入昏迷状态，眼球固定于正中位，面色潮红或苍白，大汗尿失禁或尿潴留等。

② 头痛与呕吐：神志清或轻度意识障碍者可述头痛，呕吐多见，多为喷射性，呕吐物为胃内容物，多数为咖啡色。

③ 去大脑性强直与抽搐：如出血量大，破入脑室和影响脑干上部功能时，可出现阵发性去皮质性强直发作（两上肢屈曲、两下肢伸直性，持续几秒钟或几分钟不等）或去脑强直性发作（四肢伸直性强直）。少数患者可出现全身性或部分性痉挛性癫痫发作。

④ 呼吸与血压：患者一般呼吸较快，病情重者呼吸深而慢，病情恶化时转为快而不规则，或呈潮式呼吸，叹息样呼吸，双吸气等。血压突然升高，可达200/120mmHg（26.7/16kPa）以上。血压高低不稳和逐渐下降是循环中枢功能衰竭征象。

⑤ 体温：出血后即刻出现高热，是丘脑下部体温调节中枢受损害征象；还可出现感染热、吸收热。

⑥ 瞳孔：早期双侧瞳孔可时大时小，若病灶侧瞳也散大，对光反应迟钝或消失，是小脑幕切迹疝形成的征象；若双侧瞳孔均逐渐散大，对光反应消失，是双侧小脑幕切迹全疝或深昏迷的征象；若两侧瞳孔缩小或呈针尖样，提示脑桥出血。

2.局限性神经症状

与出血的部位、出血量和出血灶的多少有关。

① 大脑基底区出血：病灶对侧出现不同程度的偏瘫、偏身感觉障碍和偏盲，双眼球常偏向病灶侧。主侧大脑半球出血者可有失语、失用等症状。

② 脑叶性出血：大脑半球皮质下白质内出血。多为病灶对侧单瘫或轻偏瘫，或为局部肢体抽搐和感觉障碍。

③ 脑室出血：多数昏迷较深，常伴强直性抽搐。

④ 脑桥出血：常见出血侧周围性面瘫和对侧肢体瘫痪。若出血波及两侧时出现双侧周围性面瘫和四肢瘫，两侧瞳孔可呈针尖样，两眼球向病灶对侧偏视，体温升高。

⑤ 小脑出血：可表现为眩晕、视物不清、恶心呕吐、步态不稳、共济失调等。

（三）辅助检查

1.CT

是确诊脑出血的首选检查，发病后即可显示新鲜血肿，为圆形或卵圆形均匀高密度区。

2.MRI

对脑干出血优于CT，可区别陈旧性脑出血和脑梗死，MRI较CT更易发现血管畸形、血管瘤及肿瘤等出血原因。

3.数字减影脑血管造影（DSA）

脑血管畸形，血压正常的年轻患者应考虑以查明病因，预防复发。

4.脑脊液检查

颅内压力多数增高，并呈血性，但约25%的局限性脑出血脑脊液外观也可正常。高血压病史患者，情绪激动或体力活动时突然发病，具有典型的全脑症状或和局限性神经体征。脑脊液压力增高，多数为血性。

（四）治疗原则

颅高压、脑疝是脑出血急性期的主要死亡原因，因此，控制脑水肿、颅高压是降低病死率的关键，恢复期注意积极康复，预防并发症。

① 安静卧床：对烦躁不安者或癫痫者，应用镇静、止痉和镇痛药。

② 降颅内压：20%甘露醇或甘油果糖250mL、利尿药、激素。

③ 调整血压：血压维持在（150～160）/（90～100）mmHg〔（20.0～21.3）/（12.0～13.3）kPa〕为宜。

④ 控制体温：头部降温，用冰帽或冰水以降低脑部温度，降低颅内新陈代谢，有利于减轻脑水肿及颅内高压。

⑤ 保持水、电解质及酸碱平衡。

⑥ 防治并发症：肺部感染、压疮、尿路感染、消化道出血等。

⑦ 手术治疗：开颅血肿清除术、钻颅穿刺吸除术、脑室引流术等。

⑧ 功能锻炼：生活自理能力的锻炼，以逐步恢复生活能力及劳动能力。

⑨ 可选用促进神经代谢的药物，如吡拉西坦（脑复康）等。

⑩ 辅助治疗：可选用理疗、针灸等。

（五）护理

1.评估

① 评估健康史：流行病学调查显示，中国居民中脑出血的发生率远远高于欧美人；

来自社区居民的研究资料显示，脑出血的发生频率为30%～40%。

② 身心状况：脑出血多发生在50岁以上，血压控制不良的高血压患者。常在体力活动或情绪激动时突然发病。

2.护理措施

① 提供安静、舒适的环境，急性期应绝对卧床休息4～6周。

② 抬高床头15～30°，促进脑部血液回流，减轻脑水肿。特别是发病2周内，应尽量减少探视，避免各种不良情绪影响意识障碍、躁动及合并精神症状者加护栏、适当约束，必要时给予少量镇静药。

③ 严密观察生命体征、头痛、瞳孔、意识等变化。出血头痛加剧、意识改变、瞳孔变化、脉搏减慢甚至呕吐，立即报告医师，进行脱水、降颅压处理，防止脑疝发生。观察发热的类型及原因，高热时按高热护理常规执行。

④ 保持呼吸道的通畅，加强叩背、吸痰，预防肺部感染。舌后坠明显者给予留置口咽通气管，可取侧卧位或平卧位头偏向一侧，以防止呕吐物误吸入气道，准备负压吸引器，痰多时应随时吸痰以免发生窒息，必要时给予氧气雾化吸入。

⑤ 急性期给予低脂、高蛋白质、高维生素、高热量饮食。限制钠盐摄入（每日少于3g），钠盐过多潴留会加重脑水肿。

⑥ 意识障碍者应留置胃管。鼻饲前协助翻身、叩背，清理呼吸道分泌物，抬高床头15～30°，进食后30分钟，减少对于患者的刺激与翻动，预防食物反流。

⑦ 保持排便通畅，增加膳食纤维的摄入。便秘者使用缓泻剂，必要时用开塞露通便，切忌大便时用力过度和憋气，导致再次发生脑出血。

⑧ 密切观察药物疗效。使用脱水药物时，防止药物外渗。

⑨ 准确记录24小时出入量。

⑩ 保持床单位干燥整洁。

⑪ 保持瘫痪肢体功能位置。

⑫ 康复护理。

3.健康教育

① 避免情绪激动，保持心情舒畅。

② 监测血压。按时服用调整血压的药物。

③ 饮食清淡，多吃含水分含纤维素的食物，多食蔬菜、水果，忌烟酒及辛辣等刺激性强的食物。

④ 生活规律，养成定时排便的习惯，切忌大便时用力过度和憋气。

⑤ 适当运动，注意劳逸结合。

⑥ 康复训练循序渐进、持之以恒，训练过程中防止跌倒。

二、蛛网膜下隙出血

蛛网膜下隙出血（Subarachnoid Hemorrhage，SAH）是脑表面、颅底部血管破裂后，血液流入蛛网膜下隙引起相应临床症状，又称为原发性蛛网膜下隙出血脑实质出血、脑室出血、硬膜外或硬膜下血管破裂，破入蛛网膜下隙称为继发性蛛网膜下隙出血。

（一）常见病因及发病机制

1.常见病因

① 颅内动脉瘤、动静脉畸形、高血压动脉硬化症、脑底异常血管网和血液病等为最常见。

② 危险因素。动脉瘤破裂危险因素包括高血压、吸烟、过量饮酒、动脉瘤体大，在情绪激动或过度用力时发病。

2.发病机制

动脉瘤可能由动脉壁先天性肌层缺陷或内弹力层变性或两者的联合作用所致。一部分患者有家族史。随着年龄增长，动脉壁弹性减弱，薄弱处管壁在血流冲击等因数影响下向外突出形成囊状动脉瘤。多见于颅底Willis环部位。病变血管可自发破裂或在激动、用力等诱因下破裂。

（二）临床表现

① 剧烈头痛与呕吐。突发头部剧烈胀痛或炸裂样痛，位于前额、枕部或全头部，难以忍受，常伴恶心、喷射状呕吐。

② 意识障碍和精神症状。多数患者无意识障碍，但可有烦躁不安。危重者可有谵妄，不同程度的意识不清及至昏迷，少数可出现癫痫发作和精神症状。

③ 脑膜刺激征。表现为颈项强直、柯尼征和马氏征阳性。

④ 其他临床症状如低热、腰背腿痛等。亦可见轻偏瘫、视力障碍，第Ⅲ、Ⅴ、Ⅵ、Ⅶ对脑神经麻痹，视网膜片状出血和视盘水肿等。此外还可并发上消化道出血和呼吸道感染等。

（三）辅助检查

①头颅CT，是诊断蛛网膜下隙出血的首选检查方法。

②头颅MRI，在病后1～2周作为诊断的重要方法。

③脑脊液检查，腰穿颅内压多增高，脑脊液为均匀血性是诊断该病的主要依据。

④脑血管造影，可明确动脉瘤或动静脉畸形的部位和供血动脉。

⑤经颅超声多普勒（TCD）检查，了解颅内动脉血流状况。

（四）治疗原则

防治再出血、脑血管痉挛、脑积水等并发症。

① 绝对卧床休息4～6周，床头抬高15～20°，病房保持安静。

② 避免引起血压及颅压增高的诱因，如用力排便、咳嗽、喷嚏和情绪激动等以免发生动脉瘤再破裂。

③ 烦躁者镇静、镇痛，保持排便通畅可用缓泻药。心电监护防止心律失常，注意营养支持，防止并发症。避免使用损伤血小板功能药物，如阿司匹林。

④ 降低颅内压：应用20%甘露醇、呋噻米（速尿）和人血白蛋白等脱水降颅压治疗。颅内高压征象明显有脑疝形成趋势者，可行额下减压术和脑室引流。

⑤ 预防再出血：抗纤溶药可抑制纤溶酶形成，推迟血块溶解和防止再出血常用氨基己酸（6-氨基己酸）、氨甲苯酸（止血芳酸）等药物，稳定血压，收缩压>180mmHg给予降压处理，不可将血压降得太低。

⑥ 防治脑血管痉挛：预防性应用钙通道拮抗药物尼莫地平。

⑦ 脑脊液置换疗法：腰穿缓慢放出血性脑脊液，每次10～20mL，每周2次，可减少迟发性血管痉挛、脑积水发生率，降颅内压，改善脑脊液循环。

⑧ 手术治疗：动脉瘤颈夹闭术、动脉瘤切除术、血管内介入治疗采用超选择导管技术、可脱性球囊或铂金微弹簧圈栓塞术治疗动脉瘤。动静脉畸形可采用供血动脉结扎术、血管内介入栓塞或γ刀治疗等。

（五）护理

1.护理评估

① 健康史：女性多见，发病率随年龄增长而增加，并在60岁左右达到高峰，最多见于60～69岁，但年龄进一步增大，发病率反而下降。

② 身心状况：患者突然起病，可有剧烈运动，情绪激动、咳嗽、用力等诱因，少数发病前有头痛、头晕、视物模糊或长期间歇性头痛病史。

2.护理措施

① 颅内高压、头痛的护理：剧烈的头痛，频繁的呕吐是蛛网膜下隙出血最主要的临床症状，与出血刺激脑膜以及脑水肿有关。患者绝对卧床休息，一般为4～6周，头抬高15～20°，有利于颅内静脉回流，并保持病室安静遵医嘱给予降颅内压，如20%甘露醇快速静脉滴注，必要时给予镇静镇痛药。因患者输液时间长，静脉穿刺时有计划从四肢远端到近心端，并观察药物有无外渗。

② 昏迷及意识障碍的护理：意识障碍的出现与蛛网膜下隙出血后的脑血管痉挛、脑水肿、脑代谢障碍等有关。对昏迷期患者加用床栏，防止坠床；对躁动不安者，可用镇静

药，以免病情加重。

③ 密切观察生命体征：注意意识及瞳孔的变化，有否头痛加剧，如有异常及时汇报医生。一周内血压应保持在（150～160）/（90～100）mmHg〔（19～21）/（11～13.3）kPa〕为宜，不应过低，以防引起脑供血不足、低血容量而诱发脑梗死。

④ 高热患者的护理。

⑤ 防止压疮发生。

⑥ 保持排尿、排便通畅：昏迷患者出现反射性尿失禁时，使用接尿器或留置尿管，保持尿液通畅和外阴部清洁，每日用1：5 000呋喃西林溶液行膀胱冲洗2次，每2周更换导尿管一次，避免尿路感染及排尿困难便秘与限制卧位、活动减少有关。保持排便通畅，可给予缓泻药，以免因排便过度用力引起再次出血或脑疝形成。

⑦ 饮食护理：避免食用生、冷、硬食物，应食质软、易消化营养丰富的食物，对昏迷患者给予鼻饲流质食物，每4小时鼻饲一次。

⑧ 并发症的预防：保持呼吸道通畅，及时清除呼吸道分泌物或呕吐物，叩背、咳痰，自上而下、由内向外。对昏迷患者及时吸痰及氧气吸入，不仅能预防肺部感染，还可改善或纠正脑缺氧，减轻脑水肿。

⑨ 心理护理：了解患者的心理活动，做好患者的思想工作，解除心理障碍，满足患者的各种生活需求，给患者讲与疾病相关知识。

3.健康教育

① 保持情绪稳定，避免不良刺激影响。

② 4～6周严格卧床休息，6周后避免剧烈运动。

③ 保持排便通畅，预防便秘药物使用对防止再次出血发生的重要性。

④ 稳定血压，定时监测血压。

⑤ 讲解血管造影在判断动脉瘤及血管畸形中的作用及预防再次出血的重要性等。

第四章 内科疾病护理常规

第一节 内科疾病一般护理常规

一、内科疾病护理常规

1. 患者入院后护士热情接待患者，根据病情安排床位，危重患者应安排急救室，及时通知医生。

2. 病室环境要保持清洁、整齐、安静、舒适，室内空气保持新鲜，光线充足，保持室温在18 ~ 22℃，湿度50% ~ 60%。

3. 新入院患者，应立即测量体温、脉搏、呼吸，每日测量4次，连续3天。若体温正常则以后每日测量一次；若体温超过37.5℃，则每天测量4次；体温超过39℃，则每4小时测量一次，并做物理降温记录，连续观察72小时。每日记录大便一次。

4. 责任护士采集主、客观资料，对患者进行首次评估，入院宣教。遵医嘱告知患者各种标本留取方法。

5. 遵医嘱给予饮食，指导患者按需进食。危重患者必要时给予鼻饲饮食。

6. 根据患者病情及生活自理能力的不同，给予分级护理。危重患者须制订护理计划，实施护理措施。并做好安全防护。

7. 按病情及护理级别要求，定期巡视病房，观察病情变化，认真听取患者主诉，注意观察分泌物、排泄物、治疗效果以及药物的不良反应等，如有异常，及时通知医生。

8. 及时、准确执行医嘱，确保各种治疗计划落实，并有针对性地进行健康指导。

9. 做好患者心理护理，了解患者的心理需求，细致、耐心地做好解释工作，帮助患者树立战胜疾病的信心。

二、消化系统疾病一般护理常规

消化系统疾病主要包括食管、胃肠、肝、胆、胰等器官的病变，可分为器质性与功能性疾病，病变可局限于消化系统或累及其他系统，其他系统或全身性疾病也可引起消化系统疾病或症状。

① 按内科疾病一般护理常规。

② 休息与体位：急性期患者应卧床休息，消化道大出血应绝对卧床休息，恢复期患者逐步增加活动量，避免过度劳累，防止病情复发，腹痛剧烈时，注意安全防护。

③ 饮食护理：消化道活动性出血、急性胰腺炎、消化道梗阻患者应禁食水，其他患者根据病情，遵医嘱合理安排饮食，注意饮食规律，忌生冷、粗糙、油腻、刺激性食物，禁烟限酒。

④ 病情观察：严密观察病情变化，如意识、生命体征以及有无恶心、呕吐、腹痛、腹泻、呕血、黑便等症状，应及时告诉医生，做好相应处理。

⑤ 及时准确地执行医嘱，合理安排用药，密切观察用药效果及不良反应，及时告知医生，做出相应的调整。指导并协助患者正确采集各种标本，并及时送检。

⑥ 准确落实各种特殊检查前后的护理，检查前常规禁食，肠道检查前按要求行肠道准备，以保证检查效果，并做好检查治疗后的观察及护理工作，以防止并发症的发生。

三、泌尿系统疾病一般疾病护理常规

1. 加强对常见病症状的观察，包括水肿、高血压、肾区疼痛、尿量、尿色、尿的性状、神态及营养状况。

2. 有高血压、水肿和心力衰竭者，应限制水分摄入，每日记录液体的出入量。

3. 水肿者应予每周测量体重2次，水肿明显或使用利尿剂者宜每日测量体重一次。

4. 有腹腔积液者，根据病情定期测量腹围。

5. 根据病情所需，按医嘱测量血压并予以记录。

6. 加强饮食管理，对不同病情的患者严格按医嘱给予不同的治疗饮食。

7. 按照检验项目要求，采用不同方式，正确留送各种尿检验标本，并将留尿方法和注意事项于前1日告知患者。

8. 避免患者受凉、受湿、感冒和接触感染性疾病者。

四、肾活检术护理常规

第一，参照基础疾病护理常规。

第二，术前护理和健康教育：

① 评估患者的身心状态、生活习惯、经济状况、对疾病的认识以及对肾活检的了解程度，通过良好的护患沟通减轻患者的紧张焦虑情绪和恐惧心理。

② 责任护士主动向患者及家属讲解肾穿刺的目的及意义，术中与术后注意事项以及可能发生的并发症，取得理解配合。

③ 了解患者有无出血性疾病病史或家族史以及近2周内是否应用抗凝药或抗血小板制

剂。女性患者肾活检应避开月经期。

④ 指导患者俯卧位吸气末屏气暂停呼吸30秒，训练患者卧床排尿。

⑤ 指导患者避免进易产气的食物，减少肠胀气，体毛多者做常规备皮处理。

⑥ 遵医嘱准确使用止血药。

⑦ 配合医师备好穿刺器械以及各种物品（肾穿包、穿刺针、治疗盘、弯盘、消毒液、棉签、注射器、腹带、枕头、标本瓶及标本固定液、2%利多卡因等）。

第三，术后护理和康复指导：

① 安置患者与舒适的仰卧位，指导腰部制动4～6小时，四肢可放松及缓慢小幅度活动，不做急剧翻身及扭转腰部动作，卧床24小时。

② 密切观察生命体征，定时监测血压、脉搏、体温、尿量与尿色以及腰腹部症状及体征，出现肉眼血尿者适当延长卧床时间。

③ 向患者及家属讲解术后适当水化、轻度利尿的必要性，协助饮温水。

④ 协助患者使用便器，正确留取标本，及时送检。

⑤ 及时准确使用抗生素和止血药，注意观察尿量和颜色的变化。

⑥ 术后24小时内密切观察穿刺局部有无渗血、肿胀、保持敷料干燥。

⑦ 指导患者术后3日内不淋浴，1周内应避免做腰部扭动较大的动作，2～3周内避免剧烈运动。

五、透析护理常规

（一）腹膜透析护理常规

第一，参照基础疾病护理常规。

第二，心理护理：评估患者的身心状态、性格特点、生活习惯、经济状况、对疾病的认识以及对腹膜透析的了解程度，通过沟通减轻患者的紧张焦虑情绪，取得配合。

第三，腹透置管后的观察及护理：

① 注意切口处有无渗液，渗血及水肿，发现异常及时通知医生换药处理。

② 术后尽量取半卧位或坐位，避免咳嗽、呕吐。

③ 保持引流管通常，避免扭曲、折叠。

④ 观察腹透液超滤情况，详细记录正超和负超量。

第四，预防并发症：

① 加强基础护理：做好晨晚间护理及口腔、皮肤护理，及时更换患者的床单、衣服。

② 透析室环境应安静、整洁，温度以22～24℃为宜。室内每天空气消毒0.5～1小时，并定时通风换气。

③ 腹透患者尽量住单间，严格陪伴、探视制度，以防止交叉感染。

④ 透析操作时必须严格执行无菌操作技术。透析液浓度以 37 ~ 39℃为宜，宜干热加温。

⑤ 透析过程中密切观察透析液的颜色和澄清度，定期送检做细菌培养及药物敏感试验。

⑥ 观察患者体温变化，腹部有无压痛，如有感染，按医嘱予抗生素治疗。

⑦ 有腹痛的患者可适当调整透析管的位置及透析的温度、流速，腹胀者可热敷或轻轻按摩腹部；鼓励患者多食富含纤维素的食品，必要时予以药物缓解症状。

第五，做好监测工作，详细记录透析液每一次进出腹腔的时间、液量、所加的药物、透析液的颜色和清晰度，透析过程中观察有无脱水或水钠潴留、电解质紊乱等并发症。

第六，饮食护理，给予高生物效价的蛋白质如牛奶、鲜蛋、牛肉等高热量饮食。

（二）动－静脉内瘘术护理常规

第一，参照基础疾病护理常规。

第二，术前护理：

① 评估患者的身心状态以及对动－静脉内瘘术的了解程度，通过良好的护患沟通减轻患者的紧张焦虑情绪和恐惧心理。

② 向患者及其家属讲解动－静脉内瘘术的目的意义以及可能发生的并发症。

③ 了解双侧上肢血管情况，拟定手术者不在前臂做抽血、输液等操作。

④ 了解患者的出凝血功能状况，有严重贫血或高血压者做必要的纠正，女性患者尽量避开月经期。

⑤ 透析患者尽量将手术安排在透析结束24小时后进行。

第三，术后护理和康复指导：

① 协助患者取舒适卧位。

② 协助抬高术侧肢体，以防止末梢水肿，避免受压，保证血流通畅。

③ 注意观察术后动静脉瘘处有无震颤及血管杂音，如震颤及杂音改变或者消失应疑血栓形成，须通知医生及时处理。

④ 密切观察手术部位敷料情况，如有渗血应及时通知医生处理。

⑤ 密切观察生命体征，定时监测血压、脉搏、呼吸、体温的变化。

⑥ 避免在术侧肢体进行各种动静脉穿刺、量血压。

⑦ 指导患者保持手术部位清洁、干燥。

⑧ 瘘侧肢体功能锻炼：术后第2天可进行轻微的握拳活动，每日做20个握拳运动，术后第3天开始每日做30 ~ 40个握拳运动，力度可逐渐增加，以不引起切口疼痛为限，

术后1周可协助使用握力球锻炼，以促进内瘘的成熟。

第四，健康教育：

① 动-静脉内瘘仅供透析用，禁止在内瘘一侧的上臂输液、抽血和测量血压。

② 平时应加强手臂锻炼，使血管扩张充盈；有内瘘的一侧肢体（通常为前臂）应尽量避免受压、锐器损伤、提重物，衣袖不可过紧。

③ 教会患者配合保护自身内瘘：透析前保持手臂清洁，透析后当日穿刺部位避免接触水，每日2～3次自我检测瘘管有无震颤或血管杂音，发现瘘管震颤或血管杂音消失及疼痛等应立即来院诊治。

（三）血液透析护理常规

血液透析：主要通过弥散、对流、吸附、超滤原理在体外清除血液中异常的毒素或毒物，以达到清除体内代谢废物、排出多余水分及促进水、电解质和酸碱平衡的目的，是慢性肾衰竭患者赖以生存的重要肾脏替代治疗手段之一。

第一，严格无菌操作原则，防止血源性传染病及各种感染。

第二，在饮食护理上，规律血液透析患者给予充足热量、优质蛋白、低钾、低磷饮食。

第三，透析前应评估：患者临床症状、血压、体重及血管通路状态，评估透析使用物品信息及机器设备性能完好。

第四，取舒适体位，卧位为主。

第五，透析过程护理：

① 参数设定：根据血液透析治疗方案，合理设置超滤率、温度、电导度、特殊透析配方等，选择合适的透析器和管路。

② 抗凝剂使用：评估抗凝剂的使用情况，既往有无出血和透析器凝集现象，合理使用抗凝剂。有出血倾向者采用特殊抗凝方案或无肝素透析，按照治疗需要设定生理盐水冲洗时间及冲洗量，密切监测静脉压、跨膜压，出现透析器及管路凝集时及时更换。

③ 顺血流方向正向预冲透析器和管路，排尽气体。生理盐水冲洗量不少于1 000mL。

④ 巡视机器运转情况、血管通路情况及体外循环情况，设定机器治疗参数安全范围，监测动、静脉压力及跨膜压等变化。及时汇报病情变化，根据医嘱调整超滤率等治疗参数。

⑤ 每0.5～1小时监测生命体征，必要时测定血糖及透析前后电解质。

⑥ 重视患者主诉，及时发现透析相关医疗、护理、技术等并发症，并处理。

第六，透析后护理：

① 透析治疗结束时治疗参数及效果达标，并使用生理盐水全程回血。

② 内瘘血管及弹力绷带压迫止血，松紧以压迫后能触及动脉搏动为度，压迫时间为15 ~ 20分钟，听诊内瘘杂音是否良好。

③ 正确处理透析后医疗废弃物，并符合感染管理要求。

第七，健康教育方面，告知患者血液透析原理、透析过程中可能发生的问题及预防和处理方法，血管通路的居家护理以及饮食、用药、运动、并发症管理的知识和技巧。

（四）血液透析滤过

血液透析滤过是在血液透析的基础上，采用高通透析的透析滤过膜，从血液中滤过大量含毒素的体液，同时输入等量置换液的一种血液净化方法，其目的是在透析清除小分子毒素的同时，增强对中大分子毒素的清除作用。

第一，透析前应评估，患者临床症状、血压、体重及血管通路状态；透析滤过使用物品信息及机器设备性能是否完好；了解有无出血倾向，为及时调整抗凝剂提供依据。

第二，护理：

① 根据置换液输入血路的部分不同分为前稀释和后稀释2种方法。置换液在透析滤过器的动脉口之前输入为前稀释，置换液在透析滤过器的静脉口之后输入为后稀释。

② 保证置换液质量，反渗水每月进行细菌培养，内毒素监测，定期更换置换液过滤器，严格无菌操作，防止热原反应。

③ 温度设置在37 ~ 40℃，在采用后稀释方式以及在寒冷气候下，尤其应将置换液温度提高，以避免患者发生寒战。

④ 加强巡视，密切监测机器运转情况。了解是否有出血倾向。调整肝素用量，了解血管通路情况、导管有无感染及功能不良，严密观察患者生命体征，及时处理各并发症。

第三，健康指导：

① 向患者讲解该治疗的优点，做好沟通，取得配合。

② HDF会丢失营养物质，指导患者增加优质蛋白质、维生素、微量元素的摄入。

③ 告知HDF原理，告知患者及家属治疗过程中可能发生的问题，及时预防和处理方法，血管通路的居家护理以及饮食、运动、并发症管理知识和技巧。

（五）连续性血液净化

连续性血液净化是指所有连续、缓慢清除水分和溶质的治疗方式的总称。在救治急性重症肾衰竭及多脏器功能衰竭时，CBP与传统间歇性血液透析相比，在改善心血管稳定性，维持脑灌注，有效控制高分解代谢，维持水、电解质和酸碱平衡，为营养支持创造条件等方面具有独特优势。目前临床使用最多的是连续性静脉–静脉滤过（CVVH）。

1.评估患者

操作前评估生命体征、心肺功能、体重、腹围等，明确CRRT方式、持续时间、抗凝剂的使用、透析液和置换液的流速、血流量、超滤速度和超滤量等指标。选择合适的血滤器、血管通路。

2.护理

① 做好家属及患者的解释工作，取得配合。

② 严格无菌操作和查对制度。

③ 做好血管通路的维护，积极预防导管感染、血栓形成等并发症的发生。

④ 调节适宜的室温和置换液温度，防止因大量置换液进入患者体内引起寒战。

⑤ 注意观察机器各项参数，如血流量、静脉压（VP）、跨膜压（TMP）的变化，并做好记录，防止血液凝固堵管。

⑥ 密切观察生命体征，重视患者主诉，避免低血压等并发症的发生。加强基础护理，每小时变换体位，防止压疮发生，躁动者适当约束。

⑦ 做好中心静脉置管的护理，积极预防感染、血栓的发生。

3.健康指导

① 向患者讲解该治疗的优点，做好沟通，取得配合。

② 告知患者连续性血液净化会丢失营养物质，指导患者增加优质蛋白质、维生素微量元素的摄入。

③ 告知连续性血液净化原理，告知患者及家属治疗过程中发现可能发生的问题，及时预防和处理方法，血管通路的居家护理以及饮食、运动、并发症管理知识和技巧。

（六）血液灌流护理常规

血液灌流是将患者的血液引入装有固态吸附剂的容器中，以吸附清除某些外源性或内源性的毒物，达到血液净化的一种治疗方法。目前临床主要用药物和毒物中毒抢救与维持性血液透析患者的治疗。

1.操作前的评估评估患者生命体征

有无血压下降、呼吸困难、面色苍白、发绀等症状。观察有无意识障碍、烦躁不安、神志恍惚等临床表现。询问中毒的原因，评估中毒程度，选择合适的灌流器及血液灌流治疗时间。参与并协助血管通路建立。评估治疗机器设备和急救设备性能是否完好。

2.血液灌流过程护理

① 参数设定：根据血液灌流的治疗方案，合理设置血流量、治疗时间及灌流器型号等。

② 抗凝药物使用：查看血常规、凝血三项结果，了解患者有无皮肤黏膜发绀、呕血、咯血、便血等，以决定抗凝药物剂量和用量。密切监测静脉压、跨膜压，出现血液灌流器凝集时遵医嘱及时更换。

③ 顺血流方向正向预冲灌流器和管路，排尽气体。冲洗量不少于3 000ml，并在过程中使用肝素盐水浸泡密闭循环或者在操作前用5ml注射器吸入100mg肝素注入灌流器内拧上帽盖浸泡30分钟后进行充分预冲。注意观察有无灌流器小颗粒溢出，预防意外事件发生。

④ 巡视机器运转情况、血管通路情况及体外循环情况。采用保温措施，及时汇报病情变化，根据医嘱调整治疗参数。

⑤ 使用心电监护，每0.5 ~ 1小时监测生命体征，必要时测定血糖及电解质，有条件监测毒物和毒品的血药浓度。

⑥ 重视患者及家属主诉，必要时给予吸氧、吸痰、舒适体位等基础护理，及时发现相关医疗、护理、技术等并发症，并及时、尽早处理。

3. 血液灌流后护理

① 治疗结束时参数及效果达标，使用一定量生理盐水回血并注意预防血栓栓子脱落。

② 进行血管通路导管护理，保持清洁干燥、位置正确和功能良好。

③ 正确处理治疗后医疗废弃物，并符合感染管理要求。

4. 健康指导

告知患者及家属血液灌流原理、治疗过程中可能发生的问题及预防和处理方法，告知血管通路的维护以及相关并发症治疗的知识。鼓励家属正确对待患者，给予患者心理支持。

六、内分泌系统疾病一般护理常规

内分泌系统包括人体内分泌腺及某些脏器中内分泌组织所形成的一个体液调节系统。其主要功能是在神经支配和物质代谢反馈调节基础上释放激素，从而调节人体内的代谢过程、脏器功能、生长发育、生殖衰老等许多生理活动和生命现象，维持人体内环境的相对稳定，以适应复杂多变的体内、外变化。内分泌系统疾病的发生系由内分泌及组织和激素受体发生病理状态所致。

① 热情接待患者，安排床位，做好入院介绍。

② 测量生命体征和体重，糖尿病患者还要测量身高和腹围，记录在病历上并通知医生。

③ 准确及时执行医嘱，并遵医嘱做好饮食和药物宣教。

④ 协助留取标本，做好各项检查前的宣教。

⑤ 经常巡视观察患者情况，发现异常告知医生并及时处理，同时做好护理记录。

⑥ 危重患者应加强基础护理，预防并发症的发生。

⑦ 对患者及家属进行健康宣教使他们了解疾病相关知识，更有利于维护患者健康。

第二节　呼吸系统疾病护理常规

一、呼吸系统疾病一般护理常规

（一）休息与体位

重症患者应绝对卧床休息，轻症或恢复期可适当活动。

（二）饮食护理

高蛋白、高热量、高维生素、易消化饮食，多饮水。

（三）病情观察

① 遵医嘱给予氧气吸入，注意观察氧疗效果。

② 保持呼吸道通畅，指导患者正确咳嗽、咳痰，必要时给予吸痰。机械通气患者做好气道管理。

③ 严密观察神志、生命体征变化，如出现呼吸困难加重、剧烈胸痛、意识障碍、咯血等应立即通知医生并配合抢救。

④ 准确落实纤支镜等各项检查的术前准备，并做好术后观察及护理。

⑤ 观察药物疗效及不良反应，如有无血压升高、脉速、肌肉震颤等，发现问题及时通知医生处理。

二、急性呼吸窘迫综合征

急性呼吸窘迫综合征（Acute Respiratory Distress Syndrome，ARDS）是指由心源性以外的各种肺内、外致病因素导致的急性、进行性呼吸衰竭。

（一）护理措施

① 体位：立即协助患者采取坐位或半坐位，有利于正常呼吸。

② 氧疗：迅速纠正缺氧是抢救 ARDS 最重要的措施。一般须高浓度（＞50%）给氧，使 $PaO_2 > 60mmHg$ 或 $SaO_2 > 90\%$。但通常的鼻塞或面罩吸氧难以纠正缺氧状态，必须及早应用机械通气。

③ 每 4～6 小时进行一次血气分析，指导氧疗和机械通气的各种参数的调节以及纠正酸碱度和电解质失衡。脱机前再行血气分析一次。

④ 加强基础护理，保持病床单元的清洁、整齐，勤翻身，可在床上活动四肢。

（二）药物治疗护理

① 维持体液平衡，每日液体摄入量应限制在 1 500 ～ 2 000ml。

② 肾上腺糖皮质激素，可用甲泼尼龙或地塞米松。

③ 补充营养，ARDS 处于高代谢状态，能量消耗增多。

（三）病情观察

① 观察患者的呼吸频率、节律、深度及有无发绀和意识状态的改变。

② 监测生命体征，尤其是血压和心率的变化。

③ 主要的病理特征是由于肺微血管通透性增高，肺泡渗出富含蛋白质的液体，进而导致肺水肿和透明膜形成，可伴有肺间质纤维化。临床表现为呼吸窘迫综合征和顽固性低氧血症，肺部影像学表现为非均一性的渗出性病变。

（四）健康指导

① 增强患者战胜疾病的信心，缓解紧张情绪。

② 绝对卧床休息，绝对禁烟、禁酒，教会患者缩唇式呼吸、体位引流及有效的咳嗽、咳痰。

③ 一般成年人供给热量为20 ～ 40kcal/（kg•d）。其中蛋白质每日应摄入1 ～ 3g/kg；脂肪在摄入的营养中应占20% ～ 30%。

三、急性肺水肿

急性肺水肿（Acute Pulmonary Edema）是由于肺毛细血管压急剧升高，体液漏至肺间质和肺泡所致，多见于急性左心功能不全患者。

（一）护理措施

① 体位：立即协助患者取端坐位，双下肢下垂，以减少回心血量。

② 给氧：给予高流量经鼻导管吸氧，必要时给予面罩呼吸机持续加压（CPAP）或双水平气道正压（BIPAP）给氧，使肺泡内压增加，一方面可以使气体交换加强，另一方面可以对抗组织液向肺泡内渗透。

③ 四肢轮流结扎止血带降低前负荷：应用血压计袖带，充气压应低于舒张压10mmHg（1mmHg=0.133kPa），以保证动脉血通过而又能阻止静脉血回流，每隔15 ～ 20分钟放松一侧肢体，轮流加压。

④ 指导患者和家属不得随意调节输液速度。

（二）药物的观察

1.镇静

静脉缓慢注射吗啡5～10mg，不仅可以使患者镇静，减少躁动所带来的额外的心脏负担，同时也具有舒张小血管的功能而减轻心脏的负荷。必要时间隔15分钟可重复2～3次。老年患者可酌情减量或改为皮下注射。

2.快速利尿

呋塞米（速尿）20～40mg静脉推注，于2分钟内推完，10分钟内起效，可持续3～4小时，4小时后可重复一次。除利尿作用外，本药还有静脉扩张作用，有利于肺水肿缓解。

3.扩张血管

应用硝酸甘油或硝普钠缓慢静脉滴注，最好用输液泵控制滴数，严密监测血压变化，防止低血压的发生，用硝普钠应现配现用，避光滴注。

4.强心

毛花苷C（西地兰）0.2～0.4mg稀释后缓慢静脉推注。

（三）病情观察

① 密切观察患者面色、神志、心率（律）、血压、尿量等变化并做好记录。

② 症状体征：呼吸困难、端坐呼吸、烦躁不安、面色灰白、发绀、皮肤湿冷、大汗淋漓并频繁咳嗽，咳粉红色泡沫样痰。听诊双肺满布湿性啰音和哮鸣音。

（四）健康指导

① 指导患者深呼吸，放松身心，稳定患者情绪。

② 告知患者绝对卧床休息，禁食、禁烟、禁酒，保证充足睡眠和休息，指导患者和家属不得随意调节输液速度。

四、慢性支气管炎

慢性支气管炎（Chronic Bronchitis）简称慢支，是指气管、支气管黏膜及其周围组织的慢性非特异性炎症。

（一）护理措施

① 按呼吸系统疾病患者的一般护理。

② 休息与体位：加强患者休息，注意保暖。

③ 饮食护理：营养丰富、易消化饮食，避免刺激性食物。

④ 保持呼吸道通畅，遵医嘱给予氧气吸入。

⑤ 根据医嘱正确收集痰标本。

（二）病情观察

① 观察生命体征。

② 观察咳嗽、咳痰、喘息等，注意痰液的颜色、性状、量、气味的变化。

③ 观察抗生素和止咳、祛痰药物的作用及不良反应。

（三）健康指导

① 指导患者正确咳嗽及有效排痰，劝其戒烟并预防感冒，加强体育锻炼，增强抗病能力，避免劳累。

② 禁食生冷刺激性食物。

五、肺炎

肺炎（Pneumonia）是由多种病因引起的肺实质或间质内的急性渗出性炎症。

（一）护理措施

① 按呼吸系统疾病患者的一般护理。

② 休息与体位：急性期绝对卧床休息，胸痛时取患侧卧位，呼吸困难者取半卧位，注意保暖。

③ 遵医嘱给予氧气吸入。

④ 高热时按高热护理常规。

（二）病情观察

① 观察神志、生命体征及尿量的变化，如体温骤降、血压下降、皮肤苍白应及时告知医生，并做好抗休克抢救。

② 观察咳嗽、咳痰情况，注意痰液的性质、量、颜色并做好记录。

（三）药物治疗护理

① 注意观察升压药的效果，根据血压调整输液滴速，防止药物外漏。

② 应用抗生素前应遵医嘱迅速留取痰、血液及其他分泌物送细菌培养和药敏试验。

（四）健康指导

① 加强体育锻炼，增强抗病能力，避免受凉和过度劳累。

② 饮食高热量、高蛋白、高维生素、易消化饮食，鼓励患者尽量多饮水。

六、支气管哮喘

支气管哮喘（Bronchial Asthma）是一种以嗜酸粒细胞、肥大细胞和 T 淋巴细胞等多种炎症细胞参与的气道变应性炎症和气道高反应性为特征的疾病，导致易感者发生不同程度的可逆性广泛气道阻塞的症状。

（一）护理措施

① 按呼吸系统疾病患者的一般护理。

② 休息与体位：卧床休息，哮喘发作时取强迫体位，并给予支撑物，使之舒适省力。

③ 饮食护理：发作过程中，不宜进食，缓解后给予营养丰富、易消化饮食。禁食与患者发病有关的食物，如鱼、虾、蟹等。

④ 遵医嘱给予氧气吸入。

⑤ 发现患者情绪波动，应及时进行解释和疏导，以消除不良情绪。

（二）病情观察

① 注意观察发作先兆，特别夜间要加强巡视病房，如患者有鼻咽痒、喷嚏、流涕、眼痒等黏膜过敏症状，或胸前压迫感，立即告知医生，以便采取预防措施。

② 注意观察呼吸频率、深浅及节律变化。

③ 保持呼吸道通畅，及时清除呼吸道痰液、痰栓，必要时做好行气管插管、气管切开的准备，配合抢救。

（三）用药护理

① 应用拟肾上腺素类药物时，注意有无心悸、兴奋、恶心、呕吐等不良反应，冠心病和高血压患者忌用此类药物。

② 应用茶碱类药物时，应控制浓度及滴速，注意有无恶心、呕吐、心律失常、血压下降等不良反应。

③ 糖皮质激素类药物使用可引起水钠潴留、血钾降低、消化道溃疡、高血压、糖尿病、骨质疏松、停药反跳等，须加强观察。

（四）健康指导

① 指导患者正确使用喷雾剂；加强体育锻炼，增强抗病能力，避免受凉。

② 掌握发病规律，避免接触过敏源，如某种花粉、粉尘、动物皮毛、鱼虾、药物、油漆等。

③ 避免精神刺激，并劝其戒烟。

七、支气管扩张

支气管扩张（Bronchiectasis）是支气管慢性异常扩张的疾病，临床典型症状为慢性咳嗽伴大量脓痰和反复咯血。

（一）护理措施

① 按呼吸系统疾病患者的一般护理。

② 休息与体位：大咯血时绝对卧床休息，去枕平卧，头偏向一侧或取侧卧位。

③ 大咯血时保持呼吸道通畅，遵医嘱给予氧气吸入，备好抢救物品，配合做好抢救工作。

④ 精神安慰，消除紧张情绪，使其安静休息，指导患者轻轻将气管内存留的积血咳出。

⑤ 注意口腔卫生，观察口腔黏膜有无真菌感染。保持室内空气流畅、新鲜。

（二）病情观察

① 观察并记录痰的性状、颜色、气味和量。留取全日痰，观察分层并留取标本送检做细菌培养及药敏试验。

② 加强痰液的引流，减轻感染，给予药物祛痰和体位引流。

③ 如须做纤支镜等特检时，应做好术前准备及术后护理。

④ 注意观察止血药的效果及不良反应、特殊药物（如垂体后叶素）的应用。

（三）健康指导

① 教会患者体位引流排痰，保持呼吸道畅通，预防呼吸道感染，劝其戒烟，加强体育锻炼，提高机体抗病能力。

② 应进食高热量、高蛋白、高维生素、易消化软食，忌刺激性食物。

③ 鼓励患者多饮水，以稀释痰液，利于排痰。大咯血时应暂禁食。

八、自发性气胸

自发性气胸（Spontaneous Pneumothorax）是指在没有创伤或人为的因素下，肺组织和脏层胸膜自发破裂，空气进入胸膜腔所致的气胸。

（一）护理措施

① 按呼吸系统疾病患者的一般护理。

② 休息与体位：绝对卧床休息，取端坐或半卧位。避免用力和屏气。

③ 饮食护理：营养丰富、易消化饮食。

④ 精神安慰，消除紧张情绪，安静休息，必要时遵医嘱给予镇咳药和镇静药。

（二）病情观察

① 观察生命体征。

② 观察胸闷、胸痛等，如患者呼吸困难进行性加重、发绀明显、大汗淋漓、四肢厥冷、脉搏速弱、血压下降、大小便失禁等应立即告知医生并协助抢救。

③ 遵医嘱给予氧气吸入。

④ 协助医生行胸腔抽气或胸腔闭式引流术的准备和配合工作，做好术后观察与护理。

（三）健康指导

避免剧烈运动，稳定情绪，保持大便通畅，劝其戒烟。

九、呼吸衰竭

呼吸衰竭（Respiratory Failure）简称呼衰，是由各种原因引起的肺通气或换气功能严重障碍，以致不能进行有效的气体交换，导致缺氧伴（或不伴）二氧化碳潴留，从而引起一系列理功能和代谢紊乱的临床综合征。

（一）护理措施

① 按呼吸系统疾病患者的一般护理。

② 休息与体位：急性呼吸衰竭应绝对卧床休息，慢性呼吸衰竭尚能代偿时，可适当下床活动。

③ 饮食护理：宜进食高热量、高蛋白、高维生素、易消化饮食，不能进食者应用胃管鼻饲流质，以保证足够的营养支持。

（二）病情观察

① 观察呼吸节律、频率和深度的变化以及精神、神经症状，如发现患者血压下降，呕吐咖啡渣样液体，并有DIC表现，应及时通知医生并配合抢救。

② Ⅰ型呼吸衰竭根据缺氧程度，可给予低浓度到高浓度吸氧。Ⅱ型呼吸衰竭应给予低流量（1 ~ 2L/min）、低浓度（25% ~ 30%）持续吸氧。注意观察用氧效果。

③ 保持呼吸道通畅，及时清除积痰，有呼吸道阻塞、窒息严重者做好行气管插管或气管开的准备。

④ 使用呼吸机患者做好机械通气护理，注意观察疗效。

（三）药物治疗护理

① 应用呼吸兴奋药时，注意呼吸频率和深浅度，避免通气过度及不良反应，如有血压高、心率过快、面肌抽搐、过度兴奋等表现，立即减慢滴速或告知医生停用。

② 长期应用广谱抗生素和糖皮质激素的患者，注意二重感染的可能。

③ 禁用对呼吸有抑制作用的药物（如吗啡），慎用镇静药，以免引起呼吸抑制。

（四）健康指导

① 加强皮肤等基础护理，预防压疮等并发症的发生。

② 心理护理：精神安慰，消除紧张情绪，提供心理支持。

③ 进食高热量、高蛋白、高维生素、易消化饮食。

第三节　循环系统疾病护理常规

一、循环系统疾病一般护理常规

（一）休息与体位

① 因病情不能平卧者给予半卧位，避免用力和不良刺激，以免发生心力衰竭或猝死。

② 如发生心搏骤停，应立即进行复苏抢救。

③ 全身水肿或长期卧床者，加强皮肤护理，防止压疮发生。

（二）饮食护理

① 低脂清淡饮食、禁烟酒。

② 有心力衰竭者限制钠盐及入水量。

③ 多食新鲜水果及蔬菜，保持大便通畅。

（三）病情观察

① 测脉搏应数30秒，当脉搏不规则时连续测1分钟，同时注意心率、心律、呼吸、血压等变化。

② 呼吸困难者给予氧吸入。如有肺水肿则按急性心力衰竭护理。

③ 如出现呼吸困难加重、发绀、脉搏骤变、剧烈胸痛、腹痛、晕厥或意识障碍等，立即通知医生并配合抢救。

④ 关心体贴患者，及时询问患者需要，适时进行心理护理，缓解患者恐惧、忧虑等

不良情绪。

（四）药物治疗护理

应用洋地黄类或抗心律失常药物时，应按时按量给予，静脉注射时间不应小于10分钟，每次给药前及给药后30分钟必须监测心率，并注意观察有无耳鸣、恶心、呕吐、头晕、眼花、黄视等，脉搏小于60次/分或节律发生改变，应及时告知医生做相应处理。

二、急性心肌梗死

急性心肌梗死（Acute Myocardial Infarction，AMI）是急性心肌缺血性坏死。是在冠状动脉病变的基础上，发生冠状动脉血供急剧减少或中断，使相应的心肌严重而持久的急性缺血导致心肌坏死。临床上表现为持久的胸骨后剧烈疼痛、发热、白细胞计数和血清心肌坏死标记物增高以及心电图进行性改变；可发生心律失常、休克或心力衰竭，属急性冠状动脉综合征（ACS）的严重类型。

（一）护理措施

1.紧急处理

① 患者绝对卧床，保持环境安静，限制探视，减少干扰。

② 持续鼻导管或面罩给氧，流量4 ~ 6L/min，病情稳定可改为1 ~ 3L/min，逐渐间歇吸氧。

③ 监测：持续监测心电图、血压和呼吸的变化，除颤器随时处于备用状态。

④ 建立静脉通道，保持给药途径畅通。

⑤ 镇痛：尽快解除患者疼痛，可根据医嘱肌内注射哌替啶50 ~ 100mg或皮下注射吗啡5 ~ 10mg，必要时1 ~ 2小时后再注射1次，以后每4 ~ 6小时可重复应用，注意呼吸功能的抑制。

2.再灌注治疗的护理

迅速、准确执行溶栓疗法，用药前注意出血倾向，溶栓后严密观察再通指标。

3.药物护理

① 溶栓疗法严格掌握适应证、禁忌证，密切观察出血倾向。

② 控制休克使用血管活性药物，注意补充血容量，控制输液速度。

③ 在梗死发生24小时内尽量避免使用洋地黄制剂，易发生室性心律失常。

（二）病情观察

① 持续监测心电图、血压和呼吸的变化，必要时监测肺毛细血管压和静脉压。

② 尽早发现病情变化：

第一，心律失常：常见为室性心律失常，以发病24小时内最为多见，密切观察心电图有无频发室性期前收缩（＞5次/分）、成对出现或短阵室性心动过速、多源性或落在前一次的易损期（R-on-T）等心室颤动的先兆。

第二，休克：如疼痛缓解而收缩压仍低于10.7kPa（80mmHg），患者表现为面色苍白、皮肤湿冷、脉细速、大汗、烦躁不安、尿量减少（20ml/h），甚至晕厥。

第三，心力衰竭：患者表现为呼吸困难、咳嗽、烦躁、发绀等，重者出现肺水肿。

（三）健康教育

① 饮食在最初2～3天以流质为主，以后根据病情逐渐改为半流质。保持大便通畅，避免用力排便，必要时给予缓泻药。

② 耐心对患者进行必要的解释和鼓励，使其积极配合治疗，减轻恐惧及焦虑感。

③ 坚持服药，不适随诊。

三、严重心律失常

心律失常（Cardiac Arrhythmia）是指心脏冲动的频率、节律、起源部位、传导速度与激动次序的异常。一般根据临床表现和辅助检查来确定危险度，将心律失常分为良性、恶性和潜在恶性。

（一）护理措施

① 协助患者取舒适卧位。如出现血压下降、休克时取休克卧位。出现意识丧失、抽搐时取平卧位，头偏向一侧，防止分泌物流入气管引起窒息。

② 吸氧，持续心电监护，严密监测心率、节律变化，必要时让护士在床边守护。

③ 建立静脉通道，根据医嘱合理用药。

④ 严格掌握药物剂量、注射途径和注射时间。

⑤ 严密观察药物作用及不良反应，并注意患者的个体差异。

⑥ 必须在监护或密切观察心电图的情况下使用抗心律失常药物。

（二）病情观察

① 床旁准备除颤仪、临时起搏器等各种抢救仪器及急救药物，处于备用状态。

② 如患者出现心室颤动、心脏停搏，应马上进行电复律和心肺脑复苏术。

（三）健康指导

① 饮食给予低脂清淡饮食，多食蔬菜、水果，忌饱餐和刺激性食物，戒饮酒。

② 做好心理护理，消除忧虑和恐惧情绪，发作时绝对卧床休息，以减少心肌耗氧量和对交感神经的刺激。

③ 保持大便通畅，不适随诊。

四、高血压危象

高血压危象（Hypertensive Crisis）因紧张、疲劳、寒冷、嗜铬细胞瘤发作、突然停服降压药等诱因，小动脉发生强烈痉挛，血压急剧上升，影响重要脏器血液供应而产生危急症状。

（一）护理措施

① 半卧位，吸氧，保持呼吸道通畅。

② 建立静脉通道，遵医嘱准确应用药物。

第一，迅速降压：一般采用硝酸甘油、硝普钠、乌拉地尔静脉给药，将血压控制在160/100mmHg较为安全，不必急于将血压完全降至正常。

第二，控制抽搐：躁动、抽搐者给予地西泮、苯巴比妥钠等镇静药肌内注射。

第三，降低颅内压：给予脱水药甘露醇和利尿药呋塞米静脉注射，以减轻脑水肿。

（二）病情观察

① 动态监护血压及心电图，每15 ~ 30分钟测量生命体征一次，密切观察神志、血压、心率变化，观察头痛、呕吐症状有无改善，观察药物的疗效、不良反应，随时调整药物剂量，记录24小时尿量。

② 体征：危象发生时，出现头痛、烦躁、眩晕、恶心、呕吐、心悸、气急及视物模糊等严重症状以及伴有动脉痉挛（椎基底动脉、颈内动脉、视网膜动脉、冠状动脉等）累及相应的靶器官缺血症状。

（三）健康指导

① 做好心理护理和生活护理，去除紧张情绪，避免诱发因素。

② 保持情绪稳定，饮食宜清淡，禁食刺激性食物，限制钠盐的摄入（＜6g/天），保持大便通畅，排便时避免过度用力。

五、急性心力衰竭

急性心力衰竭（Acute Heart Failure，AHF）系指由于急性心脏病变引起心排血量显著、急骤降低，导致组织器官灌注不足和急性淤血综合征。

（一）护理措施

1.体位

取坐位，双腿下垂，减少静脉回流，减轻心脏前负荷。

2.吸氧

高流量经鼻导管或面罩吸氧，6 ~ 8L/min，并予以30% ~ 50%乙醇湿化吸入。严重肺水肿患者可行气道正压通气或行气管插管机械通气。

3.迅速开放两条静脉通路，遵医嘱用药，观察疗效及不良反应

① 吗啡：吗啡主要不良反应有呼吸抑制、低血压。肺水肿伴颅内出血、神志障碍、慢性肺部疾病时禁用。

② 速效利尿药：应严格记录出入液量。

③ 血管扩张药：可选用硝普钠、硝酸甘油，防止低血压发生，维持收缩压在100mmHg左右。硝普钠应现配现用，避光滴注（最好使用微量泵或输液泵控制速度）。

④ 洋地黄类药物：静脉注射时需要稀释，推注速度宜缓慢。

⑤ 氨茶碱：对解除支气管痉挛特别有效。

（二）病情观察

① 严密监测血压、呼吸频率和深度、血氧饱和度、心率、心电图，检查电解质、血气分析等，对安置漂浮导管者应监测血流动力学指标的变化，记录出入量。

② 急性左心衰竭在临床上较为常见，多表现为急性肺水肿，属严重的急危重症，患者表现为突发严重呼吸困难，呼吸频率达30 ~ 40次/分，端坐呼吸、频繁咳嗽、咳大量粉红色泡沫痰，极度烦躁不安、大汗，听诊双肺满布湿啰音，心率≥110次/分。

③ 保持呼吸道通畅：观察患者咳嗽、咳痰情况，协助患者排痰。

（三）健康指导

① 给予低盐（3 ~ 5g/d）、高蛋白、高维生素清淡易消化饮食。

② 伴有严重水肿时应少喝水，同时应少量多餐，每天总热能分4 ~ 5次摄入，禁忌饱餐，以免加重胃肠道淤血，增加心脏负担。

③ 禁食辣椒、浓茶或咖啡等；少吃含胆固醇高的食品如动物脂肪、内脏等；多吃豆制品、蔬菜和水果；如夏天可多吃西瓜，不但可补充维生素C，同时有利尿作用；限制含钠高的食物如发面、食物、腌制品、味精、啤酒及碳酸饮料等；可用糖、醋调味增加食欲。

④ 休息与睡眠：根据心功能情况合理安排休息及活动，心功能Ⅲ级以上的患者，一天大部分时间应卧床休息，以半卧位为宜；心功能Ⅳ级以上的患者，必须绝对卧床，避免任何体力活动。良好休息可减少组织耗氧，降低心率、血压，减少静脉回流，从而减轻心

脏负荷。

⑤ 卫生宣教：气候转冷时要注意加强室内保暖措施，防止受凉和上呼吸道感染，减少发作诱因。

六、主动脉夹层

主动脉夹层（Dissection of Aorta）系主动脉内的血液经内膜撕裂口流入囊样变性的中层，形成夹层血肿，随血流压力的驱动，逐渐在主动脉中层内扩展，是主动脉中层的解离过程。本病起病凶险，病死率极高。

（一）护理措施

① 休息和活动急性期绝对卧床休息，减少探视，保持安静。

② 饮食护理进食低盐、低脂、清淡、易消化的饮食。

③ 严格控制血压和心率持续心电监护，遵医嘱使用扩血管药物和β–受体拮抗药，尽快达到目标血压，即收缩压降至100 ~ 120mmHg，心率控制在60 ~ 70次 / 分。

④ 吸氧特别对合并有休克、呼吸困难者，应保证充足的氧气供应。

（二）病情观察

① 临床特点为突发剧烈疼痛、休克和血肿压迫相应的主动脉分支血管时出现的脏器缺血症状。

② 疼痛的观察和护理：密切观察疼痛的部位、性质，对诊断明确者应遵医嘱使用强止痛药，同时观察治疗效果并及时向医生报告。

③ 神经系统的观察和护理：观察患者神志、四肢活动有无障碍、发绀、疼痛等，如有异常及时向医生报告。

④ 泌尿系统观察和护理：遵医嘱记录尿量，观察患者有无少尿、无尿、血尿，如有异常及时向医生报告。

（三）手术和介入治疗护理

Ⅰ型和Ⅱ型主动脉夹层患者应尽快行手术治疗，Ⅲ型主动脉夹层患者可行介入治疗。对于外科手术和介入治疗的患者，护士均应做好围手术期的护理。

（四）健康指导

① 保持大便通畅，必要时给予缓泻药。

② 避免咳嗽，必要时给予镇咳药。

③ 避免一切精神刺激，所有治疗护理集中进行。

④ 应帮助患者提高对其潜在危险性的理解程度，鼓励患者改变高危行为，密切配合医护人员指导，避免夹层撕裂。

第四节　消化系统疾病护理常规

一、胃食管反流病

胃食管反流病是指由胃十二指肠内容物反流入食管引起反酸等症状，可引起反流性食管炎以及咽喉、气道等食管邻近的组织损害。

（一）护理措施

1.去除和避免诱发因素

① 避免应用引起为排空延迟的药物。

② 避免饭后剧烈运动，避免睡前2小时进食，白天进餐后不宜立即卧床，睡眠时将床头抬高15～20cm，以改善平卧位食管的排空功能。

③ 易消化饮食为主，少食多餐，戒烟禁酒。

④ 注意减少一切引起腹压增高的因素，如肥胖、便秘、紧束腰带等。

2.指导并协助患者减轻疼痛

① 保持环境安静，减少对患者的不良刺激和心理压力。

② 疼痛时深呼吸，以腹式呼吸为主，减少胸部压力刺激。

③ 选择舒适体位。

④ 保持情绪稳定。

⑤ 指导患者放松和转移注意力的技巧。

（二）病情观察

观察患者疼痛部位、性质、程度、持续时间及伴随症状，及时发现和处理异常情况。

（三）健康指导

① 介绍有关病因，避免诱发因素，保持良好心理状态，劳逸结合，积极配合。

② 饮食指导：加强饮食卫生和营养，规律饮食。

③ 用药指导：根据病因、具体情况进行指导。

二、食管癌

食管癌以中段食管癌多见，大多为鳞癌。早期表现为进食哽咽感，中晚期表现为进行性吞咽困难，当癌肿压迫喉返神经可致声音嘶哑；侵犯膈神经可引起呃逆或膈神经麻痹；压迫气管或支气管可出现气急和干咳；侵蚀主动脉则可产生致命性出血；进行性咽下困难是绝大多数患者就诊时的主要症状，但却是本病的较晚期表现。

（一）护理措施

① 休息，保持病室安静、舒适。保证充足的休息和睡眠。

② 饮食护理，能进食者，指导患者合理进食高热量、高蛋白、丰富维生素的流质或半流质饮食；进食困难者，静脉补充营养，减少活动，减少体力消耗。

③ 心理护理，关心体贴患者，取得患者的信赖。鼓励家属成员进行安慰，必要时多陪伴患者。

④ 症状护理，疼痛时分散患者注意力，无法耐受者遵医嘱给予止痛剂，观察用药后反应。

⑤ 并发症的护理：

第一，避免饮食刺激，监测有无出血症状，如呕血、黑便。

第二，有出血时，安慰患者保持镇静，给予侧卧位或将头偏向一侧，避免呕吐物误吸入呼吸道引起窒息。及时清理床旁血迹，减少恶性刺激，消除紧张情绪。出血量大时禁食，遵医嘱给予抑酸止血药，并迅速建立静脉通道输液、输血。

（二）病情观察

① 观察患者疼痛的部位、性质和持续时间。

② 严密监测生命体征、神志、面色等，及早发现并发症。

（三）健康指导

① 指导患者多进食富含维生素C的蔬果，避免高盐、过烫饮食，少食咸菜、腌制食品。

② 有癌前病变者，应定期检查，以便早期诊断和治疗。

③ 指导患者保持乐观态度，以积极的心态面对疾病。

④ 坚持锻炼，提高机体抵抗力。做好口腔及黏膜的护理，防止继发感染。

⑤ 定期复查。

三、胃炎

胃炎是胃黏膜对胃内各种刺激因素的炎性反应，生理性炎症是胃黏膜屏障的组成部分之一，但当炎症使胃黏膜屏障及胃腺结构受损，则可出现中上腹疼痛、消化不良、上消化道出血甚至癌变。根据常见的病理生理和临床表现，胃炎可大致分为急性、慢性和特殊类型胃炎。

（一）护理措施

1.一般护理

① 急性胃炎：嘱患者卧床休息，身心放松。

② 慢性胃炎：慢性胃炎恢复期，患者生活要有规律，避免过度劳累，注意劳逸结合。急性发作期中，应卧床休息。

2.饮食护理

急性胃炎及慢性胃炎的急性发作期患者一般可给予无渣、半流质的温热饮食。如少量出血可给予牛奶、米汤等以中和胃酸，有利于黏膜的修复。剧烈呕吐、呕血的患者应禁食，可静脉补充营养。恢复期可进食富含营养、易消化的饮食，避免食用辛辣、生冷等刺激性食物，定时进餐、少量多餐、细嚼慢咽，养成良好的饮食卫生习惯。如胃酸缺乏者可酌情食用酸性食物如山楂、食醋、浓肉汤、鸡汤。

3.心理护理

患者因出现呕血、黑便或症状反复发作而产生紧张、焦急、恐惧心理。护理人员应向其耐心说明原因，给予解释和安慰，减轻患者的心理负担。应告知患者，通过有效的自我护理和保健，可减少本病的复发次数。

（二）病情观察

遵医嘱给予局部热敷、按摩、针灸或给止痛稳定，从而增强患者对疼痛的耐受性。药物等缓解上腹部的疼痛，同时应安慰、陪伴患者以使其精神放松，消除紧张恐惧性心理，保持情绪稳定，从而增强患者对疼痛的耐受性。

（三）健康指导

① 教育患者养成良好的生活习惯，注意劳逸结合，避免紧张劳累，保持心情愉快。

② 注意饮食卫生，进食要有规律，避免刺激性食物及浓茶、咖啡等，嗜酒者应戒酒。

③ 指导患者正确服用药物，避免对胃黏膜有刺激的药物。

四、胃癌

胃癌系指源于胃黏膜上皮细胞的恶性肿瘤，主要是胃腺癌。

（一）护理措施

① 体位与活动一般患者可根据体质适当活动。身体虚弱者须以卧床休息为主，每2小时床上翻身。严重贫血或伴呕血患者须绝对卧床休息，注意协助翻身。

② 饮食能进食者给予高蛋白、高维生素、高热量、低脂肪、易消化和少渣的饮食。对不能进食者，应遵医嘱予静脉输液，必要时使用TPN，给予生理支持，改善患者营养，提高手术耐受性。

③ 心理护理给予适当的心理支持，使患者保持良好的心态，做好相关术前宣教，减少患者及家属的担心。

（二）病情观察

1.呕血及黑便的护理

床旁备负压吸引装置及吸痰管。呕血时给予平卧位，头偏一侧，并及时吸出口腔、呼吸道分泌物，防止窒息。呕血时监测生命体征及氧饱和度变化，保持两条以上静脉通路。观察黑便的量、次数，观察腹部体征、肠鸣音等。

2.幽门梗阻的患者的护理禁食，行胃肠减压

可在术前3日起每晚用温生理盐水洗胃，减轻胃黏膜的水肿。妥善固定，定时冲管。观察胃管引流液的量、色、性质，评估腹部情况。

3.按医嘱给予药物治疗，注意关注药物不良反应

① 降低胃酸分泌的药物：如雷尼替丁、泮托拉唑、奥美拉唑等。

② 生长抑素及其衍生物：如施他宁、奥曲肽、善宁针等。

③ 抗贫血药：铁剂、叶酸、维生素 B_{12} 等，注意观察腹痛、胃肠道刺激等。

④ 支持治疗：按医嘱给予白蛋白、输血等治疗，注意关注有无输血反应。抗肿瘤药物的使用参照肿瘤内科护理常规。

4.常规检查

协助做好胃镜、腹部BUS、腹部CT、胃肠钡餐及各种实验室检查（尤其是大便隐血实验）。做胃镜时须禁食8 ～ 10小时，有假牙取下；如胃镜时取活检术后须禁食禁水2小时后方可进食温凉饮食，注意患者有无腹痛、呕血和黑便等情况。

（三）健康教育

① 鼓励患者适当活动和锻炼。

② 鼓励进高热量，指导进食高蛋白，低脂肪富含各种维生素易消化的食物，宣教少量多餐的意义，防止倾倒综合征。

③ 介绍TPN（肠内营养液）的作用、注意事项及不良反应。

④ 指导疼痛放松疗法及正确使用止痛药物。

⑤ 介绍放置各种引流管的目的、注意事项和不良反应。

⑥ 介绍药物的名称、剂量、作用、用法和不良反应。

⑦ 尽一切可能配合完成化疗、放疗、免疫治疗，以提高疗效。

⑧ 化疗间期，定期复查血常规，定期门诊。

⑨ 指导患者家属，如出现病情加重，及时来医院就诊。

⑩ 鼓励患者保持良好精神状态，积极面对疾病，参加社会支持组织，如抗癌俱乐部等。

五、肝硬化

肝硬化是一种由不同病因引起的慢性进行性弥漫性肝病。临床主要表现为肝功能损害和门静脉高压，可有多系统受累，晚期常出现消化道出血、感染、肝性脑病等严重并发症。

（一）护理措施

1.心理护理

关心体贴患者，精神安慰，以增强战胜疾病的信心，密切配合治疗。

2.休息

肝功能代偿期患者，可参加力所能及的活动，肝功能失代偿期患者应卧床休息，减轻肝脏负担和损害。休息环境应安静舒适、精神愉快。

3.饮食

给予高热量、高蛋白、高维生素及低脂肪、少渣饮食，忌烟酒。肝功能重度损害或有肝性脑病先兆者，要限制蛋白质的摄入，以免诱发肝性脑病有腹腔积液时给予低盐饮食。

4.一般护理

观察腹腔积液和下肢水肿的消长。腹腔积液严重时记录24小时出入量，每日测量腹围，定时测量体重。给患者舒适的卧位，经常协助翻身，预防压疮。

5.做好皮肤护理

对顽固性皮肤瘙痒的患者，轻者每晚临睡前行温水浴，重症患者可行床上擦浴，局部可擦止痒洗剂。

6.用药护理

应用利尿剂者，须观察效果及不良反应。

（二）病情观察

密切观察病情变化，观察腹腔积液和下肢水肿的消长，注意意识情况，有无肝性脑病，有无食管胃底静脉曲张出血，如有异常及时报告医生处理。

（三）健康指导

第一，疾病知识指导：

① 心理调适：注意情绪的调节的稳定，树立治病信心，保持愉快心情。

② 饮食调理：切实遵循饮食治疗原则和计划，禁酒。

③ 预防感染：注意个人卫生和保暖。

第二，活动与休息指导根据病情进行可耐受的活动，睡眠充足，生活起居有规律。

六、肝性脑病

肝性脑病是严重肝病引起的以代谢紊乱为基础，以意识行为异常和昏迷为主要表现的中枢神经系统功能失调，与来自肠道的有害物质进入脑部诱发昏迷有关。

（一）护理措施

① 保持病室环境安静整洁，减少不良刺激。对怀疑有肝性脑病症状的患者严密观察，找出诱因，以便及早治疗。

② 通知患者家属，做好患者的生活和安全护理。加床档，烦躁不安的患者应约束四肢，防止发生坠床和撞伤等意外。

（二）病情观察

① 密切观察患者意识，监测血氨、电解质、血气分析等结果。保持补液通畅，输液过程中注意心、肺、脑等情况。

② 遵医嘱给予降氨药、静脉注射复方氨基酸注射液及抗生素治疗。并发脑水肿甚至脑疝者要严密观察意识、瞳孔及生命体征变化，降颅压治疗，注意用药后反应。

③ 若须输血，应输新鲜血液。

④ 认真记录24小时出入量，注意水、电解质及酸碱平衡。

（三）健康指导

① 加强自我保健意识、树立战胜疾病的信心。

② 饮食：严禁蛋白质的摄入，以碳水化合物为主，少量多餐，每日热量不低于2 000cal。随病情改善可给予少量豆浆、牛奶、肉汤、蛋类。

③ 保持大便通畅，必要时可使用缓泻剂，以便及时排出肠道内毒素和有害细菌。

④ 可用盐水或白醋灌肠，以减少氨的吸收。

七、急性胰腺炎

急性胰腺炎是指胰腺及其周围组织被胰腺分泌的消化酶自身消化的化学性炎症。临床以急性腹痛，发热伴恶心、呕吐，血与尿淀粉酶增多为特点。轻者胰腺水肿，数日可完全恢复，重者出血坏死，并发休克、呼吸衰竭和腹膜炎等。

（一）护理措施

① 急性发作期绝对卧床休息，保持环境安静，减少刺激，保证睡眠时间，以降低代谢率。

② 急性期严格禁食、禁饮1～3天，视病情按医嘱行胃肠减压，并做好口腔护理，待症状消失后可进少量碳水化合物类流质，以后逐步恢复饮食。

（二）病情观察

① 密切观察生命体征、尿量和腹痛性质，发现体温持续不退、面色苍白、四肢湿冷、腹肌紧张、血压下降等休克表现时，应立即告知医生，并积极配合抢救。

② 恶心、呕吐、腹泻频繁者，注意有无水电解质的紊乱，并观察呕吐物及大便的颜色、量及次数并做好记录。

③ 疼痛剧烈时，可按医嘱给予解痉、止痛。

④ 急性坏死性胰腺炎，要准确记录24小时出入量。

⑤ 准确留取检验标本，及时送检。在发病后8～72小时内可抽血查血淀粉酶，12小时～5天可留尿查尿淀粉酶，必要时查血清电解质、血糖及肝肾功能。

（三）健康指导

① 指导患者了解与本病有关的基本知识，指导其掌握减轻疼痛的方法，如松弛疗法、皮肤刺激疗法，关心和鼓励患者，增强治疗信心。

② 转外科急诊手术时，应做好术前准备及解释工作，消除患者紧张、恐惧的心理。

八、胰腺癌

胰腺癌指胰外分泌腺的恶性肿瘤，表现为腹痛、食欲不振、消瘦和黄疸，恶性程度高，预后差。

（一）护理措施

① 皮肤护理每日用温水擦浴 1 ~ 2 次，擦浴后涂止痒剂，在出现瘙痒的时候，可用手拍打，切忌用手抓，瘙痒部位尽量不用肥皂等清洁剂来清洁，瘙痒难忍影响睡眠者，按医嘱予以镇静催眠药物。

② 心理护理评估患者焦虑程度及造成其焦虑、恐惧的原因，鼓励患者说出不安的想法和感受。加强与家属及其社会支持系统的沟通和联系，尽量帮助解决患者的后顾之忧。

③ 饮食护理饮食在胰腺癌的护理措施中是不可缺少的一个方面，需要注意了解患者喜欢的饮食和饮食习惯，与营养师订制患者食谱。记录进食量，并观察进食后消化情况，根据医嘱给予助消化药物。对于有摄入障碍的患者，按医嘱合理安排补液，补充营养物质，纠正水、电解质代谢紊乱，酸碱失衡等按医嘱输注白蛋白、氨基酸、新鲜血、血小板等，纠正低蛋白血症、贫血、凝血机制障碍等。

（二）病情观察

① 密切观察生命体征、腹痛的性质、黄疸消退情况。

② 定时监测血糖、尿糖，及时调整胰岛素用量，使血糖控制在正常范围。

（三）健康指导

① 讲解疾病有关知识，告知出现疼痛的原因，介绍帮助缓解疼痛的方法。

② 讲解黄疸出现的原因及其对皮肤的影响，告知不能用力搔抓皮肤的原因，介绍皮肤自我保护方法。

③ 告知凝血机制障碍的原因，嘱其注意自我防护、避免外伤等。

④ 讲解情绪与健康的关系，嘱其保持情绪稳定、适当休息与锻炼

⑤ 鼓励坚持治疗，定期随访，发现异常征象及时就诊。

九、消化性溃疡

消化性溃疡是指发生于胃肠道黏膜的慢性溃疡，其形成与胃酸和胃蛋白酶的消化作用有关，溃疡病灶常位于胃和十二指肠球部。

（一）护理措施

① 精神护理病室环境要安静舒适，使患者精神愉快，保证充足的睡眠和休息。

② 饮食护理养成良好的饮食习惯。饮食以易消化、营养丰富的饮食为宜，少食多

餐，避免生冷、油煎等刺激性食物，忌烟酒、浓茶、咖啡。

③ 观察病情变化注意疼痛的性质、部位、时间，恶心、呕吐、腹胀等情况以及呕吐物量、颜色、气味和次数。发现异常及时与医生联系进行处理。

④ 并发症的护理：

第一，胃穿孔者禁食，立即进行胃肠减压，让患者安静卧床休息，并进行输液，做好手术前的准备。

第二，并发幽门梗阻的患者，卧床休息禁食。呕吐严重时，每日输液2 000 ～ 3 000ml，以纠正脱水和补充营养。必要时胃肠减压。

第三，出血者绝对卧床休息，禁食或进流质，补液、输血以维持血容量。遵医嘱给予镇静剂和止血剂。

（二）病情观察

观察药物的疗效及不良反应：解痉药宜饭前1小时服用为宜，并观察疼痛、反酸、嗳气是否好转，有无口干、视力模糊、便秘、尿潴留等不良反应发生。

（三）健康指导

做好健康指导，介绍消化性溃疡的防病知识，鼓励患者参与适当的体育锻炼、增强体质。

十、消化道出血

消化道出血是指食管到肛门之间的消化道出血，是消化系统常见的症状。轻者可无症状，临床表现多为呕血、黑粪或血便等，伴有贫血及血容量减少，甚至休克，严重者危及生命。

（一）护理措施

1.一般护理

① 出血期卧床休息，病情好转逐渐增加活动量。

② 呕血时随时做好口腔护理，保持口腔清洁。

③ 出血期禁食，出血停止后可给予低温流质易消化的饮食。

④ 安慰关心体贴患者，消除紧张恐惧心理。及时清理一切血迹和胃肠引流物，避免恶性刺激。

2.症状护理

① 有呕血时，安慰患者保持镇静，给予侧卧位或将头偏向一侧，避免呕吐物误吸入

呼吸道引起窒息。及时清理床旁血迹，减少恶性刺激，消除紧张情绪。出血量大时禁食，遵医嘱给予抑酸止血药，并迅速建立静脉通道输液、输血。

② 便血的护理：便后擦净，保持肛周清洁、干燥。便后应缓慢站立。

（二）病情观察

① 血压、脉搏、血氧饱和度。

② 24 小时出入量，如出现尿少，常提示血容量不足。

③ 呕血与黑便的量、次数、性状。

④ 皮肤颜色及肢端温度变化。

⑤ 估计出血量。

第一，胃内出血量达 250 ~ 300ml，可引起呕血。

第二，出现黑便，提示出血量在 50 ~ 70ml 甚至更多。

第三，大便潜血试验阳性，提示出血量 5ml 以上。

第四，柏油便提示出血量为 50 ~ 100ml。

第五，观察有无再出血先兆，如头晕、心悸、出汗、恶心、腹胀、肠鸣音活跃等。

（三）健康指导

① 保持良好的心境和乐观主义精神，正确对待疾病。

② 生活要规律，避免过饥、过饱，避免粗糙、酸辣刺激性食物（如醋、辣椒、蒜、浓茶等），避免食用过冷、过热食物。

③ 戒烟、禁酒。

④ 遵医嘱服药，避免服用阿司匹林、吲哚美辛、激素类药物。

⑤ 定期复查，如出现呕血、黑便，立即到医院就诊。

十一、结核性腹膜炎

结核性腹膜炎是由结核分枝杆菌引起的慢性弥漫性腹膜感染。

（一）护理措施

第一，休息嘱患者应卧床休息，减少活动

第二，发热护理：

① 高热时卧床休息，减少活动。

② 给予清淡饮食及补充适当饮料。

③ 提供合适的环境温度及适宜的衣服、盖被。

④ 评估发热的类型及伴随的症状。

⑤ 体温过高时，应根据具体情况选择适宜的降温方式（如温水及乙醇擦浴、冰敷、冰盐水灌肠及药物降温等）。

⑥ 出汗较多时，及时更换衣服、被褥，注意保暖，并协助翻身，注意皮肤与口腔的清洁与护理。

⑦ 高热患者，出汗较多而进食较少者应遵医嘱补充热量、水分及电解质。

第三，饮食与营养：

① 鼓励患者尽量进食给予三高（高热量、高蛋白、高维生素）饮食，如牛奶、豆浆、鱼、瘦肉、甲鱼、鳞鱼、蔬菜、水果等。

② 协助患者于晨起、餐后、睡前漱口，加强口腔护理，口唇干燥者涂液状石蜡保护，积极治疗和预防口角炎、舌炎及口腔溃疡。

③ 进食困难者遵医嘱静脉补充营养，如氨基酸、脂肪乳剂、白蛋白等。

④ 必要时遵医嘱给予止泻剂。

⑤ 监测体重及血红蛋白的水平。

（二）病情观察

1.疼痛

① 观察疼痛的部位、性质及持续时间。

② 耐心听取患者对疼痛的主诉，并表示关心和理解。

③ 提供安静舒适的环境，保证充足的睡眠，减轻疼痛。

④ 指导腹痛的应对方法：教会患者放松技巧，如深呼吸、全身肌肉放松、自我催眠等；教会患者分散注意力，如与人交谈、听音乐、看书报等；适当给予解痉药，如阿托品、东莨菪碱等；腹痛厉害时遵医嘱给予相应的处理；合并肠梗时行胃肠减压，合并急性穿孔行外科手术治疗；指导患者及家属在其剧烈疼痛时及时报告医护人员。

2.腹泻

① 监测血清电解质及肝功能的变化。

② 观察患者的排便次数、性状、量、颜色。

③ 腹泻严重给予禁食，并观察有无脱水症，遵医嘱补液，给予止泻剂等。

④ 排便频繁者，每次便后宜用软纸擦肛门，并用温水清洗干净，以防肛周皮肤黏膜破溃、糜烂。

3.腹腔积液

① 大量腹腔积液者取半卧位，使膈肌下降，减轻呼吸困难。

② 限制钠盐的摄入，每日 3 ～ 5g。

③ 严格限制液体进入量，每日约 1 000ml。

④ 遵医嘱给予利尿剂，注意观察有无低钾的症状，如四肢发软、肿胀等。

⑤ 遵医嘱给予全身抗结核药物治疗或腹腔内注入药物，注意观察药物对肝脏的损伤，如皮肤、巩膜黄染、厌油、食欲减退等。

⑥ 注意每次放腹腔积液不宜过多，并观察患者的一般情况（如面色、血压、脉搏等）。

（三）健康指导

与患者及家属及同病房患者讲解本病的基本知识，使其了解本病有无传染性，解除思想顾虑给患者创造良好的病房环境及家庭－社会支持系统。

十二、慢性腹泻

慢性腹泻是指排便次数增多，粪便量增加，粪质稀薄，超过 3 周或长期反复发作者。

（一）护理措施

① 监测排便情况、伴随症状、全身情况及生化指标。

② 活动与休息：急性起病、全身症状明显的患者应注意休息，腹部保暖；可用热敷以减少肠道运动，减少排便次数，并有利于腹痛等症状的减轻；慢性轻症者可适当活动。

③ 饮食护理：以少渣、易消化食物为主，避免生冷、多纤维、味道浓烈的刺激性食物。急性腹泻应根据病情和医嘱，给予禁食、流食、半流食或软食。

④ 药物护理：以病因治疗为主。应用止泻药时注意观察患者的排便情况，腹泻得到控制时应及时停药；注意解痉止痛剂如阿托品时的不良反应（口干、视力模糊、心动过速等）。

⑤ 皮肤护理：排便频繁时，粪便的刺激可导致肛周皮肤损伤，引起糜烂及感染；排便后应用温水清洗肛周，保持清洁干燥，涂抹无菌凡士林或抗生素软膏以保护肛周皮肤或促进损伤处愈合。

⑥ 心理护理：注意患者心理状况的评估和护理，鼓励患者配合检查和治疗，稳定患者情绪。

⑦ 遵医嘱及时给予液体、电解质、营养物质的补充，以满足患者的生理需要，补充额外丢失量，恢复和维持血容量。一般可经口补液；严重腹泻、伴恶心呕吐、禁食或全身症状显著者宜静脉补充水分和电解质；注意输液速度的调节，对老年患者尤其应当及时补液并注意输液速度（老年人易因腹泻发生脱水，也易因输液速度过快引起循环衰竭）。

（二）病情观察

① 观察排便的次数，大便颜色、性状、量以及伴随症状。

② 动态观察体液平衡状态，监测生命体征、神志、尿量的变化以及皮肤弹性、有无口渴等脱水情况。

（三）健康指导

① 向患者及家属介绍有关病因，注意饮食卫生。
② 发生腹泻时应及时就医，明确病因后配合治疗。注意饮食的种类及规律。

十三、炎症性肠病

炎症性肠病是一类由多种病因引起的异常免疫介导的肠道慢性及复发性炎症，有终生复发倾向，溃疡性结肠炎和克罗恩病是其主要疾病的类型。

（一）护理措施

1.用药的护理

柳氮磺胺吡啶是轻中型患者的首选药物，用法包括口服和保留灌肠，注意患者有无恶心、呕吐、粒细胞减少等不良反应。糖皮质激素对于各种类型的活动期的溃疡性结肠炎均有作用，轻中型溃疡性结肠炎一般采用口服给药，激素长期使用有较大的不良作用，应注意观察和护理。

2.饮食护理

指导患者进食柔软、易消化、少纤维又富含营养、有足够热量的食物，避免生冷、多纤维的蔬菜及辛辣刺激的食物，少食乳制品，可适当进食酸奶，避免高糖分的食物，急性发作期应进食流质或半流质，病情严重时，应给予静脉高营养。

3.皮肤护理

患者大便次数较多，应做好肛周皮肤的护理，保持肛周皮肤清洁，使用柔软湿纸巾擦拭，对于大便次数很多的患者，可使用皮肤保护膜保护，穿着棉质内衣裤。

（二）病情观察

严密观察疼痛的部位、性质及生命体征，注意是否发生大出血、肠梗阻等并发症。观察患者的大便次数、性质和量，及时补充静脉营养，防止水、电解质代谢紊乱。

（三）健康教育

指导患者合理休息和活动，疾病急性期应卧床休息；指导患者合理饮食，摄入足够的营养；教育患者及家属正确对待疾病，保持情绪稳定，树立战胜疾病的信心。

十四、肠易激综合征

肠易激综合征（IBS）是一种以腹痛或腹部不适伴排便习惯改变为特征而无器质性病变的常见功能性肠病。

（一）护理措施

1.嘱患者定时按量服药

药物主要是对症处理，对治疗疾病无作用，因此，如无必要，可不使用药物治疗。

2.心理护理

IBS多发生于中青年，尤以女性居多。多数患者由于工作、家庭、生活等引起长期且过度的精神紧张，因此我们对他们应该给予更多的关怀，自入院始尽可能给予他们方便，使他们对新的环境产生信任感和归属感。在明确诊断后更要耐心细致地给他们讲解病情，使他们对所患疾病有深刻的认识，避免对疾病产生恐惧，消除紧张情绪，有利于病情缓解。

3.饮食护理

IBS不论哪种类型都或多或少与饮食有关，腹泻为主型IBS患者80%的症状发作与饮食有密切的相关性。因此，应避免食用诱发症状的食物，因个人而异，通常应避免产气的食物，如牛奶、大豆等。早期应尽量低纤维素饮食，但便秘型患者可进高纤维素饮食，以改善便秘症状。

4.改变排便习惯

尤其是对于腹泻型患者，可以通过人为的干预，尽量改变排便习惯，以终止恶性循环，有利于病情缓解。

（二）病情观察

注意观察腹痛、腹泻的症状及发生频率、程度，大便的次数、性状、量。

（三）健康指导

① 保持良好的心理状态，心胸开阔、性格开朗，遇事多与人沟通，建立良好的工作、家庭及社会关系。

② 适度的体育锻炼，不仅可以增强自身的抵抗力，增加腹肌和膈肌的运动，刺激肠蠕动，更可以缓解压力，减轻焦虑、忧郁等不良情绪。

③ 戒除烟酒，保持积极乐观的生活态度。

④ 作息规律，保证足够的睡眠时间，睡前温水泡足，不饮咖啡、茶等刺激性的饮料。

十五、便秘

便秘是指排便频率减少，一周内排便次数少于2次，排便困难或费力、排便不畅、粪便干结量少。

（一）护理措施

① 培养定时排便的习惯。

② 保证饮食中纤维素的含量和充足的水分摄入。

③ 进行适当的运动。

④ 提供隐蔽环境。

⑤ 协助患者采取最佳的排便姿势，以合理地利用重力和腹内压。

⑥ 进行适当的腹部按摩，顺结肠走行方向做环形按摩，刺激肠蠕动，帮助排便。

⑦ 指导或协助患者正确使用简易通便法，如使用开塞露、甘油栓等。

⑧ 指导患者正确使用缓泻剂，但应告知患者长期使用缓泻剂的危害，即会使肠道失去自行排便的功能，甚至造成患者对药物生理、心理上的依赖。

⑨ 必要时予以灌肠。

（二）病情观察

观察排便间隔时间、大便性状、便后有无出血、腹部有无硬块、有无腹痛等情况。

（三）健康指导

① 指导患者正确选择食谱，改变既往不良习惯。

② 养成定时排便的习惯，即使无便意，也坚持定时蹲厕。

③ 便秘时切忌滥用泻药。

④ 适当运动，避免久坐久卧。

十六、结直肠癌

结直肠癌即大肠癌，包括结肠癌和直肠癌，是常见的恶性肿瘤。

（一）护理措施

① 心理护理要掌握患者的情绪变化，尤其对须做人工肛门者，要做耐心的思想工作，解释治疗的必要性及意义，以取得患者的理解和合作。同时，注意社会、家庭的相互配合，从多方面给患者以关怀和心理支持。

② 加强营养给予高蛋白、高热量、高维生素、易消化的饮食。必要时采取输液、输

血、输蛋白等支持疗法。

（二）病情观察

观察患者有无便血、腹泻、便秘等症状，注意指导患者观察疼痛的部位及性质，协助给予舒适的卧位，并遵医嘱止痛。

（三）健康指导

① 6周内不要提举超过6kg的重物，进行中等程度的锻炼（如散步），以增加耐受力。

② 要定期复查。

③ 应定期戴上手套，用食指和中指深入造口扩张人工肛门，以防止狭窄而造成排便不畅。

④ 如有体温超过38℃，腹部感觉疼痛，腹胀，排气、排便停止，请立即就医。

第五节 泌尿系统疾病护理常规

一、急性肾小球肾炎

急性肾小球肾炎简称急性肾炎，是以急性肾炎综合征为主要临床表现的一组疾病。特点是起病急，常出现血尿、蛋白尿、水肿及和高血压，并可伴有一过性肾功能损害，常见于链球菌感染后导致的机体免疫性疾病。

（一）护理措施

1.休息与运动

急性期注意卧床休息、保暖，待肉眼血尿消失、水肿消退、血压恢复正常后可逐新增加活动量，3个月内避免体力活动。

2.饮食护理

饮食遵医嘱：急性期低盐（钠盐摄入低于3g/天）、优质蛋白，肾功能异常时低蛋白饮食〔蛋白质摄入量为0.5～0.6g（kg/d）〕，同时严格控制水的摄入，每天入水量应为非显性失水量（约500ml）加上24小时显性失水量，入水量的控制应遵循宁少勿多的原则。避免高钾类食物的摄取。

3.口腔及皮肤护理

水肿较重者注意衣着宽松、柔软，经常更换体位，注意皮肤清洁，保护皮肤，避免损伤皮肤，保持口腔清洁。

4.药物治疗护理

使用利尿药应观察尿量、使用降压药时应观察血压及有无头晕等不良反应，并注意有无电解质失调及恶心、直立性低血压、口干、心悸等不良反应，如有不适应及时告知医生做好处理。

5.心理护理

改善患者焦虑、烦躁及抑郁情绪。使患者保持乐观、积极的态度。

6.预防感染

积极控制及预防呼吸道感染，做好保护性隔离。

（二）病情观察

监测生命体征，特别是血压；注意观察头晕、头痛情况；记录24小时出入量，监测尿量变化；注意眼睑及全身水肿情况；观察有无胸腔、腹腔、心包积液；发现异常及时通知医生并遵医嘱给予处理。

（三）健康指导

指导患者出院后定期复查，避免使用肾毒性药物，如氨基糖苷类、链霉素、庆大霉素等，积极锻炼身体，提高机体免疫力。

二、慢性肾小球肾炎

慢性肾小球肾炎简称慢性肾炎，是指一组以蛋白尿、血尿、水肿、高血压为临床表现的肾小球疾病，临床特点为起病隐匿，病情进展缓慢，病情迁延，有不同程度肾功能减退，最终将发展成慢性肾衰竭的一组肾小球病。

（一）护理措施

1.休息与运动

急性发作期及水肿严重时绝对卧床休息，恢复期可适当活动。

2.饮食护理

饮食遵医嘱以清淡易消化食物为主，宜用优质动物蛋白。有高血压、明显水肿者应控制水和食盐的摄入。长期有蛋白尿患者如肾功能正常可适当补充高蛋白，蛋白质摄入量为1.0g/（kg•d）；肾功能异常时低蛋白饮食，蛋白质摄入量为0.5～0.6g/（kg•d）；低盐饮食，钠盐摄入低于3g/d；同时严格控制水的摄入。

3.口腔及皮肤护理

加强口腔护理，经常漱口，以去除氨味，增进食欲，预防口腔炎。保持皮肤清洁，每天温水擦洗，减轻尿素对皮肤刺激。水肿明显者，加强皮肤护理，可酌情抬高患肢，减轻水肿，预防压疮发生。

4.药物治疗护理

如应用糖皮质激素、免疫抑制药等应观察有无消化道溃疡、出血、皮肤黏膜出血倾向、感染以及白细胞下降等。告知患者服用糖皮质激素不得自行停药、减药，以免引起反跳。

5.心理护理加强心理护理

要多安慰患者、鼓励患者。使患者保持良好心态，增强治疗的信心。

6.预防感染注意保暖

避免受凉和过度劳累，防止上呼吸道感染。

（二）病情观察

重点监测血压变化，防止血压持续升高或突然升高加重肾功能恶化，注意有无头痛、精神萎靡、意识恍惚、抽搐、恶心、呕吐等尿毒症脑病症状及电解质情况，根据医嘱记录出入液量，监测尿量，观察水肿情况。

（三）健康指导

指导患者出院后坚持用药，定期复查，生活有规律、劳逸结合、防止感冒，避免使用肾毒性药物，如氨基糖苷类、链霉素、庆大霉素等，积极锻炼身体，提高机体免疫力。向患者讲述病情变化的要点，如出现水肿或水肿加重、尿液泡沫增多、血压增高时，应及时就医。

三、肾病综合征

肾病综合征是由多种肾脏疾病引起的，以大量蛋白尿（蛋白尿定量大于3.5g/d）、低蛋白血症（血浆白蛋白低于30g/L）、水肿、高脂血症为共同特征的一组临床综合征。

（一）护理措施

1.休息与运动

活动期全身严重水肿，合并胸腔积液、腹腔积液及呼吸困难者，给予绝对卧床休息取半卧位，保持肢体的适当活动；病情缓解后尿量逐渐增加时，可逐渐增加活动量；改变体位时应缓慢，防止直立性低血压的发生。

2.饮食护理

肾功能正常者给予正常量优质蛋白，蛋白质摄取量为1.0g/（kg·d），肾功能不全时按相应功能期摄取蛋白质、高热量、低盐、低脂、富含维生素的饮食。

3.口腔及皮肤护理

保持口腔、皮肤及会阴部的清洁，防止皮肤感染。

4.药物治疗护理

使用糖皮质激素注意观察血压、血糖及出血情况；观察降压药及利尿药的疗效，注意有无电解质失调及恶心、直立性眩晕、口干、心悸等不良反应，如有不适应及时告知医生做好处理；使用抗凝药物时注意观察出血倾向，必要时提醒医生停药；做好药物宣教，防止自行增减药量；使用环孢素类药物须监测血药浓度，观察肝肾毒性、高血压、高尿酸血症、高血钾、多毛及牙龈增生等不良反应。嘱患者多饮水。

5.心理护理

加强心理护理，经常安慰、鼓励患者，增强战胜疾病的信心，争取早日康复。

6.预防感染积极预防及控制感染

减少探视，寒冷季节外出注意保暖，室内保持通风换气。

（二）病情观察

监测生命体征，记录24小时出入量，观察全身水肿情况，注意血栓、栓塞、感染及急性肾衰竭等并发症，观察有无呼吸困难、肢体循环不畅及急性少尿，如有皮肤感染、咳嗽、咳痰、尿路刺激征或腹膜刺激征等应监测体温变化每天一次，体温高于正常者每天测量4次，高热时及时遵医嘱做好降温处理。

（三）健康指导

注意休息、劳逸结合，避免劳累、感染，防寒保暖，注意饮食，遵医嘱按时按量服药，定期复查。出现少尿、水肿、尿液浑浊等症状时，应及时就医治疗。

四、尿路感染

尿路感染是泌尿系统常见的疾病，指各种病原微生物入侵尿路并在尿路中生长繁殖所引起的感染性疾病，分为上尿路感染和下尿路感染。上尿路感染主要是肾盂肾炎，下尿路感染主要是膀胱炎。一般女性多于男性，多由细菌引起。

（一）护理措施

① 休息与运动，急性期患者应卧床休息，为患者提供安静、舒适的休息环境，保持内衣清洁干燥，病情稳定后可进行适当活动。

② 饮食护理，进食清淡、富含维生素、水分及高热量的流质或半流质饮食。无水肿

情况下，多喝水每天饮水量应达2 000ml以上。

③ 口腔及皮肤护理，保持口腔、皮肤的清洁，每天清洗会阴，不穿紧身裤。

④ 药物治疗护理，遵医嘱正确使用抗生素，注意观察药物的疗效，防止二重感染。磺胺类药可引起恶心、呕吐等胃肠反应，可饭后服用，多饮水或同时服用碳酸氢钠。

⑤ 心理护理，做好心理疏导，指导患者自我调节，改善患者焦虑、烦躁情绪。

⑥ 预防感染，保持患者口腔清洁湿润，高热时口腔护理每天1次。体温39℃时，行物理降温。

（二）病情观察

密切监测体温变化，高热患者每天测量6次，中、低度热患者每天测量4次，观察有无尿路刺激征的表现，注意有无腰痛、脓血尿、畏寒、疲乏无力、恶心、腹痛、腹胀及腹泻情况，防止尿路梗阻、肾周脓肿及败血症。

（三）健康指导

协助患者正确留取尿标本，留细菌培养标本是尿液应在膀胱停留4～6小时，留取后及时送检，教育患者避免憋尿，尽量不穿紧身裤，多饮水，养成良好的卫生习惯。女性患者注意经期、婚后及孕期的卫生。

五、急性肾衰竭

急性肾衰竭是由于各种病因引起的短时间内肾功能急剧、进行性减退而出现的临床综合征。表现为血肌酐和尿素氮迅速升高，水、电解质和酸碱平衡失调及全身各系统并发症。

（一）护理措施

① 休息与运动，绝对卧床休息，保持环境安静，有高热、昏迷或心力衰竭者，均参照相关常规护理。

② 饮食护理，遵医嘱给予高热量、高维生素、易消化、优质蛋白饮食，蛋白质摄入量为0.5g/（kg·d），酌情限制水及钾、钠盐的摄入量。水的摄入坚持量出为入原则，每天入液量=前一天尿量+500ml。

③ 口腔及皮肤护理保持口腔、皮肤及会阴部的清洁，卧床者定时翻身，防止压疮发生。

④ 药物治疗护理治疗高钾血症时，10%葡萄糖酸钙应缓慢静脉注射，注意观察血压、心率、输液等情况。如药物渗漏到皮下组织，应立即停止注射，并做局部处理。抗感染时

避免使用肾毒性药物。

⑤ 心理护理做好心理护理，改善患者焦虑、烦躁及抑郁情绪。多关心鼓励患者，树立战胜疾病的信心，促进康复。

⑥ 预防感染保持病室清洁通风，定时消毒，减少探视，注意保暖，防止受寒。

（二）病情观察

监测生命体征和体重变化，根据医嘱准确记录24小时出入液量，观察尿量变化。如有血压突然升高，剧烈头痛，极度乏力或恶心、呕吐、神志障碍等提示发生高血容量、高钾血症等并发症，及时告知医生遵医嘱做好相应处理。

（三）健康指导

指导患者出院后定期复查，避免使用肾毒性药物，如氨基糖苷类、链霉素、庆大霉素等；注意适当锻炼身体，增加抵抗力，减少感染性疾病的发生；如原发病尚未痊愈，应继续进行治疗。

六、慢性肾衰竭

慢性肾衰竭是指各种原因导致肾脏慢性进行性损害，使其不能维持基本功能，临床以代谢产物潴留，水、电解质和酸碱平衡紊乱以及某些内分泌功能异常等表现为特征的一组综合征，为各种原发性和继发性肾脏疾病持续进展的共同转归，其终末期称为尿毒症。

（一）护理措施

1.休息与运动

终末期患者绝对卧床休息，患者有躁动不安时上床档，以防坠床或其他意外的发生，并设专人看护。

2.饮食护理

遵医嘱给予易消化、高热量、高维生素、低磷、低盐、优质、低蛋白饮食，蛋白质摄入量为0.6g/（kg•d）。如行腹膜透析者，蛋白质的供给量应为1.0g/（kg•d）。高钾血症者避免含高钾食物。

3.口腔及皮肤护理

预防口腔感染，防止皮肤破溃。宜用温水擦洗皮肤（忌用肥皂、乙醇）。水肿者忌用气圈，阴囊水肿者宜用托带，皮肤皱褶处可以用透明皮肤贴膜预防破溃和糜烂。

4.药物治疗护理

应注意观察各种药物的疗效和不良反应。遵医嘱使用利尿剂、降压药及强心药物等，严格控制药物剂量、给药时间。避免使用肾毒性药物。

5.心理护理

做好心理护理，减轻恐惧、绝望心理，促进患者康复。

6.预防感染

采取切实可行的措施，预防感染的发生。患者尽量避免去人多聚集的公共场所。各项检查治疗严格无菌操作。并尽量减少血液制品使用。

（二）病情观察

监测生命体征、意识状态，注意观察患者症状和体征变化。观察有无心血管系统、血液系统、神经系统等并发症的发生。监测患者有无体温升高，注意有无寒战、疲乏无力、食欲下降、咳嗽、咳痰、白细胞增高等感染迹象。及时发现少尿、无尿、神志的改变，及时发现急性左心衰竭、肺水肿等并发症，遵医嘱处理。

（三）健康指导

指导患者生活规律，预防感冒，保持口腔、皮肤清洁卫生，按时测量血压，保持精神愉快，定期复查。

第六节　神经系统疾病护理常规

一、神经系统疾病一般护理常规

神经系统由脑、脊髓组成中枢神经系统和脑神经、脊神经组成的周围神经系统构成的神经网络。主要症状和体征：意识障碍、言语障碍、感觉障碍、运动障碍、智能障碍、晕厥及癫痫发作、遗忘综合征、脑疝等。

（一）休息与卧位

一般患者卧床休息，病情危重者绝对卧床休息，慢性退行性疾病者应鼓励下床做轻微活动，意识障碍。呼吸道分泌物增多不易咳出者取头高脚低位或半卧位，头偏向一侧。

（二）饮食营养

给予营养丰富的饮食，增加新鲜蔬菜及水果以利大便通畅，轻度吞咽障碍者进半流质饮食，进食速度要慢以防止呛咳。意识障碍吞咽困难者给鼻饲或中心静脉营养支持。高热及泌尿系统感染者鼓励多饮水。

（三）观察病情

密切观察意识、瞳孔、体温、脉搏、呼吸、血压、肢体活动变化以及有无抽搐等，如有变化随时通知医师。

（四）危重患者

病情危重者做好重症护理及出入液量的记录，备好有关的急救器械和药物，并保持性能良好，呈备用状态。

（五）安全护理

意识障碍、偏瘫症状、癫痫发作者加床档防止坠床。对于视力障碍、瘫痪、认知障碍、年老者等应防止碰伤、烫伤、跌伤和走失，不要远离病房或单独外出。

（六）排泄护理

尿潴留给予留置导尿，定期做膀胱功能训练。尿失禁者保持会阴部及尿道口清洁，勤换尿垫和床单。大便失禁者及时清除排泄物，保护肛周皮肤，保持大便通畅。

（七）基础护理

室内定时通风换气，温度适宜。注意口腔、皮肤、会阴部的清洁。协助患者饭前便后洗手，定时洗澡、剪指甲、洗脚、洗头、理发等。

（八）瘫痪护理

保持良好肢体位置，各个关节防止过伸或过展。定时进行体位变换，鼓励主动运动，预防肌肉萎缩及肢体挛缩畸形。

（九）心理护理

鼓励患者树立战胜疾病的信心，积极配合医疗和护理。

（十）药物护理

正确按时指导患者服药。

（十一）健康指导

向患者及家属介绍家庭护理技术和巩固疗效、预防复发的注意事项。

二、急性炎性脱髓鞘性多发性神经根病

急性炎性脱髓鞘性多发性神经病又称格林-巴利综合征（GBS），是急性或是亚急性起病的大多数可恢复的多发性脊髓神经根受累的一组疾病。病理改变是周围神经组织小血管周围淋巴细胞浸润与巨噬细胞浸润以及神经纤维的脱髓鞘，可出现继发轴突变。

（一）护理措施

① 严密观察患者的呼吸、肺活量、血气分析的变化；观察患者有否呼吸费力、烦躁、出汗、口唇发绀等缺氧症状，肺活量降至每公斤体重25ml以下，血氧饱和度降低，动脉血氧分压低于70mmHg（9.3kPa），宜及早使用呼吸机，并加强呼吸机的管理。吸氧易致呼吸道分泌物干燥结痂，纤毛运动减弱或消失而产生呼吸道阻塞，所以做好呼吸道湿化是非常重要的。

② 本病起病急、进展快、病程长，患者常产生焦虑和恐惧心理，护士应针对患者的具体情况进行有效护理。主动关心患者，耐心倾听患者的心理感受，帮助分析，解释病情及本病的预后，增加患者信心，配合治疗。

③ 协助患者提高患者生活的自理能力，保持功能体位，加强个人卫生工作，保持口腔、皮肤的清洁。

④ 因延髓麻痹而不能吞咽者应采用胃管进食，保证机体的足够营养供给。进食时和进食后30分钟应抬高床头，防止窒息。

（二）病情观察

① 症状：多数患者发病前1～4周有上呼吸道和消化道感染症状，首发症状常为四肢对称性无力，呈对称性弛缓性瘫痪，自肢体远端向近端发展，伴肢体远端感觉异常和（或）手套袜子型感觉减退；脑神经损害以双侧面瘫在成年患者中多见，而延髓麻痹则以儿童为多见；严重病例可因累及肋间及膈肌而致呼吸麻痹。

② 对有呼吸困难者及时切开气管，对呼吸麻痹者施行人工呼吸。呼吸机的正确使用是抢救成功的关键。

（三）健康指导

① 帮助患者及家属掌握本病的自我护理方法以及有关的知识。
② 坚持肢体的被动和主动运动，加强康复锻炼的日常生活自理能力的训练。
③ 增强体质，避免感冒、疲劳、肠道感染等诱发因素。

三、癫痫

癫痫（Epilepsy）是一组反复发作的神经元异常放电而引起的暂时性中枢神经系统功能障碍的临床综合征。

（一）护理措施

1.一般护理

（1）休息与活动

床单位应配置柔软的床垫、床旁护栏、吸氧和吸痰装置，床旁桌备有若干缠有纱布的压舌板或小布卷等；若出现发作先兆应立即卧床休息。

（2）排便排尿的护理

癫痫发作伴意识障碍或大小便失禁者，须及时清理污物，做好会阴部皮肤护理。

2.癫痫发作时的护理

① 患者抽搐发作时，需要有专人守护、观察和记录全过程，注意意识状态和瞳孔的变化以及抽搐的部位、持续时间、间隔时间等。

② 对强直阵挛发作者要扶持患者卧倒，防止跌伤或伤人。

③ 立即解开衣领、衣扣和腰带，迅速将缠有纱布的压舌板或小布卷置于患者一侧上、下臼齿间，以防咬伤舌和面颊部，有义齿者必须取出。

④ 不可强行按压或用约束带捆扎抽搐的肢体以防骨折，可用枕头或其他柔软物保护大关节不致碰撞床栏等硬物，在背后垫一卷衣被之类的软物可以防止椎骨骨折。

⑤ 将患者的头部侧向一边，及时吸出呼吸道分泌物和呕吐物并给予吸氧，以减少呼吸道阻塞和改善缺氧。必要时配合行气管切开术或用人工呼吸机辅助呼吸。禁止口腔测温，应测腋下温度或肛温。

⑥ 少数患者在抽搐停止、意识恢复过程中有短时间的兴奋躁动，应防止自伤或伤人。

（二）病情观察

① 观察疗效：观察痫性发作的次数是否减少、间隙期是否延长、发作时过程是否缩短等。

② 观察不良反应：各种药物都有多项不良反应，轻者如胃肠道反应等，一般不影响治疗；中度者如眼球震颤、共济失调等是药物过量所致的神经中枢中毒现象，减量后即可消失；偶可发生严重的不良反应，如有精神症状、粒细胞缺乏等应及时提醒医师撤换药物。

③ 用药期间监测血药浓度，同一患者每次采血样的时间应固定，并须在上次服药后间隔6小时以上采取血样；苯妥英钠有强碱性，宜在饭后吞服；对于发作多在夜间和清晨的患者，用药可以集中在下午和入睡前；地西泮偶可抑制呼吸，静脉注射时须注意观察，

有不良反应则须即刻停止注射。

（三）健康指导

① 安全护理有利于防止患者住院期间意外伤害、走失等事件的发生，避免给患者及家属带来不必要的痛苦和减少医疗纠纷。安排好患者的生活，避免各种诱发因素；禁止患者参与有危险的活动，如登高、游泳、驾驶以及在炉火或高压电机旁作业，以免发作时危及生命。

② 患者应随身携带写有姓名、住址、联系电话及病史的个人资料，以备发作时及时联系与处理等。

四、癫痫持续状态

癫痫持续状态是指癫痫抽搐频繁发作，持续时间超过了30分钟或持续多次发作，发作间歇意识或神志功能未恢复至正常水平。是神经科常见急症之一，致残率很高。任何类型癫痫均可出现癫痫持续状态，但通常是指全面强直-阵挛发作持续状态。在2次发作期间患者意识未恢复，症状反复发作，患者处于持续抽搐和昏迷状态。临床上可分为3种：癫痫大发作持续状态、局灶发作持续状态、非抽搐发作持续状态。

（一）护理措施

1. 紧急处理

① 将患者头偏向一侧，口中放置牙垫，以防咬伤舌。勿用力按压肢体，防止骨折、皮肤及软组织擦伤。放置床护栏，以防坠床。

② 保持呼吸道通畅，定时吸痰。给予持续低流量给氧，床旁备气管插管及气管切开等抢救物品。

迅速控制癫痫发作：原则是一次性大剂量用药，尽快终止和控制发作，可根据患者具体情况选用下列药物。

第一，首选静脉用地西泮注射液：成人剂量为20mg/次，以5 ~ 10mg/min速度静脉注射，可重复给药。

第二，苯巴比妥钠肌内注射：首次可按8 ~ 9mg/kg剂量予以一次性肌内注射，4 ~ 6小时后根据发作的情况给予首剂的1/3 ~ 1/2肌内注射，并将该剂量作为维持量，每6 ~ 8小时肌内注射一次，至发作完全控制。24小时极量不超过0.8 ~ 1.2g。

第三，苯妥英钠缓慢静脉注射：剂量为5 ~ 10mg/kg溶于5%葡萄糖溶液20 ~ 40ml中，也可将上述剂量溶于5%葡萄糖溶液100ml中缓慢静脉滴注。

2.对症处理

① 高热者给予物理降温，头部冰袋，将体温控制在37.5℃以下。

② 抽搐发作频繁或时间较长者应给予将低颅内压治疗，可选用20%的甘露醇注射液250ml静脉滴注，8～12小时一次。地塞米松5～10mg静脉注射12小时一次。控制抽搐应快速建立静脉通道、及时输液和静脉应用止惊药，控制抽搐发作。

③ 应用抗生素预防和治疗肺部感染，对换气功能不良者应及时行气管插管和切开，并应用辅助呼吸。

3.一般护理（间歇期护理）

① 减少刺激：置患者于单人房间，窗户用深色窗帘遮光，床旁备急救设备和药物。

② 活动与休息：间歇期活动时，注意安全，注意观察间歇期意识状态，出现先兆即刻卧床休息，必要时加床档。

③ 饮食营养：清淡饮食，少进辛辣食物，禁用烟酒，避免过饱。

④ 体温测量：选择测股温或腋温，禁止用口表测量体温。

⑤ 服药要求：按时服药，不能间断。

⑥ 口腔护理：3次/日，口唇涂甘油，防止干燥开裂，湿纱布覆盖口唇，保持口腔清洁。

⑦ 留置胃管：第2天开始给患者置胃管行鼻饲，以38℃流质50ml/次，6次/日为宜；注意有无胃出血现象，防止应激性溃疡的发生。

⑧ 预防压疮：加强皮肤护理并垫上海绵垫，保持床单清洁干燥，有大小便污染应及时更换。

（二）病情观察

① 密切观察患者生命体征、瞳孔、意识、面色及SpO_2。

② 监测动脉血气、血生化，维持内环境的稳定。

③ 监测药物反应：静脉注射地西泮、氯硝西泮对呼吸、心脏均有抑制作用，故注射时应严密观察呼吸、心跳、血压等情况。

④ 观察发作类型、部位、持续时间、间隔时间及发作时的症状表现和发作后情况。

（三）健康指导

① 发作期禁止探视，保持病房绝对安静。

② 做好心理护理，患者易出现自卑、孤独的异常心态，鼓励患者树立战胜疾病的信心，保持情绪稳定。

③ 嘱患者生活工作有规律，避免过度疲劳、便秘、停药、睡眠不足和情感冲动等诱

发因素；不登高、不游泳、不驾驶车船及航空器；外出时，随身携带有注明姓名、诊断的卡片，以便急救时参考。

④ 告知长期服药者按时服药及复查，不宜自行停药或减量。

⑤ 指导患者适当地参加体力和脑力活动。

五、短暂性脑缺血发作

短暂性脑缺血发作（TIA）是指颅内血管病变引起的一过性或短暂性、局性脑或视网膜功能障碍，症状通常在几分钟内达到高峰，持续5～30分钟后完全恢复。越来越多研究表明，血液成分的改变对缺血性卒中的发生有重要作用。高脂血症可增加血黏度，使血流速度减慢。容易引起血小板聚集，导致血栓形成。

（一）护理措施

1.发作时护理

① 发作时取平卧位，避免跌倒，保证脑部供血，7～10天内不发作再下床活动，应减少活动量。

② 保持呼吸道通畅，遵医嘱吸氧，及时清除口鼻分泌物。

③ 避免重体力劳动和单独外出。

④ 扭头或仰头动作不宜过急，幅度不要太大，防止诱发或跌伤。

2.饮食护理

① 低盐、低脂、低糖，充足蛋白质和丰富维生素饮食，如精瘦肉、豆制品。

② 戒烟酒及辛辣油炸食物和避免暴饮暴食。

③ 多食蔬菜、水果，如菠菜、油菜、猕猴桃、苹果等。

3.心理护理

① 主动了解疾病知识，治疗和预后关系，保持心情愉快和积极治疗。

② 当出现紧张、恐惧等不良情绪时，可向家人或医护倾诉，适当宣泄。

③ 学习自我放松技巧，缓解紧张、恐惧，如深呼吸法、肌肉放松训练等。

（二）病情观察

① 分类，临床上大致分为2类：颈内动脉系统的TIA、椎-基底动脉系统的TIA。

② 症状颈内动脉系统的TIA多表现为单眼（同侧）或大脑半球症状。视觉症状表现为一过性黑矇、雾视、视野中有黑点或有时眼前有阴影摇晃。大脑半球症状多为一侧面部或肢体的无力或麻木，可出现言语困难（失语）和认知及行为功能的改变。椎-基底动脉系统的TIA通常表现为眩晕、头晕、构音障碍、跌倒发作、共济失调，异常的眼球运动、复

视、交叉性运动障碍或感觉障碍、偏盲或双侧视力丧失。

（三）健康指导

① 合理饮食，粗细搭配、荤素搭配，戒烟酒。

② 坚持适当体育锻炼和运动，注意劳逸结合。

③ 按医嘱正确服药，不能随意更改、终止服药或自行购买服药。告知药物的作用、不良反应的观察和用药注意事项，如出血倾向、血常规的改变等。

六、脑梗死

脑梗死是指脑部血液供应障碍，缺血缺氧引起脑组织坏死软化而言。临床上常见的有动脉粥样硬化行血栓性脑梗死（脑血栓形成）、脑栓塞、分水岭梗死、腔隙性梗死等。其中脑血栓形成是较为常见者。脑梗死是我国的多发病、常见病，其发病率、临床致死率都比较高。此病的发病机制是局部脑组织和神经细胞因血液供给不足而发生局部坏死，除积极地配合治疗外做好基础护理，对防止进一步梗死、预防各种并发症具有重要作用，如果护理措施落实不到位将直接影响患者的治疗效果和预后。

（一）护理措施

① 帮助患者早期进行活动，保持瘫痪肢体各关节的功能位置，并告知患者及家属早期活动的重要性，教会患者及家属被动活动和主动活动肢体的方法以及翻身技巧，帮助患者训练平衡和协调能力。

② 鼓励患者进食低盐、低脂食物，对于吞咽困难、饮水呛咳的患者，可给予糊状流质或半流质。

③ 应用药物时，注意滴速及观察药物的不良反应。应用扩血管药物时，滴速应在30滴/分左右，并注意监测血压。使用低分子右旋糖时注意观察过敏反应，溶栓和抗凝药应用时要注意严格掌握剂量，并观察有无出血倾向。

④ 给予心理上的支持和安慰；帮助患者克服自卑和消极心理，鼓励其进行一些力所能及的活动，如洗脸、更衣等；对言语困难的患者可用肢体语言进行交流。

（二）病情观察

① 动态评估患者的意识状态、生命体征、肢体活动能力、语言能力。

② 患者在睡眠和安静等血流缓慢、血压降低的情况下发生，次晨被发现不能说话，一侧肢体瘫痪。起病前可有头昏、头痛、肢体麻木、短暂失语等症状。

③ 血压监测：使血压维持在比发病前稍高的水平，以免血压过低导致脑血流灌流不

足，使脑梗死加重。

（三）健康指导

① 注意做好患者出院后的指导，动脉粥样硬化是引起脑梗死的根本原因。积极治疗原发病，如高血压、糖尿病。力劝患者戒除烟酒等不良嗜好。对短暂性脑缺血发作应及时就医，以减少发病因素。

② 进低脂、低胆固醇、低盐饮食为宜。

③ 老年人晨起时不要急于起床，最好在床边静坐10分钟后缓慢站起；参加适当的运动，以促进全身的血液循环。坚持进行肢体功能锻炼和语言训练，以促进康复。

七、脑出血

脑出血又称为脑溢血，指原发性非外伤性脑实质出血，可为多种原因引起，但临床上大多数患者多源于高血压、动脉硬化，此病发病急骤，常在动脉中发病，与情绪激动、饮酒、过于劳累、用力排便等诱因有关。临床表现：重症脑出血表现为剧烈头痛、呕吐、面色潮红、昏迷、尿便失禁；脑室出血，出现肢体强直、抽搐；瞳孔散大、偏瘫、凝视麻痹、失语甚至脑软化等后遗症。

（一）护理措施

① 环境急性期须卧床休息，减少搬动，更换体位时应保护头部且避免震动，做好护理基础。保持环境安静，避免各种刺激。

② 保持呼吸道通畅：及时吸痰，头偏向一侧，保持呼吸道通畅，必要给予氧气吸入，并备好气管切开所需用物。

③ 营养支持：根据病情给予肠内营养或肠外营养保证机体营养的需要，如患者发病后3天仍不能进食的可给予鼻饲流质饮食。进行鼻饲前应抽吸胃液，若发现患者有呃逆、腹部饱胀、胃液呈咖啡色或解黑色大便时，要警惕消化道出血的发生，应及时向医生报告并给予处理。

④ 安全护理：对躁动不安者，应加强安全护理，使用床档，必要时使用约束带，防止患者发生坠床。

⑤ 对偏瘫肢体的护理：尽量保存肢体活动和肌张力，每天进行患肢各关节的被动活动，用软枕等方法将各关节放置于功能位置，手臂维持外展位，肘部微屈，仰卧位时肩关节高过肩部水平。膝下放置小软枕，为防止骨突关节外旋，以毛巾卷放在髋关节外侧。仰卧位时病侧肘关节用夹板固定于90°屈曲功能位置。患者的手腕和足踝应置于关节功能位置，各关节受压部位应托以棉垫，防止压迫。定时更换体位，以防止压疮的发生，可应用

预防压疮的床褥。病情稳定后，应尽早进行瘫痪肢体功能锻炼和语言训练。恢复期，应按分级护理要点鼓励逐渐增加活动范围，高血压及心脏病者，活动量不宜过大。

⑥ 排便护理保持排便通畅，指导患者多进食粗纤维食物，每天进行腹部顺时针按摩，必要时给予缓泻剂辅助通便处理。尿潴留患者给予留置导尿，并观察尿液的量、颜色、性状等，每日行尿道口擦洗两次。

⑦ 高血压脑出血常有焦虑、恐惧、孤独的感觉。这种紧张心理不但加重病情，还妨碍病情的康复。因此，加强心理护理也尤为重要。

（二）病情观察要点

① 生命体征，注意高热程度及呼吸深度与节律变化。

② 加强对神经功能的监护，包括意识、瞳孔、肢体运动、感觉等变化及语言反应，并做好记录，发现异常及时向医生报告，迅速处理。

③ 头痛、呕吐、肢体瘫痪等症状。

④ 有无合并脑水肿及消化道出血症状。

（三）健康指导

① 积极治疗原发病，如高血压和动脉粥样硬化等病因。

② 避免情绪激动、过度兴奋、劳累、脑力紧张活动、用力排便等，以减少发病因素。

③ 指导家人帮助做好各种基础护理，进行瘫痪肢体功能锻炼和语言训练的方法。

④ 给患者关心与安慰，讲解本病的基础知识，使之保持情绪稳定，积极配合治疗。

八、帕金森病

帕金森病（Parkinson Disease，PD）是一种较常见的椎体外系统疾病。以缓慢进展的运动障碍，如震颤、肌肉强直、运动减少和体位不稳等为主要临床特征。

（一）护理措施

1.安全护理

患者的动作渐趋笨拙，应避免患者发生跌倒等意外情况，应强调安全护理。

① 除去所有的门槛，以免绊倒患者，除去一切尖角的家具；在楼梯两旁加设栏杆；在门把手附近的墙上设扶手，以增加患者开、关门时的安全性；垫高患者座椅的后脚，使患者较容易坐下或站起来；在床尾处绑上粗长的绳子，使患者可以拉着绳子坐起来而便于下床；升高坐便器的坐垫，并在厕所、浴室内增设扶手，方便患者穿脱衣服及大小便等。

② 步行训练2次/日，每次5分钟。方法：步行时患者双眼直视，两上肢与下肢保持

协同合拍动作，同时使足尖尽量抬高，以脚跟先着地，尽量迈开步伐行走，并做左右转向和前后进退的训练；当患者走路遇到步僵时，先让患者停下来，站直身体，鼓励患者抬高一条腿，然后向前迈一大步，再换另一条腿，再抬高，向前迈大步，反复练习3～5次。

2.营养护理

① 增加饮食中的热量、蛋白质和纤维素的含量。将食物先切成小块、磨碎或给予半流质，易于咀嚼和吞咽。

② 给予有粗大把的叉子或汤匙，使患者易于进食；如患者手指颤抖厉害，可协助其进食。

③ 给予患者充分的时间进食。

④ 监测体重有无减轻。

3.大小便护理

① 让患者摄取足够的水分。

② 指导患者吸气后屏气，利用增加负压的办法解便。

③ 根据患者的习惯，排便时间相对固定。

4.药物护理

① 向患者和家属讲解疾病的特点是起病缓慢，逐渐加重，虽不能根治，但药物治疗可以减轻症状，预防并发症，使其对治疗有正确认识和合理的期望值。

② 告知患者药物的种类和剂量因人而异，应自小剂量开始逐渐达到疗效最好而不良反应尚轻为止，然后维持服用。

③ 观察药物的不良反应，及早发现、及早处理。

（二）病情观察

首发症状为动作不灵活和震颤，随着病程发展可逐渐出现以下症状和体征：

① 静止性震颤，常从一侧上肢开始，呈现有规律的拇指对掌屈曲的不自主震颤，如同"搓丸"样动作。

② 运动减少，患者随意运动减少、减慢。常表现为开始的动作困难和缓慢，如行走时启动和终止均有困难，启动后则呈慌张步态；精细动作很难完成，系鞋带等不易完成；书写时手抖，并有越写越小的倾向，称为"写字过小症"。

③ 肌强直，多从一侧的上肢或下肢的近端开始，逐渐蔓延至远端、对侧和全身的肌肉。面肌强直时表情和瞬目减少，造成"面具脸"。

④ 体位不稳，行走时步距缩短，碎步、人往前冲，呈"慌张步态"。

（三）健康指导

① 做关节的全范围运动可预防关节挛缩。

② 抑郁是帕金森患者常伴随的一个症状，是神经-心理障碍突出的表现。抑郁症状使患者更痛苦，尤其躯体功能障碍严重时心理压力更大，常自责、焦虑、消极悲观，产生无用、失助感，导致患者自伤、自杀。

③ 温水擦洗、按摩等物理治疗有助于缓解肌肉僵硬，并可预防挛缩。观察头和颈部是否向前倾，指导患者注意姿势以预防畸形；躺在床上时不应垫枕头，还应定时取仰卧姿势。

④ 指导患者在步行时应以足跟先着地，抬高脚趾，不要拖拽；鼓励患者手臂自然摆动，以舒展的步伐行走，较易保持平衡。

⑤ 过度震颤者应让其坐在有扶手的椅子上，手抓住扶手可以稍加控制震颤。

⑥ 让患者穿着轻便、宽松的衣服，可减少流汗和活动的束缚。

⑦ 鼓励患者尽量试着独立完成日常的活动，如说话、写字和进食、穿衣、移动等。

九、蛛网膜下隙出血

蛛网膜下隙出血（SAH）为多种原因引起的脑底部或脑及脊髓表浅血管破裂，血液进入蛛网膜下隙或脑实质出血破入蛛网膜下隙。发病主要原因有先天性动脉瘤、脑血管畸形、颅脑外伤、颅脑肿瘤等。临床表现为起病急，常见于用力情绪激动时发生，突然剧烈头痛、恶心及呕吐、脑膜刺激征及血性脑脊液。可出现不同程度的意识障碍和精神症状，严重者可发生昏迷、脑疝甚至死亡。

（一）护理措施

① 急性期绝对卧床休息4～6周，切忌无枕仰天平卧，避免搬动和不必要的操作，护理操作均应轻柔。对头痛和躁动者，应按医嘱给予镇静剂。

② 48小时内应禁食，以后根据病情放置胃管，并注意营养及水、电解质和酸碱平衡。

③ 保持呼吸道通畅，翻身拍背。

④ 高热给予物理降温，头部禁用酒精。

⑤ 保护肢体和皮肤。手腕、足踝置于关节功能位，关节受压部位托以棉垫。定时慢动作翻身，当翻向患侧时，患侧部垫软枕，以防关节强直。发病24小时内只能移动肩、臀部，以免因翻身而牵动头部。

⑥ 住院期间遵医嘱给予甘露醇、呋塞米等脱水降低颅内压治疗，并给予具有抗纤溶作用的止血药物降低再出血率，静脉尼莫地平治疗防治SAH后脑血管痉挛的发生，并记录出入量。

⑦ 保持大小便通畅。进食粗纤维食物，告知切勿用力排便，必要时使用缓泻剂。

（二）病情观察

① 观察意识、血压、脉搏、呼吸等变化，及时发现脑疝前驱症状。

② 观察呕吐物和大便的颜色、性质，了解胃内有无出血。

（三）健康指导

① 积极治疗原发病，如颅内动脉瘤及动静脉畸形、高血压、动脉粥样硬化等。

② 避免剧烈运动、排便用力或情绪激动等诱发本病的因素。

③ 女性患者于 1～2 年内应避免妊娠。

④ 出院时指导患者控制血压及饮食，生活有规律。

第七节　内分泌系统疾病护理常规

一、甲状旁腺功能亢进症

甲状旁腺功能亢进症可分为原发性、继发性、散发性和假性 4 种。原发性甲状旁腺功能亢进症（PHPT）是由甲状旁腺本身病变引起的甲状旁腺素（PTH）合成、分泌过多，引起钙、磷和骨代谢紊乱的一种全身性疾病，表现为骨吸收增加的骨骼病变、肾结石、高钙血症和低磷血症等。

（一）护理措施

① 嘱患者减少活动，避免跑跳等剧烈活动；骨质疏松患者睡硬板床，保持地面无水渍，协助患者做好生活护理；骨折患者应严格卧床休息，协助患者定时更换体位，轴线翻身，动作轻柔，搬动患者时动作整齐，避免二次骨折。抬高患肢，注意骨折部位血液循环情况。

② 骨痛严重患者及时通知医师，遵医嘱给予止痛药。

③ 嘱患者多饮水，每日饮水量 2 000ml，促进尿钙排出，预防泌尿系统感染。

④ 术前患者饮食中钙的摄入以中等量为宜，避免牛奶、奶制品、豆类等高钙食物摄入，术后患者由于血钙水平降低应给予高钙饮食。同时嘱患者进食高纤维食物，保持排便通畅。消化性溃疡患者避免暴饮暴食，禁食辛辣刺激性食物。

⑤ 注意观察患者有无尿急、尿频、尿痛等泌尿系统感染症状；观察泌尿系统结石患者有无血尿情况。

⑥ 做好疾病相关知识宣教。准确记录24小时出入量，指导患者正确留取各种标本。

⑦ 监测患者血钙、PTH水平。

（二）病情观察

① 监测血电解质，尤其是定期监测血钙、血磷。

② 定期测尿钙。

③ 记录24小时出入量。

④ 手术后的患者，注意观察有无低血钙的发生及轻重，及时用药，并观察低血钙的改善情况。

⑤ 有无恶心、呕吐、厌食、消化道出血。

⑥ 有无烦渴、多尿导致全身脱水、高热、血压下降、虚脱、心律失常、心肌病、心力衰竭。

⑦ 有无神志的改变、淡漠、精神错乱、幻觉、嗜睡、昏迷。

（三）健康指导

① 选择低钙的食物，如肝脏、鸡肉、鱼类、水果和蔬菜等，避免饮用牛奶及富含钙质的食物。多食用蔬菜，保持大便的通畅。

② 适当限制活动，避免剧烈运动，睡觉的床垫不宜过软，以防止骨折的发生。

二、甲状腺功能亢进症

甲状腺功能亢进症（hyperthyroidism）简称甲亢，是指由多种病因导致甲状腺功能增强，从而分泌甲状腺激素（TH）过多所致的临床综合征。其特征表现为基础代谢增加、甲状腺肿大、眼球突出和自主神经系统功能失常。

（一）护理措施

① 参照按内分泌一般护理常规处理。

② 保持病室环境整洁、安静、凉爽，减少家属探视，尽量避免不良的声光刺激，注意休息。

③ 饮食以高热量、高蛋白、高维生素、易消化、低碘为宜，以满足患者机体的高代谢状态，忌饮浓茶、咖啡等兴奋性饮料。

④ 每日测量空腹体重及4次脉搏。

⑤ 与患者交谈时态度和蔼，有耐心，注意患者情绪变化，避免各种刺激。

⑥ 做好疾病相关宣教，使患者配合做好各项检查。

⑦ 遵医嘱指导患者按时按量服药，注意观察有无药物不良反应，如白细胞、血小板减少，皮疹、发热、关节痛及肝功能损害等。当白细胞低于$3.0 \times 10^9/L$时，应进行保护性隔离，医务人员应严格执行无菌操作技术及隔离制度。

⑧ 若患者有恶性突眼、眼睑闭合不全者，应注意保护角膜和球结膜。日间外出可戴墨镜，以避免风、光、尘的刺激，避免用眼过度，保持眼部清洁，合理使用眼药水，睡前可适当抬高头部以减轻眼部肿胀，还可涂眼膏、戴眼罩以防感染。

⑨ 手术或放射性治疗的患者应做好术前宣教和术后病情观察，预防并发症发生。

（二）病情观察

① 随时观察病情变化，如果患者出现高热（＞39℃）、恶心、呕吐、腹泻、心率加快（≥120次/分）、烦躁或嗜睡等甲亢危象征兆，应及时通知医师并迅速做出正确处理。

② 观察患者的情绪、精神、面色，若出现甲亢危象征，立即通知医生，并备好急救药品和物品，积极配合抢救。

（三）健康指导

① 避免劳累和噪声的干扰，保证患者充足的睡眠和休息。

② 进食高蛋白、高热量、高维生素和易消化的饮食。避免食用过多的粗纤维食物及含碘食品（海产品、碘盐），以避免引起消化道不适及病情加重。

③ 忌饮浓茶、咖啡等兴奋性饮料。

④ 遵医嘱坚持服药并定期复查。

三、甲状腺功能减退症

甲状腺功能减退症（简称甲减）是指甲状腺激素缺乏或对其不反应致机体代谢活动下降而引起机体的代谢和各个系统功能减退的一种内分泌疾病。临床表现为畏寒、纳差、便秘、水肿和嗜睡。

临床上一般可分为3种类型：功能减退始于胎儿期或出生不久的新生儿者，称呆小症（又称克汀病）；功能减退始于发育前儿童期者，称幼年性甲状腺功能减退症，严重时称黏液性水肿；功能减退始于成人期者，称甲状腺功能减退症，严重者称黏液性水肿。

（一）护理措施

① 参照内分泌一般护理常规进行护理。

② 入院后检测患者体重，详细记录出入量情况，如体重增加明显、皮肤水肿，应及时通知医生。

③ 给予患者高热量、高蛋白、高维生素、低脂、低盐的易消化饮食。

④ 加强皮肤护理，观察水肿情况，水肿部位加强护理。对皮肤干燥的患者，应加强护理，保持皮肤清洁，清洗皮肤时动作轻柔，防止破损，沐浴后涂护肤油保护，防止破溃。

⑤ 预防缓解便秘，可进食新鲜的蔬菜水果，富含纤维素的食物，鼓励患者适当活动，以增加肠蠕动，必要时给予缓泻剂或灌肠治疗。

⑥ 监测并记录晨起体温、心率等基础代谢率指标，体温偏低的患者，用厚衣服及暖水袋等保暖，防止烫伤。

⑦ 重症者卧床休息，加强生活护理。有精神症状的患者应有专人看护，以免发生危险。

⑧ 指导患者遵医嘱服药，监测用药后效果、有无不良反应。

（二）病情观察及对症护理

① 体温偏低或畏寒者，应注意保暖，避免受凉。

② 经常便秘者，应多吃蔬菜、水果，适当活动以增加胃肠蠕动，必要时遵医嘱服用缓泻药。

③ 皮肤干燥、粗糙者，应加强皮肤护理，注意保持皮肤清洁，适当涂擦润肤霜。

④ 合并心包积液、冠心病、高血压者，应注意观察心率、心律及血压变化。

⑤ 合并水肿者，应遵医嘱记录出入液量，定期测体重，观察水肿消退情况。

⑥ 如患者出现嗜睡、体温下降（<35℃）、呼吸浅慢、心动过缓、血压下降，提示可能发生黏液性水肿昏迷，应立即告知医生，并及时配合抢救。

（三）健康指导

① 注意个人卫生，预防各类感染。

② 解释终身服药的必要性，并向患者说明遵医嘱服药的重要性。

③ 进食高热量、高蛋白、高维生素、低脂、低盐的易消化饮食，鼓励适当活动。

④ 皮肤干燥的患者，加强皮肤护理，沐浴后涂抹护肤油保护，水肿部位加强护理。

四、甲状腺危象

甲状腺危象（Thyroid Crisis）是甲状腺功能亢进症患者在急性感染、精神创伤、高热、妊娠、甲状腺手术或放射碘治疗等诱因刺激下，病情突然恶化而发生的最严重的并发症。主要表现为高热、大汗、心动过速、呕吐、腹泻、烦躁不安甚至昏迷，必须及时抢救，否则往往死于高热，心力衰竭，肺水肿及水、电解质紊乱。

（一）护理措施

① 将患者安置在安静的环境中，绝对卧床休息，限制探视，避免声和光的刺激。

② 加强各项基础护理，预防感染，遵医嘱使用抗生素。留置导尿患者做好会阴擦洗。

③ 患者处于兴奋状态、烦躁不安时，适当给予镇静剂。

④ 给予高热量、高蛋白、富含维生素的饮食，鼓励患者多饮水。

⑤ 急救处理：

第一，昏迷患者首先要保持呼吸道通畅，予以吸氧。

第二，建立静脉通道，大量补液，纠正电解质紊乱，如能饮水，应鼓励患者自己饮水。必要时进行中心静脉压监测，并根据监测结果及尿量决定补液的量。

第三，遵医嘱抽取血标本查血常规、血电解质、肝肾功能、血糖、甲状腺激素全套等。

第四，遵医嘱用药，昏迷患者不能口服者插胃管，将药物磨碎后鼻饲给药。

6.高热的护理

① 采用物理降温，酒精擦浴及头部放置冰袋等，重者采用人工冬眠疗法。

② 密切观察并详细记录降温效果。

③ 高热患者应加强口腔护理，每日2～3次。

（二）病情观察

① 密切观察患者意识、瞳孔的变化。

② 密切观察生命体征的变化。持续心电监护，监测心率、血压、呼吸及血氧饱和度。

③ 昏迷患者留置导尿，详细记录出入液量的变化。

④ 用药过程中严密观察患者的病情，观察腹泻、呕吐、脱水状况的变化，发现异常情况及时通知医生。

（三）健康教育

① 进食高蛋白（如牛奶、豆类、肉类等）、高热量（含碳水化合物丰富）、高维生素（蔬菜、水果）和易消化饮食。避免食用过多的粗纤维食物及含碘食品（海产品、碘盐），以免引起消化道不适及病情加重。

② 注意眼部护理。

③ 注意劳逸结合，不要过度劳累，根据自身情况，进行适当锻炼。

五、嗜铬细胞瘤护理

嗜铬细胞瘤（pheochromocytoma）起源于肾上髓质、交感神经节或其他部位的嗜铬组织，这种细胞持续或间断地释放大量儿茶酚胺，引起持续性或阵发性高血压或多个器官功能及代谢紊乱。临床上表现为高血压、头痛、心悸、多汗及代谢紊乱综合征。

（一）护理措施

① 参照内分泌护理常规护理。

② 嘱患者尽量卧床休息或室内活动，避免剧烈运动或精神刺激，外出时有人陪伴，以免突然血压升高出现危险。

③ 患者出现头痛、心悸、大汗等高血压发作表现时，应嘱其安静休息，通知医师，遵医嘱准确留取相关尿液检查。

④ 对有明显发作诱因的患者，如排尿、排便后发作，应告知患者不要憋尿、保持大便通畅，预防高血压发生。若肿瘤较大压迫肠道引起排便困难时，可使用缓泻剂或给予清洁灌肠。

⑤ 指导患者准确记录24小时出入量，严密观察患者血压变化。

⑥ 给予患者高蛋白、高维生素、低脂肪饮食，同时忌浓茶、咖啡、可可，不宜进食香蕉，以免干扰儿茶酚胺的测定。

⑦ 术前指导患者遵医嘱按时服药，并给予药物宣教，取得患者合作，注意有无鼻塞，心率加快及直立性低血压的发生，预防摔倒。

⑧ 向患者进行疾病及相关特殊检查化验的宣教，以配合医师完善疾病的诊治。

⑨ 部分患者高血压发作时可伴有紧张、焦虑、烦躁等精神症状，护士应及时观察、及时护理。

（二）病情观察

观察患者有无剧烈头痛、面色苍白、大汗淋漓、恶心、呕吐、视力模糊、复视等高血压危象表现。

（三）健康教育

① 进食高蛋白、高维生素、低脂肪饮食，忌咖啡、浓茶、可可，不宜进食香蕉，以免干扰儿茶酚胺的测定。

② 尽量卧床休息或室内活动，外出时应有人陪伴，以避免突然的血压升高而出现危险。

③ 不要憋尿，保持排便通畅，必要时可以使用缓泻剂或清洁灌肠。

六、Cushing 综合征

Cushing综合征是由多种原因引起的以高皮质醇血症为特征的临床综合征，主要的临床表现为满月脸、多血质外貌、向心性肥胖、痤疮、紫纹、高血压、低血钾、继发性糖尿病和骨质疏松等。

（一）护理措施

① 参照内分泌一般护理常规护理。

② 密切监测患者血压、血糖变化，出现异常，及时通知医师。

③ 遵医嘱给予口服或静脉补钾治疗，嘱患者尽量卧床休息，避免坠床或摔伤。

④ 骨质疏松患者避免剧烈运动，睡硬板床，保持地面无水渍。必要时卧床休息，加强巡视，做好基础护理，避免骨折发生。

⑤ 患者毛细血管壁变薄脆，易发生出血及瘀斑，穿刺前选好血管减少失误，适当延长按压穿刺处的时间，避免血肿的产生。

⑥ 患者皮肤常有痤疮、紫纹、皮肤变薄，易受伤出血，且伤口愈合不良，应加强皮肤口腔护理，预防感染。

⑦ 因体形、面貌变化，患者尤其是女性会产生较大心理压力，护士应多关心患者，不能歧视患者，多进行交流。做好患者的心理护理，告知手术后形体、面貌可以纠正，帮助其树立战胜疾病的信心。

⑧ 若患者出现精神症状，应加强巡视，嘱专人陪护，告知家属产生原因，取得家属配合，保护患者安全，防止坠床、自伤等意外的发生。

⑨ 进行疾病及相关实验检查的健康宣教，正确留取各种标本，使其配合医师完成疾病的诊治。

（二）病情观察

① 观察患者皮肤有无出血及瘀斑，有无痤疮、紫纹、皮肤变薄。

② 观察患者水肿情况。

③ 密切观察患者精神状态。

④ 密切观察患者血压、血糖变化，有无四肢乏力、软瘫等低钾症状的发生。

（三）健康教育

① 选择优质蛋白、高维生素、高钙、低脂肪饮食，血钾偏低者选择富含钾的食物，如菠菜、芹菜、红萝卜、南瓜、橘子、香蕉、柠檬水等，限制血糖偏高的患者摄入热量高、含糖量高的食物。

② 劳逸结合，避免过度劳累，根据自身耐受，进行适当锻炼。骨质疏松的患者避免过度地活动，防止磕碰，睡硬板床，防止出现病理性骨折。

③ 穿着宽松、舒适的棉质衣裤，防止外伤。保持口腔卫生，皮肤清洁，勿用刺激性化妆品和肥皂，预防感染。

七、糖尿病

糖尿病（Diabetes Mellitus）是一种常见的内分泌代谢疾病，有遗传倾向。是由多种原因引起胰岛素分泌或作用的缺陷，或者两者同时存在而引起的以慢性高血糖为特征的代谢紊乱。除糖类外，尚有蛋白质、脂肪、水及电解质等一系列代谢紊乱，临床表现为多饮、多食、多尿、消瘦、疲乏无力等，即典型的"三多一少"症状，久病可引起多系统损害，常伴发心血管、肾、眼、及神经等病变。重症或应激时可发生酮症酸中毒、高渗性昏迷等急性代谢紊乱。

（一）护理措施

① 心理护理：给患者讲解糖尿病只要血糖控制良好，预防并发症的发生发展，并不影响工作、学习、生活及长寿。

② 遵医嘱给予糖尿病饮食，根据患者身高、体重活动量等限定每日总热量，并固定食物成分的比例，碳水化合物占55%～60%，蛋白质占15%～20%、脂肪不超过30%，注意定时、定量，尽量避免进食甜食（低血糖症状时除外）。注意粗细粮的搭配及副食、荤素的搭配，鼓励患者多吃富含纤维的食物，如魔芋和荞麦等。在保持血糖稳定的情况下，可以根据食品交换成分原则进行等量食品交换，尽量供给患者营养全面的膳食。

③ 胰岛素应用时根据起效时间在饭前5～30分钟皮下注射，注意药量准确，无菌操作，并轮流更换注射部位，防止引起皮下脂肪硬化。

④ 口服磺脲类降糖药应在餐前30～60分钟服用，双胍类降糖药在进餐时或餐后30分钟～1小时服用，α-糖苷酶抑制剂与第一口饭同服。

⑤ 每天定时监测手指血糖，了解血糖波动情况及时告知医生。

⑥ 做好足部的护理，预防烫伤和坏疽的发生，患者每日用温水足浴，水温不能过热（<37℃），并检查双足避免糖尿病神经末梢病变性感觉减退引起的烫伤指甲长短适宜，鞋子宽松。

⑦ 做好皮肤和会阴护理，患者皮肤干燥发痒时，避免粗暴搔抓，防止皮肤破溃感染。女性患者做好会阴部的清洁，预防泌尿系统和会阴部的感染。

⑧ 住院期间发生低血糖及时嘱患者吃东西或静脉注射50%的葡萄糖40～60ml。

⑨ 指导患者合理进行运动，建议规律运动，餐后开始，以每周3～5次为宜，每次30分钟。对于使用胰岛素以及磺脲类降糖药的患者，运动时间和运动强度不宜过大，避免空腹运动。

（二）病情观察

① 注意观察血糖值的变化，及时发现低血糖。

② 注意观察皮肤，特别是双足及全身有无疖、痈或皮肤损伤。

③ 观察有无并发症的发生，如糖尿病酮症酸中毒、低血糖昏迷、高渗性昏迷、脑卒中、冠心病等。

④ 糖尿病合并高血压者，严密观察血压。

（三）健康教育

① 向患者宣传糖尿病的知识，使其认识饮食控制、运动和药物控制的重要性，了解高低血糖的诊断、表现和预防措施等，以加强自我保护，减少并发症的发生。

② 进餐做到定时、定量、定餐，不吃或少吃甜食。保证主食、肉、蛋、蔬菜、奶类等食物的摄入，不可偏食，血糖不稳定时采取分餐。注意补充纤维素，养成良好的饮食习惯。随身准备糖果或饼干等食物，以便在低血糖时能及时进食。

③ 运动要循序渐进，长期坚持。

④ 自我检测：定期检测血糖并记录。

⑤ 做好个人卫生，预防感染，痈、疖不可挤压，指甲不宜剪得过短。皮肤干燥发痒时，避免粗暴搔抓，防止皮肤感染，女患者每日清洁会阴部，防止感染。

⑥ 做好足部的护理，预防烫伤和坏疽的发生，每日用温水足浴，水温不能过热，用热水袋时要防止烫伤，选择合适的鞋子，每天检查足部，不要自行处理伤口，如有外伤应及时到医院进行处理，避免感染。

八、糖尿病酮症酸中毒

糖尿病酮症酸中毒（Diabetic Ketoacidosis，DKA）是糖尿病患者在应激状态下，由于体内胰岛素缺乏，胰岛素拮抗激素增加，引起糖和脂肪代谢紊乱，以高血糖、高酮症、高尿糖、代谢性酸中毒为主要改变的临床综合征。糖尿病酮症酸中毒是糖尿病最常见的并发症。

（一）护理措施

① 确定酸中毒后，患者绝对卧床休息，立即配合医生进行抢救。

② 补液：首选生理盐水，补液速度按照先快后慢的原则，补液总量一般按照患者体重的10%计算。

③ 遵医嘱使用胰岛素治疗：有条件的可采用静脉输液微泵推注或使用胰岛素泵持续皮下注射胰岛素，并详细记录使用时间和剂量。严密监测血糖的变化，根据血糖的检查结

果调整胰岛素的用量。

④ 补钾：遵医嘱在补液及使用胰岛素的同时给予。

⑤ 暂禁食，必要时留置胃管，遵医嘱进行胃肠营养。

⑥ 监测患者尿量，并记录24小时出入液量。

⑦ 加强基础护理，做好口腔护理，预防口唇干裂，避免口腔及呼吸道黏膜干燥，保持尿道口和会阴部的清洁，加强皮肤护理，预防压疮，必要时使用气垫床等防压器具。

（二）病情观察

① 酮症酸中毒患者逐渐出现疲乏软弱、极度口渴、厌食、恶心、呕吐。

② 呼吸较快，呼气时有酮味（烂苹果样气味）。

③ 随着失水的加重出现脱水、尿量减少、皮肤干燥无弹性、眼球下陷。

④ 严重时可出现休克，表现为心率加快、脉搏细速、血压下降、四肢厥冷等，患者呈倦睡状且逐渐昏迷。

⑤ 辅助检查，血糖明显升高，血二氧化碳结合明显降低，血酮增高，尿糖强阳性，血白细胞增高等。

（三）健康教育

① 向患者讲解酮症酸中毒的发病机制，去除诱因。

② 有并发症及时治疗，如休克、感染、心衰等。

③ 保持良好的血糖控制，告诉患者不要随意加减胰岛素的量，患者有酮症酸中毒症状时及时就医。

九、糖尿病高渗性昏迷

糖尿病高渗性昏迷（Diabetic Hyperosmolar Coma）是糖尿病急性代谢紊乱的一种表现，临床特点表现为血糖高，没有明显的酮症酸中毒，由于高血糖引起血浆高渗性脱水和进行性意识障碍的临床综合征。

（一）护理措施

① 迅速建立静脉通道补液，恢复患者血容量，纠正脱水与高渗状态。严格掌握补液的速度和量，按先快后慢的原则进行补液。最初2小时补液量为1 000 ~ 2 000ml，24小时补液量应>5 000ml。

② 留置胃管，并经胃管大量补液，200 ~ 300ml/2小时。

③ 留置尿管以观察每小时尿量，并详细记录24小时出入液量。

④ 严密观察患者神志、瞳孔及对光反射，监测心率、血压、呼吸及血氧饱和度，并做好详细记录。

⑤ 准确及时遵医嘱使用胰岛素，并监测血糖的变化。1～2小时测手指血糖一次，并根据血糖监测的结果调整胰岛素的用量，防止低血糖发生。

⑥ 准确、及时留取各种标本进行血电解质、肝功能、血常规等化验及血气分析。补钾过程中要监测血钾的变化，防止出现高血钾。

⑦ 加强各项基础护理，如口腔护理、皮肤护理、会阴部及尿道口护理等。

⑧ 加强营养，给予高蛋白、高脂肪、低糖流质饮食，昏迷患者给予鼻饲。

（二）病情观察

① 严密观察患者意识、瞳孔对光反射，监测心率、血压、呼吸及血氧饱和度。

② 严密观察患者尿量及24小时出入液量。

③ 及时监测患者的血糖和血钾，防止因大量补液而没有及时补充电解质而发生意外。

（三）健康教育

① 本病病情危重、并发症多、死亡率高，发病后要早期治疗。

② 凡有糖尿病的患者，合并多尿、多饮、口渴、脱水，感染者及时到正规医院就诊。

③ 糖尿病的患者，在使用糖皮质激素、利尿剂、甘露醇等药物时应特别注意。

十、低血糖危象

低血糖危象（Hypoglycemia Crisis）是由于某些病理和生理原因使血糖降低至2.8mmol/L或以下时，引起交感神经兴奋和中枢神经异常的症状及体征。临床表现为患者心慌、脸色苍白、无力、饥饿、大汗，神经系统表现为焦虑、牙关紧闭、肌肉痉挛、癫痫样发作，最后血压下降、低血糖休克、昏迷甚至死亡。

（一）护理措施

① 绝对卧床休息，注意保暖，必要时吸氧，昏迷患者按昏迷护理常规护理。

② 升高血糖，遵医嘱使用药物。

第一，清醒患者可口服糖水，昏迷或抽搐时，立即静脉注射50%葡萄糖溶液50ml，并继续以10%葡萄糖500～1 000ml静脉滴注，视病情调整滴数和输液量。

第二，必要时静脉滴注糖皮质激素和肌内注射胰高血糖素。

③ 对症治疗，如抽搐者应用适量镇静剂，并注意保护患者，防止外伤，昏迷时间长或伴有严重脑水肿者，可给予20%的甘露醇注射治疗。

④ 严密观察病情，并做好记录。

⑤ 做好心理护理，加强皮肤护理、口腔护理等基础护理。

（二）病情观察

① 密切观察患者意识、瞳孔及生命体征的变化。

② 定时监测血糖，每 1 ～ 2 小时复查血糖一次，观察用药效果。

③ 严密监测患者血压，防止休克的发生。

（三）健康教育

① 做好健康宣教，提高患者自我监护的能力和意识。

② 使用胰岛素的患者不能随意加减胰岛素的注射量，定时、定量进餐。

③ 避免空腹饮酒。

④ 糖尿病患者应常规随身备含碳水化合物的食品，一旦发生低血糖，立即进食。

⑤ 运动前应增加额外的碳水化合物，避免空腹高强度运动。

十一、原发性醛固酮增多症

原发性醛固酮增多症（Primary Aldosteronism）是一种以高血压、低血钾、低血浆肾素活性及高醛固酮水平为主要特征的临床综合征，是由肾上腺皮质肿瘤或增生，使醛固酮分泌增多，导致水、钠潴留，液体容量扩张而抑制了肾素–血管紧张素系统所致。

（一）护理措施

① 创造舒适、安静的环境，病情严重者应当卧床休息，减少活动，保证充足的睡眠，病情轻者可做适当的活动，以不感到疲乏为度。

② 监测血压，每日固定时间监测患者血压情况，包括卧位血压和立位血压，并记录。如出现血压升高，嘱患者卧床休息，遵医嘱处理，加强生活护理和安全措施，防止意外的发生。

③ 监测水、电解质的变化，尤其是血钾的变化，做好记录。观察患者有无四肢麻木、抽搐、无力等症状。如果患者出现肌无力、呼吸困难、心律失常或意识变化，应立即通知医生进行抢救。

④ 给予患者低盐高钾饮食，限制食盐和碱性食物。富含钾的食物有柑橘、香蕉、香菇、海带、红枣等。

⑤ 遵医嘱记录 24 小时出入量。

⑥ 配合做好各项检查，并帮助患者正确认识检查的目的和意义，正确留取标本并及

时送检。

（二）病情观察

① 注意监测患者的血压，每天至少测血压一次，并观察患者有无头晕、头痛。

② 观察患者肢端麻木、腹胀、手足抽搐、心律失常等低血钾表现，必要时遵医嘱抽血查血钾。

③ 观察患者有无多尿和夜尿增多的情况。

④ 观察药物疗效及不良反应，如男性乳房发育、女性月经不调等现象，如发生上述情况及时通知医生。

（三）健康教育

① 指导患者正确认识疾病，注意观察身体情况，如有血压升高、头晕、头痛、肢端麻木等不适及时就诊。

② 指导患者进食低盐高钾饮食，限制食盐及碱性食物。富含钾的食物有柑橘、香蕉、香菇、海带、红枣等。

③ 卧床休息，减少活动，如患者神经-肌肉功能障碍，应加强生活护理和保护措施。

十二、痛风

痛风（Gout）是一种异质性疾病，由遗传性或获得性引起的尿酸排泄减少和嘌呤代谢障碍。临床特点：高尿酸血症及尿酸盐结晶、沉积所致的特征性急性关节炎、痛风石、间质性肾炎，严重者呈关节畸形及功能障碍。常常伴有尿酸性尿路结石。

（一）护理措施

① 急性发作期应选择无嘌呤食物，如脱脂奶、鸡蛋等，全天液体摄入量应在3 000ml以上，两餐之间可饮用碳酸氢钠类液体。

② 慢性期或缓解期应选择低嘌呤饮食，如米饭、饼干、蔬菜、水果等，嘌呤的进食量每天限制在100 ～ 150mg，饮食中应注意补充维生素及铁质，限制脂肪摄入，即进食低热量、低脂、低嘌呤、高维生素饮食。禁食辛辣刺激性食物，禁饮酒，宜多食偏碱性食物，并大量饮水。

③ 急性期遵医嘱卧床休息，发作时抬高患肢、局部冷敷，24小时后可行热敷或理疗，关节疼痛缓解3天后可恢复活动。

④ 慢性及缓解期应先进行理疗，如热敷、按摩等，以促进关节血液循环，减轻肌肉痉挛，然后进行以伸展与屈曲动作为主的功能锻炼。

⑤慢性期应避免劳累，以防诱发急性发作。

（二）病情观察

①观察疼痛的部位、性质、程度，监测尿pH值，尿酸的排出量，保持血尿尿酸的正常范围。

②应用秋水仙碱时，应注意有无呕吐、腹泻等胃肠道症状。一般口服秋水仙碱片，必要时静脉注射，但速度要慢，一般不少于5分钟，并严防药物外渗。

③应用促尿酸排泄药物或抑制尿酸合成药物时，应遵医嘱小剂量给药，逐渐加量，并定期检查肝肾功能，密切观察药物不良反应。

（三）健康教育

①向患者讲解疾病相关知识，消除其紧张情绪，配合医生治疗，树立战胜疾病的信心。

②指导患者学会监测与调节自己的尿酸碱度，学会使用pH试纸，定期复查肝肾功能及血常规。

③避免高嘌呤饮食，如动物内脏、贝壳类、鱼子、虾子、浓肉汤等。

④戒酒，尤其是啤酒。

⑤多饮水，每日2 000 ～ 3 000ml/d。

⑥多食水果、蔬菜、豆类、奶类。

十三、肥胖症

肥胖症（Obesity）是指体内脂肪堆积过多和分布异常，体重增加，体重指数〔BMI=体重（kg）/身高（m）〕≥30即为肥胖症。它是遗传因素和环境因素共同作用的结果。

（一）护理措施

①做好心理护理，消除患者自卑、紧张情绪。如智力异常者，应有家属陪伴并加强安全宣教。

②增加日常运动，并鼓励患者进行锻炼，最好是有氧运动，循序渐进并持之以恒。

③正确留取血、尿、粪标本，并协助完善各项检查。

④定期测量体重、腰围，必要时检测血糖和血压的变化，并遵医嘱记录出入液量。

⑤帮助患者制订减肥计划并严格遵守，不要擅自增减药物的剂量。

（二）病情观察

① 观察人体形及脂肪堆积，一般男性呈苹果型，女性呈梨型。

② 观察患者血糖、血脂、血压的变化。

③ 服药者注意用药的不良反应。

（三）健康教育

① 指导饮食，按需摄入，限制脂肪和高糖食品，避免过量。鼓励患者多饮水，并建立良好的进食习惯，如细嚼慢咽。

② 逐渐减少饭量，忌暴饮暴食。

③ 消除不良心理，培养良好的兴趣爱好，纠正不良生活行为方式，提高自身修养。

④ 运动要循序渐进，持之以恒。

十四、尿崩症

尿崩症（Diabetes Insipidus, DI）是指血管加压素（抗利尿激素）严重缺乏或部分缺乏（称中枢性尿崩症）或肾脏对血管加压素不敏感（肾性尿崩症），致肾小管吸收水的功能障碍，从而引起多尿、烦渴、多饮与低比重尿和低渗透尿为特征的一组综合征。此病以青少年为多见，男性多于女性，男女比为 2 ： 1。

（一）护理措施

① 做好患者的心理护理，安慰患者，增强患者战胜疾病的信心。

② 注意休息，重症者卧床休息，病情缓解期应适当休息，避免剧烈的运动。

③ 保证患者有足够的水分摄入，并禁烟、茶、咖啡等刺激性食品。

④ 每天测量体重，需要每天在同一时间穿同样的衣服称体重，监测体重的变化。

⑤ 对需要做禁水加压试验的患者，要耐心、细致地介绍做此项检查的目的和重要性，取得患者的配合，对未成年人需家属的陪同和配合。

⑥ 正确留取标本并及时送检。

（二）病情观察

① 监测尿量、尿比重及体重等指标。

② 应慎防水中毒，长期服用氢氯噻嗪的患者注意观察有无低钾、高尿酸血症，口服氯磺丙脲的患者，应注意观察血糖及有无水中毒的现象。

（三）健康指导

① 环境安静、舒适，温度、湿度适宜。

② 给予营养丰富的低热量、高钾饮食，禁忌咖啡、茶等利尿饮品。

③ 口渴者一定保证液体供给量，如冷开水。

④ 坚持按时服药，并根据医嘱调整剂量。

第五章 外科疾病护理常规

第一节 外科疾病一般护理常规

一、手术前后护理常规

（一）外科术前患者一般护理常规

1.饮食与休息

根据患者手术的种类、方式、部位和范围，加强饮食指导，鼓励摄入营养丰富、易消化的饮食。病情允许者，适当增加白天活动，告知放松技巧，促进患者睡眠。

2.心理护理

了解患者心理变化，耐心解释手术必要性，帮助患者正确认识病情，解除顾虑，积极配合治疗和护理。

3.术前检查

遵医嘱完成术前各项心、肺、肝、肾功能及凝血时间、乙型肝炎、输血全套及血型等检查。协助医师最大限度地改善心、肺、肝、肾功能，提高患者手术耐受力。

4.呼吸系统准备

鼓励患者术前练习有效咳嗽、排痰等方法，吸烟者术前2周停止吸烟，防止呼吸道分泌物过多。已有呼吸道感染者，给予有效治疗。

5.胃肠道准备

成年人术前禁食8 ~ 12小时，禁饮4 ~ 6小时，肠道手术前3日开始做肠道准备。

6.皮肤准备

术前1天沐浴、洗头、修剪指甲及更衣，做好手术区皮肤准备。

7.术前适应性训练

指导患者练习在床上使用便盆，以适应术后床上排尿和排便。教会患者自行调整体位和床上翻身的方法，以适应术后体位的变化；部分患者还应指导练习术中所需体位，减轻患者的不适感。

8.病情观察

观察生命体征及病情变化，详细询问患者有无不宜手术的情况。

9.健康指导

告知术前准备的必要性、术后配合的技巧及康复知识，使患者对手术风险及可能出现的并发症有足够的认识及心理准备。介绍手术室的环境和术中配合注意事项等。

10.手术日晨护理

① 测量体温、脉搏和呼吸，详细询问患者有无不宜手术的情况。嘱患者取下活动义齿、戒指、项链、发卡和其他贵重物品。

② 遵医嘱予以术前用药，留置胃管、导尿等。患者送至手术室前与手术室护士共同查对姓名、床号、住院病历号、领血单，填写手术患者交接单，术中用药随同患者带入手术室，排尽尿液。

③ 患者入手术室后，根据手术类型及麻醉方式准备麻醉床，备好床旁用物，根据病情备好急救药品及设备。

（二）外科术后患者一般护理常规

1.安置患者

与麻醉师和手术室护士做好床边交接，并填写手术患者交接单。观察患者意识恢复和麻醉苏醒情况。搬动患者时动作轻稳，注意保暖。检查静脉输液是否通畅，正确连接各种引流装置，并妥善固定引流袋，遵医嘱给氧。

2.体位

根据麻醉类型及手术方式安置患者体位。全麻未醒者，取平卧位，头偏向一侧，使口腔分泌物或呕吐物易于流出，避免误吸。

3.饮食护理

全身麻醉后非消化道手术患者术后6小时无恶心、呕吐可进流食，逐渐改为软食、普通饮食；胃肠道手术后须禁食，禁食期间由静脉补充充足的水、电解质和营养素，必要时早期提供肠内和肠外营养支持，根据胃肠功能恢复情况从流质饮食逐步过渡至普食。

4.病情观察

（1）生命体征

根据病情及医嘱定时测量血压、脉搏、呼吸、体温至生命体征平稳。发现早期休克征象或其他异常情况应立即告知医生，并做好抢救准备。

（2）切口观察

观察切口有无渗血、渗液，保持切口敷料清洁干燥。观察切口有无疼痛及疼痛的时间、部位、性质和规律，并给予相应的处理和护理。

（3）引流管护理

保持各引流管通畅，防止堵塞或扭曲，观察引流液的量及性状并记录，每天更换引流装置，如有异常及时通知医师。胃肠减压管在肠功能恢复、肛门排气后拔除，其他引流管视具体情况而定。

（4）排尿护理

术后6～8小时未排尿者应检查膀胱是否充盈，可诱导排尿，必要时给予导尿处理。

5.静脉补液

术后输液的量、成分和输注速度，取决于手术的大小、器官功能状态和疾病严重程度。必要时遵医嘱输血浆、红细胞等，以维持有效循环血量。

6.早期活动

早期活动利于增加肺活量、减少肺部并发症、改善血液循环、促进切口愈合、预防深静脉血栓形成、促进肠蠕动的恢复。病情稳定后鼓励患者早期床上活动，争取在短时间内起床活动。

7.心理护理

加强巡视，及时与患者沟通，了解患者的心理反应，鼓励患者表达自己的感受，给予安慰和解释，消除不良心理。鼓励患者加强生活自理能力，指导患者正确面对疾病及预后。

8.健康教育

指导患者合理摄入均衡饮食，保证机体足够的能量，有利于康复；保护切口局部皮肤，伤口未愈者应定时换药；带引流袋出院者防止脱出，观察引流情况，定期更换引流装置，注意休息、劳逸结合，促进机体功能的恢复。告知患者恢复期间可能出现的症状，有异常立即返院检查。

二、外科感染

外科感染（Surgical Infection）是指需要外科手术治疗的感染性疾病和发生在创伤、手术、器械检查或有创性检查及治疗后的感染。按致病菌种类分为非特异性感染和特异性感染2大类。非特异性感染包括疖、痈、蜂窝织炎、急性阑尾炎、急性骨髓炎等；特异性感染包括破伤风气性坏疽、结核病等。

（一）护理措施

1.手术治疗护理

① 清淡饮食。

② 手术区皮肤准备。

③ 脓肿有波动时，应及时切开引流，保持引流通畅。

④ 按医嘱及时应用抗生素治疗。

⑤ 糖尿病患者应积极治疗，控制好血糖水平。

⑥ 术后保持伤口清洁干燥。

2.非手术治疗护理

① 适当休息，局部感染患者，患肢抬高并制动，全身化脓性感染患者应卧床休息；破伤风患者住单间隔离病房，严格执行接触隔离制度，病房用深色窗帘，避免强光刺激，保持安静，治疗与护理尽量集中进行，谢绝探视，专人守护；气性坏疽患者执行接触隔离制度，抬高患肢。

② 加强营养和支持疗法，给予高蛋白、高热量、高维生素饮食，必要时可少量多次输注新鲜血或成分输血，酌情提供肠内和肠外营养支持。

③ 局部感染：早期可采用理疗和外敷药物等，促进炎症消退。

④ 全身感染：患者根据医嘱及时准确应用抗生素，预防并发症。高热患者给予物理降温。

⑤ 心理护理：关心和体贴患者、了解患者情绪变化，消除患者及家属顾虑，缓解其不良情绪，鼓励患者树立战胜疾病的信心。

（二）病情观察要点

① 局部感染患者的观察：观察局部红、肿、热、痛的变化，炎症区域是否扩大，有无全身反应如畏寒、发热等。面部尤其是"危险三角区"的感染，严禁挤压。

② 全身感染患者的观察：严密观察病情变化，定时测量体温、脉搏、呼吸和血压，神志变化和有无内脏损害的表现，注意有无新的转移性脓肿出现，警惕发生感染性休克。

③ 破伤风患者的观察：密切观察病情变化及用药效果，频繁抽搐者注意抽搐发作的症状、持续时间和间隔时间等，详细做好记录。遵医嘱使用镇静和安眠药，保证患者安全，防止意外损伤、床边备好急救用药，必要时行气管切开。

④ 气性坏疽患者的观察：密切观察体温、脉搏、呼吸和血压，警惕感染性休克发生；密切观察伤口疼痛、肿胀情况，是否出现捻发音；用伤口分泌物做细菌培养，连续3次阴性者可解除隔离。

（三）健康指导

① 注意个人卫生和皮肤清洁。

② 积极预防和治疗原发性病灶，正确及时处理伤口。

③ 加强自我保护，避免创伤。

④ 进行功能锻炼，促进患肢功能尽快恢复。

第二节　普通外科疾病护理常规

一、单纯性甲状腺肿

单纯性甲状腺肿（Simple Goiter）又称"地方性甲状腺肿"（Endemic Goiter），主要是由环境缺碘引起。初期表现为两侧呈对称性弥漫性肿大，逐渐可扪及多个或单个结节，较大的甲状腺肿可引起压迫症状，少数结节性甲状腺肿可继发功能亢进和恶变。一般以非手术治疗为主，但对于有明显压迫症状的巨大甲状腺肿、胸骨后甲状腺肿和结节性甲状腺肿宜做甲状腺大部分切除术。

（一）护理措施

1.术前护理

① 心理护理：多与患者沟通，了解患者对所患甲状腺疾病的认识。

② 给予患者高热量、高蛋白和高纤维素的食物，并保证足够的液体入量，避免饮用浓茶、咖啡等刺激性饮料，戒烟戒酒。

③ 完善术前检查：除全面的体格检查外，还包括颈部X线及喉镜等，以了解气管是否受压。测定基础代谢率，排除甲状腺功能亢进症。

④ 训练手术体位：术前指导患者训练手术体位（头低、颈过伸位即垫高肩部）。

⑤ 床旁备气管切开用物，以备术后抢救使用。

2.术后护理

① 术后取平卧位：全麻清醒后可取半坐卧位，利于呼吸和切口引流。24小时内减少颈部活动，减少出血。在改变卧位、坐起和咳嗽时用手固定颈部，以减少震动，保持舒适。

② 麻醉清醒后，可选用温或冷流质饮食，避免过热食物引起手术部位血管扩张，加重创口渗血，以后逐步过渡到半流质和软食。

（二）病情观察要点

① 密切观察生命体征的变化，注意颈部肿胀伤口渗血情况，如有伤口渗血，及时更换浸湿的敷料，估计并记录出血量。

② 有颈部引流管者，注意观察引流液的量和颜色，妥善固定引流管，避免其受压、

打折和脱出。

③ 并发症的观察及护理：

第一，呼吸困难和窒息：气管塌陷，应立即行气管切开或气管内插管。切口内出血压迫气管所致呼吸困难，颈部明显肿胀，应迅速拆开缝线、敞开切口、清除血肿、结扎出血的血管。

第二，喉头水肿者遵医嘱立即用大剂量激素，如地塞米松30mg、静脉滴注，若呼吸困难无好转，可行环甲膜穿刺或气管切开。黏痰堵塞气管者应立即吸痰或行超声雾化吸入。

第三，喉返神经损伤：声音嘶哑，为单侧喉返神经受压或损伤所致，经理疗、发声训练等处理后，一般在3～6个月，可逐渐恢复；双侧喉返神经损伤可引起失声，严重者发生呼吸困难甚至窒息，如发生窒息，应立即行气管切开，并做好气管切开护理。

第四，喉上神经损伤：外支神经损伤，可引起声带松弛和声调降低；内支损伤可引起进食，特别是饮水时发生误咽或呛咳，告知患者经理疗后可自行恢复，消除其紧张焦虑情绪。

第五，手足抽搐：若术中误伤或挫伤甲状旁腺，可引起口唇及四肢发紧、麻木、手足刺痛、抽搐等甲状旁腺功能减退症表现。应加强监测血钙浓度动态变化。抽搐发作时立即给予10%的葡萄糖钙或氯化钙10～20ml缓慢静脉推注。

（三）健康指导

① 功能锻炼患者在切口愈合后，可逐步练习颈部活动，促进颈部功能恢复。

② 防治方法在流行地区，食用碘化食盐，每10～20g食盐中均加入碘化钾或碘化钠1g。多食含碘丰富的海带、紫菜等，必要时遵医嘱给予药物治疗。

二、甲状腺功能亢进症

甲状腺功能亢进症（Hyperthyroidism）简称甲亢，时由于各种原因致甲状腺素分泌过多而出现全身代谢亢进为特征的内分泌疾病。典型表现为甲状腺呈弥漫性肿大，患者性情急躁、失眠、双手颤动、怕热、多汗、心悸、食欲亢进但消瘦、双侧眼球突出、基础代谢率增高等。

（一）护理措施

1. 术前护理

（1）完善术前检查

① 基础代谢率（BMR）测定：在禁食12小时、睡眠8小时以上，静卧、空腹状

态下进行。常用BMR简易计算公式：BMR%=脉压+脉率-111。正常BMR为±10%，+20%～+30%为轻度甲亢，+30%～+60%为中度甲亢，+60%以上为重度甲亢。

② 血清总T_3、总T_4（TT_3、TT_4）为甲状腺功能基本筛选试验，不受外来碘干扰，甲亢时增高。

③ 促甲状腺激素（TSH）明显降低时有助于甲亢诊断。

④ 颈部摄X线片，了解气管有无受压或移位；心脏彩超或心电图检查，了解心脏有无扩大、杂音或心律失常；喉镜检查，确定声带功能。

⑤ 测定血钙，血磷的含量，了解甲状旁腺功能状态。

（2）药物准备

遵医嘱使用碘剂，常用复方碘溶液（卢戈液），每日3次，第1日每次3滴，第2日每次4滴，依次逐日递增至每次16滴止，维持此剂量至手术。可将碘剂滴在饼干或馒头上一同服用，以减少其对胃黏膜的刺激。术前不用阿托品，以免引起心动过速。

（3）饮食护理

给予高热量和高维生素的食物，少食多餐，保证术前营养状态良好，禁用浓茶、咖啡等刺激性饮料，忌烟忌酒。

（4）术前体位锻炼

训练患者适应头低肩高位，患者采取颈仰卧位，头部去枕，后颈与肩部垫一高10～20cm长枕。术前2～3天即开始进行锻炼，每天数次。使其适应术中颈过伸的体位；指导患者深呼吸和有效咳嗽的方法，有助于术后保持呼吸道通畅。

（5）术前心理适应

消除患者的顾虑和对手术的恐惧，避免情绪激动。精神过度紧张或失眠者，适当应用镇静剂和安眠药。保持环境安静和通风良好，指导患者少活动，适当卧床休息，以免体力消耗。避免外来过多的不良刺激。

（6）眼部护理

眼睑不能闭合者注意保护角膜和结膜，预防结膜炎和角膜炎。

2.术后护理

（1）体位与引流

术后取平卧位，待血压平稳后或全身麻醉清醒后改半卧位，以利于呼吸和引流。

（2）麻醉清醒后

先给患者少量的温水或凉水，若无呛咳、误咽等不适，可给予便于吞咽的微温流质饮食，过热可使手术部位血管扩张加重渗血，以后逐步过渡到半流食和软食。

（3）急救护理

甲状腺危象主要是由于术前准备不足，甲亢症状未能很好地控制。多发生于术后

12～36小时，主要是表现为高热（体温大于39℃），脉快而弱（大于120次/分），大汗、烦躁、谵妄甚至昏迷，护士要对上述症状密切观察，加强护理、巡视，一旦出现上述症状，立即告知医生并配合急救。

① 立即吸氧，物理降温，建立静脉通道，根据医嘱输入大量葡萄糖溶液。

② 药物应用：按医嘱口服复方碘化钾溶液3～5ml，紧急时将10%碘化钠5～10ml加入10%葡萄糖溶液500ml中静脉滴注，同时按医嘱应用肾上腺皮质激素、普萘洛尔（心得安）、镇静药物，有心力衰竭者按医嘱给予洋地黄类药物。

（4）药物

患者术后继续服用复方碘化钾溶液。每日3次，以每次16滴开始，逐日减少1滴，直至病情稳定。年轻患者术后常口服甲状腺素，每天30～60mg，连服6～12个月，以抑制促甲状腺素的分泌和预防复发。

（二）病情观察

严密观察病情，监测血压、脉搏、呼吸、体温变化，观察有无切口渗血、声音嘶哑、呛咳、误吸等并发症的发生。

① 呼吸困难，和窒息多发生于术后48小时内，是最危险的并发症，术后应依常规在床旁放置无菌气管切开包和无菌手套、氧气装置、吸引器和抢救药品。术后痰多而不易咳出者，应做好保持呼吸道通畅的护理，帮助和鼓励患者咳痰和雾化吸入。

② 喉返神经损伤，一侧的喉返神经损伤，可引起声音嘶哑，可由健侧声带代偿性地向患侧过渡内收，6个月内发声好转。双侧喉返神经损伤，可出现严重的呼吸困难甚至窒息，应及时与医生联系做气管切开。喉返神经损伤，若外支损伤，引起声带松弛，声调降低；若内支损伤，患者进食时，特别是饮水时，会发生呛咳。如患者进水及流质饮食时发声呛咳，要协助患者进食，一般经理疗后可自行恢复。

③ 手足抽搐多数患者症状轻且短暂，只有面部、唇部或手足的针刺样麻木感或强直感，经2～3周后未受损伤的甲状旁腺代偿增生而使症状消失。严重者可出现面部和手足阵发性痛性痉挛，甚至可发生喉肌和膈肌痉挛，引起窒息。在护理过程中，患者的饮食要适当控制，限制含磷较高的食物，如牛奶、瘦肉、蛋类、鱼类等。症状轻者可口服葡萄糖酸钙2～4g每日3次，维生素D_2每日5～10万U，以促进钙或氯化钙10～20ml。

（三）健康教育

① 心理疏导：引导患者正确面对疾病，积极配合治疗，合理控制情绪，保持精神愉快。

② 坚持在医生指导下服药，不要自行停药或怕麻烦不坚持用药，若出现心悸、手足

震颤、抽搐等症状时及时就诊。

③ 在高代谢状态未控制前，必须给予高热量、高蛋白、高维生素饮食，保证足够营养。

④ 合理安排工作、学习和生活，避免过度紧张。

⑤ 定期门诊随访，及时了解病情变化。

三、甲状腺肿瘤

甲状腺肿瘤（thyroid tumor）分良、恶性2种。良性肿瘤常见于甲状腺腺瘤。恶性肿瘤常见于甲状腺癌，70%为乳头状癌，多发生于中青年女性，除未分化癌外（预后差），基本治疗方法为手术切除，并辅助应用口服甲状腺素片、放射性核素治疗以及外放射治疗等。

（一）护理措施

1.术前护理

① 热情对待患者，了解其对所患疾病的感受和认识，对准备接受的治疗方式的想法。告知甲状腺疾病的有关知识。说明手术的必要性、手术的方法、术后恢复过程及预后情况。

② 术前检查，协助医生完成各项化验检查：影像学检查了解有无气管受压或移位；喉镜检查确定声带功能；测定血钙和血磷含量，了解甲状腺功能状态。

③ 教导患者练习手术时体位，将软枕垫于肩部，保持颈过伸位。必要时，剃除其耳后毛发，以便行颈淋巴结清扫术。术前晚予以镇静催眠剂，使其身心处于接受手术的最佳状态。

④ 床旁备气管切开用物：床旁备好气管切开包及吸引装置，以备术后抢救使用。

2.术后护理

① 体位与引流：术后取平卧位，待血压平稳后或全身麻醉清醒后改半卧位，以利于呼吸和引流。保持引流管通畅，防止引流管受压或脱出，认真记录引流液的量和颜色。

② 麻醉清醒后，先给患者少量的温水或凉水，若无呛咳、误咽等不适，可给予便于吞咽的微温流质饮食，过热可使手术部位血管扩张加重渗血，以后逐步过渡到半流食和软食。

（二）病情观察

① 密切观察血压、脉搏、呼吸、体温变化，观察颈部有无肿胀，伤口有无渗血。如有伤口渗血，应及时告知医生，查明出血原因，更换浸湿敷料，估计出血量并记录。出血

较多时，须拆开缝线，清除血肿，结扎出血的血管。

② 观察有无呼吸困难及窒息、声音嘶哑、呛咳、误吸、手足抽搐等并发症发生，如有异常，应及时报告医生并协助处理。

（三）健康指导

① 加强肩关节和颈部功能锻炼，促进颈部功能恢复。

② 心理和生理调适：如为恶性肿瘤，帮助患者面对现实，调整心态，配合后继治疗。对于切除全部甲状腺后，应早期给予足够量的甲状腺素制剂，以抑制促甲状腺激素的分泌，对减少肿瘤复发有一定的作用。并指导服药方法及注意事项。

③ 术后定期复诊：教导患者自行颈部检查，如发现结节、肿块，及时来院复查。

四、急性乳腺炎

急性乳腺炎（Acute Mastitis）是乳腺的急性化脓性感染，是乳腺管内和周围结缔组织炎症，多发生于产后哺乳期的妇女，尤其是初产妇更为多见。主要是由于乳汁瘀滞、乳头破损、细菌侵入、抗病能力下降所致。哺乳期的任何时间均可发生，但以产后3～4周最为常见，故又称产褥期乳腺炎。临床表现有患侧乳房胀痛，继之出现寒战、高热等全身症状。治疗主要是抗感染、脓肿引流等。

（一）护理措施

1.非手术治疗护理

（1）乳房的护理

① 乳房应保持清洁、干燥，经常擦洗–产妇分娩后第一次哺乳前用温水毛巾清洁乳头和乳晕，忌用肥皂、乙醇等刺激皮肤的液体擦洗，以免引起局部皮肤干燥、皲裂。若乳头处有痂垢时先用油脂浸软后再用温水洗净。

② 每次哺乳前后均用温水毛巾擦洗干净，哺乳前用手轻揉乳房，使其刺激泌乳反射。

③ 每次喂乳时应让婴儿吸空乳汁，如乳汁充足、婴儿吸不完时用吸乳器将多余的吸出，以免乳汁淤积再生，并且预防乳腺管阻塞及两侧乳房大小不一等情况。同时，注意婴儿吸吮姿势，吸吮时不能含着乳房入睡，这样容易引起乳腺炎。

（2）哺乳期的护理

初产妇一般产后3日内，因淋巴和静脉充盈，乳腺管不畅，乳房可胀实有硬结，触之疼痛，稍有轻度发热。一般于产后1周乳腺管畅通后自然消失，也可用下列方法缓解：

① 尽早哺乳，可促进乳汁排出。

② 哺乳前热敷乳房，使乳腺管畅通，在2次哺乳的中间可冷敷乳房以减少局部充血、

肿胀。

③ 按摩乳房，从乳房边缘向乳头中心按摩，也可使乳腺管畅通，减少疼痛。

④ 配戴乳罩，扶托乳房，减少疼痛。

⑤ 若发现乳房局部出现红、肿、热、痛症状或发现有结节，提示患有乳腺炎。

（3）乳头皲裂的护理

① 产妇在喂乳时应取正确、舒适且松弛的喂乳姿势，哺前应湿敷乳房和乳头5分钟左右，同时按摩乳房，挤出少量乳汁使乳晕变软容易让婴儿含吮。

② 先在损伤轻的乳房哺乳，以减轻对另一侧乳房的吸吮力。婴儿应将乳头及大部分乳晕含在口内。

③ 哺乳后，挤出少许乳汁涂在乳晕和乳头上，短暂暴露并使乳头干燥，因乳汁具有抑菌作用且含丰富蛋白质，能起修复表皮的作用。

④ 疼痛严重时可用乳头罩间接哺乳。

（4）退乳护理

疾病或其他原因不能哺乳者或终止哺乳者应尽早退奶。产妇在饮食营养上注意限进汤类食物，停止吸吮及挤奶。按医嘱给予己烯雌酚，如已泌乳，用皮硝退奶，将皮硝250g碾碎装布袋分敷于两乳房上并固定。皮硝受湿应更换再敷，直至乳房不胀。还可用生麦芽50g泡茶饮，每日3次，连服3日配合退奶。

（5）疼痛护理

向患者解释疼痛的原因，做好安慰和心理疏导，应嘱患者停止哺乳，指导患者用吸乳器吸出乳汁，以缓解疼痛，减少细菌生长繁殖而加重病情；协助患者采取舒适卧位，教患者用宽松的胸罩或绷带将两乳托起，避免下垂可减轻疼痛；饮食应清淡，禁食发奶之物如鱼、米酒，防止营养过剩而刺激乳汁分泌加重乳汁淤积所引起疼痛。

2.手术治疗护理

① 做好手术切开排脓的心理护理，耐心向患者说明和解释手术的目的、过程、麻醉及手术医生技术水平等情况，正确解答患者的疑问，给患者以安全和信任感，消除紧张情绪；术后给患者精神上以安慰和支持，关心、体贴患者，及时处理术后不适。

② 局部皮肤的护理，按手术要求进行备皮，保持清洁卫生等待手术。

③ 脓肿切开后应保持引流通畅，观察伤口情况，2～3天后开始换药，注意脓液的量、颜色、气味，保持伤口敷料干燥，防止交叉感染。

④ 伤口疼痛厉害，患者难以忍受，必要时可按医嘱给止痛剂；若疼痛剧烈、持续不减者，应检查伤口是否引流不畅，及时与医生联系。

⑤ 监测体温变化定时测量体温，并做好记录，根据体温变化情况给予相应处理，体温在39℃以上可行物理降温，冰袋冷敷头部；体温超过39.5℃，给予乙醇擦浴或大动脉处

冷敷。

⑥ 控制感染遵医嘱给予抗生素，减少毒素吸收。局部给予热敷、物理疗法或药物外敷，促使炎症消散或局限。

⑦ 补充营养和水分，发热患者消化功能吸收功能降低，机体分解代谢增加，糖、脂肪、蛋白质及维生素等营养物质大量消耗，应给予营养丰富易消化的流质或半流质，并嘱患者少食多餐。高热时患者皮肤出汗增多，致水分大量丧失，应鼓励其多饮水。尤其是药物降温后出现大汗淋漓，护士应及时给患者喂水。对不能进食者，按医嘱予以静脉输液，以补充水分、电解质和营养物质。

⑧ 做好口腔护理，发热患者由于唾液腺分泌减少，口腔黏膜干燥，同时机体抵抗力下降，极易引起口腔炎和黏膜溃疡。应在清晨、餐后及睡前患者或协助患者漱口，如口唇干裂可涂润滑油保护，防止口腔感染。

⑨ 做好皮肤清洁，发热患者在退热时往往大量出汗，应及时擦干汗液，更换衣服和床单，保持皮肤的清洁，防止受凉。

⑩ 皮肤完整受损的护理，如已发生乳癖，须向患者解释乳癖形成的原因，安慰患者，使患者配合治疗并停止哺乳。遵医嘱给予口服己烯雌酚，煎服中药炒麦芽，或用适量芒硝装在纱布袋内敷于患乳上，以终止乳汁分泌，及时换药，促进伤口的愈合。

（二）健康指导

① 初产妇在分娩前3个月应注意乳房的护理，每日用手指牵拉乳头数次，使乳头和乳晕皮肤较为坚韧，减少婴儿吸吮而发生皲裂。

② 有先天性乳头内陷，在分娩前3个月开始做矫正乳头内陷的动作，指导孕妇自己用双手的拇指和食指上下及左右适当用力在乳晕处下压乳房组织，同时做离乳头方向牵拉，反复操作数次，乳头稍凸出后，改用手指捏住乳头向外提拉，每日操作数次，多数乳头内陷可得到矫正。

③ 养成良好的哺乳习惯：定时哺乳，排空乳汁；培养婴儿不含乳头睡眠的好习惯。保持婴儿口腔卫生，及时治疗婴儿口腔炎。乳头、乳晕破损时，症状严重时应及时就诊。

五、乳腺癌

乳癌（Breast Cancer）是女性最常见的恶性肿瘤之一。早期常无自觉症状，多在无意中发现乳房肿块，最多见于乳房的外上象限，肿块为无痛、单发、质硬、表面不光滑，与周围组织分界不清且不易推动。可有乳头内陷和"酒窝征""橘皮样"改变等乳房外形改变。晚期出现恶病质表现，治疗以手术为主，铺以化疗、放疗、激素、免疫治疗等综合治疗措施。

（一）护理措施

1.术前护理

① 心理护理：帮助患者建立战胜癌症的信心，解释手术方式、麻醉方法，手术后的形体变化，化疗引起的胃肠反应、脱发，激素治疗的男性化改变等，告知术前、术后注意事项，对患者提出的问题耐心解释，让患者相信切除一侧乳房不会影响工作及生活，与常人无异。并告知乳房重建的可能性，必要时请其他患者现身说法，以取得合作，并以良好的心态接受手术。

② 妊娠期及哺乳期发生乳癌的患者，应立即终止妊娠或停止哺乳，以免因激素作用活跃而加重病情发展。

③ 术前协助做好心、肺、肝、肾功能的常规检查，加强营养给予高热量、高蛋白、高维生素饮食。

④ 按手术要求认真备皮，应上至锁骨上部，下至脐水平，两侧至腋后线，包括同侧上臂上1/3和腋窝部，须植皮者同时做好供皮区皮肤。备皮时注意操作仔细，避免割伤（尤其是腋窝）。

⑤ 药物过敏试验、备血、禁饮食、麻醉前用药遵医嘱、插导尿管。

2.术后护理

① 严密观察体温、血压、脉搏、呼吸的变化，患侧上肢远端的感觉、运动及血液循环情况。

② 术后患者病情平稳后改半卧位，以利呼吸和引流，术后患者常因伤口疼痛不敢咳嗽和排痰，应协助患者做咳嗽活动，加强支持疗法。

③ 患者术后6小时无麻醉反应可给予正常饮食，并注意营养的补充，以利患者术后恢复。

④ 根治术后用绷带或胸带加压包扎，松紧适宜，若发现患肢皮肤颜色温度异常，及时报告医生并协助处理。

⑤ 手术后创面常规放置引流管，便于吸出皮瓣下积气、渗血、渗液，以利于皮瓣愈合。导管须保持通畅并做双固定，防止脱落滑出。患者在床上翻身时防止引流管折叠、扭曲或受压。

⑥ 辅助治疗：伤口愈合后根据病情进行放疗或化疗。放疗期间注意有无放射性皮炎发生；化疗期间注意检查肝、肾功能及白细胞计数，若白细胞计数$< 3 \times 10^9/L$，应停止化疗并对症处理。

⑦ 心理护理：鼓励患者逐渐接受自我形象的改变，正确面对疾病和治疗，鼓励其家人及朋友多给予关心、支持，积极参加适当的社会活动。

（二）病情观察要点

① 观察患肢血运：如皮肤呈紫黑色，伴皮温低，提示腋部供应血管受压，应及时调整绷带松紧度，以患侧上肢血运恢复正常为宜。如绷带或胸带松脱滑动应重新加压包扎，减少创腔的积液，使皮瓣或植皮片与胸壁紧贴以利伤口愈合。同时注意有无胸闷、呼吸困难等，如出现上述反应，应立即检查胸部，包括肺部听诊和X线胸部检查，以判断有无因手术损伤胸膜而引起的气胸。禁止在患侧上肢测血压、抽血、皮下注射、静脉输液等。

② 伤口皮下积液积血时以无菌操作原则进行穿刺吸除，及时更换敷料，保持伤口干燥，必要时使用抗生素防治感染，皮瓣坏死范围大时考虑切除及植皮。

③ 术后化疗或放疗前应了解患者的血常规、肝肾功能、有无胃肠道疾病等，若有肝、肾、心、肺功能障碍，造血功能低下者，应列为禁忌。抗癌药对造血系统骨髓有抑制作用，若白细胞、血小板低于正常值以下，应停止化疗，使用升高白细胞药物。放疗对骨髓有抑制作用，应每周检查一次白细胞和血小板，低下者与化疗处理相同。注意保持照射野皮肤清洁干燥，避免摩擦、热敷、理疗、涂刺激性药物和肥皂水擦洗。

（三）健康指导

① 功能锻炼：术后1～3天开始手指及腕部的主动和被动活动；3～5天活动肘部；5～7天鼓励患者以患侧手指触摸对侧肩部及同侧耳朵的锻炼；术后1～2周，待皮瓣基本愈合后，可进行肩关节活动或循序渐进地抬高患侧上肢，增加手指爬墙、梳头等锻炼。

② 遵照医嘱坚持放疗或化疗，并定期到医院复查。

③ 出院后不宜在患侧上肢测量血压、行静脉穿刺，避免皮肤破损，减少感染的发生，防止肢体肿胀。避免用患侧上肢搬、提、拉过重物体。

④ 根治术后，对自己要有自信心，为矫正胸部形体的改变，可配戴义乳或行乳房再造术。

⑤ 术后5年内避免妊娠，因妊娠常促使乳癌复发。

⑥ 指导妇女普及乳房自查技能，以利早期发现，早诊早治自查技巧：站在镜前以各种姿势对比双侧乳房是否对称、一致。注意皮肤颜色，乳头是否内陷，两臂放松垂于身侧，向前弯腰，双手高举压于头后，双手叉腰用力向中线推压或仰卧床上，手指平放乳上，轻压，从外向乳头逐圈检查乳房有无包块，被查侧的手臂放于身侧检查一遍，压在头后再查一遍，同法查对侧，疑有异常即去医院检查。

六、腹外疝

腹外疝（Abdominal Hernia）：是腹腔内某一脏器或组织连同壁腹膜，经腹壁薄弱点或孔隙向体表突出。腹壁强度降低和腹内压力增高是发病的2个主要因素。临床上可分为易复性疝、难复性疝、嵌顿性疝和绞窄性疝4种类型。除禁忌证外，一般应尽早施行手术治疗。

（一）护理措施

1.术前护理

① 向患者解释腹外疝的病因、诱发因素以及手术治疗的必要性，消除患者的各种顾虑。对老年患者应注意其心、肺、肝、肾等重要脏器的功能及有无糖尿病。

② 疝块较大者应减少活动，多卧床休息，下床活动时应用疝带压住疝环，以免腹腔脏器脱出后难以回纳而导致嵌顿。

③ 除紧急手术外，凡术前有咳嗽、便秘、排尿困难等腹内压升高因素，均应给予处理，待症状控制后再择期手术。否则易导致疝修补手术失败，术后疝复发。例如，吸烟者应术前2周开始戒烟；注意保暖，预防受凉感冒；多饮水，多吃蔬菜等粗纤维食物，以保持大便通畅。

④ 术前嘱患者沐浴，按疝手术备皮范围严格备皮。特别注意做好会阴部、阴囊的皮肤准备，同时应避免损伤皮肤，以免引起感染。

⑤ 术前晚用肥皂水灌肠，清除肠内积粪，以防止术后腹胀和便秘。患者进手术室前须排空小便，避免术中误伤膀胱。

⑥ 嵌顿性疝及绞窄性疝因具有急性肠梗阻特点，往往会产生水、电解质和酸碱平衡失调，应予紧急手术。术前除一般护理外，应予禁食、输液、胃肠减压，以纠正水、电解质及酸碱平衡失调，并认真做好备血、抗感染等术前准备工作，以减少术后并发症的发生。

2.术后护理

① 术后应取平卧位，膝下垫一软枕，使髋关节及膝关节微屈，以松弛腹股沟伤口的张力，减轻腹腔内的压力，利于切口愈合和减轻切口疼痛。次日可改为半卧位。早期可做适当床上活动。一般3～5日后可考虑下床活动，但年老体弱者，复发性疝、绞窄性疝、巨大疝患者应适当延迟下床活动，卧床时间可延迟到术后10日。这样，既有利于手术切口的愈合，又可避免腹内压增高，引起疝复发。卧床期间应加强对患者饮食及排便的护理。

② 一般患者术后6～12小时若无恶心、呕吐可进流质饮食，次日可进软食或普食。对绞窄性疝做肠切除、肠吻合术后的患者应禁食，待肠道功能恢复后，方可进流质饮食，再逐渐过渡为半流质及普食。

③ 预防腹内压增高术后剧烈咳嗽及用力大小便均可引起腹内压升高，不利于切口愈合。因此，术后须注意保暖，防止感冒咳嗽。如有咳嗽应及时治疗，并嘱患者在咳嗽时用

手掌按压保护切口,以免影响伤口愈合。保持大、小便通畅,便秘者应及时给予通便药物,嘱患者不要用力排便。术后避免过早重体力劳动,以免疝复发。

④ 尿潴留处理手术后因麻醉或手术刺激引起尿潴留者,可采用诱导排尿的方法或针刺治疗,以促进膀胱平滑肌的收缩,必要时行导尿术。

(二)病情观察要点

① 观察腹部体征,若患者腹痛,疝块突然增大,紧张发硬且触痛明显,用手推送不能回纳腹腔,应警惕发生嵌顿性疝的可能,立即告知医生,紧急处理。

② 观察阴囊血肿及水肿,因阴囊比较松弛、位置较低,渗血、渗液易积聚于阴囊。为避免阴囊内积血、积液和促进淋巴回流,术后可用丁字带托起阴囊,并用0.5 ~ 1kg沙袋压迫手术部位24小时,防止局部发生血肿,并严密观察阴囊胀情况。

③ 切口感染,是疝复发主要原因之一,一般疝修补术为无菌手术,不应发生感染。而绞窄性疝行肠切除、肠吻合术,切口易发生感染,术后应使用抗生素,并保持敷料清洁、干燥,避免大、小便污染。若发现敷料污染或脱落,应及时更换。术后应密切观察体温、脉搏的变化及切口有无红、肿、疼痛等感染征象,一旦发现切口感染,应及时处理。

(三)健康指导

① 出院后注意保暖,预防感冒、咳嗽。

② 患者出院后仍须注意休息,可适当活动,并逐渐增加活动量,但3个月内应避免重体力劳动或提举重物。

③ 应多吃营养丰富且含粗纤维的食物,以防止因便秘导致腹内压增高而引起疝复发。

④ 如果疝复发,应及早诊治。

七、门静脉高压症

门静脉高压症(Portal Hypertension)是指门静脉血流受阻、血液瘀滞而引起门静脉及其分支的压力增高(>24cmH$_2$O)的一组病理综合征。在我国90%以上的门静脉高压是由肝炎后肝硬化引起的肝窦变窄或闭塞。临床表现为脾大、脾功能亢进、呕血和黑便、腹腔积液等。治疗原则为预防和控制急性食管、胃底曲张静脉破裂引起的上消化道出血,解除或改善脾大、脾功能亢进,治疗顽固性腹腔积液。

(一)护理措施

1.非手术治疗护理

① 保持水、电解质及酸碱平衡,对腹腔积液和水肿患者,记录入量,并按医嘱限制

钠的摄入量。对使用利尿剂的患者，注意补钾，防止发生低血钾。

②依据病情的需要提供适当的饮食指导，并安排舒适的进食环境，对食欲不振、恶心、呕吐患者，在进食前，应给予口腔护理，促进食欲，增加进食量。除肝性脑病患者外，可给予高糖、高维生素和高蛋白易消化饮食。脂肪吸收不佳患者，应特别补充脂溶性维生素。但若患者有肝性脑病先兆者，应暂时给予低蛋白饮食，因过多的蛋白质会引起肝性脑病，而过低的蛋白质会引起负氮平衡。

③有明显低蛋白血症者，宜输入白蛋白或血浆。严重贫血者宜输全血或红细胞。

④食管静脉曲张的患者的护理：

第一，指导饮食，防止腹内压增高，指导患者避免食用粗糙或刺激性食物，避免用力解便、打喷嚏、抬重物等增加腹内压的活动。

第二，呕血时，将患者头偏向一侧，勿坐起，及时清理呕吐物和血迹，防止呕吐物误吸引起窒息或吸入性肺炎。并密切监测生命体征，警惕有无皮肤湿冷、烦躁不安、血压下降、心率加快、尿量减少等失血性休克的表现。

第三，迅速建立静脉通道，输血、输液补充血容量，保证重要脏器的血液灌注，避免不可逆损伤。

第四，有效止血，若有食管胃底静脉曲张出血，可用垂体后叶素20U溶于5%葡萄糖200ml内，在20～30分钟内静脉滴注，必要时4小时可重复应用。经内镜止血，主要是将硬化剂直接注射到曲张静脉腔内，使曲张静脉闭塞，其黏膜下组织硬化，还可经内镜行食管曲张静脉套扎术。内镜止血主要用于食管静脉曲张出血的治疗，对胃底曲张静脉破裂出血无效。三腔管压迫止血，是利用充气的气囊分别压迫胃底和食管下段的曲张静脉，以达到止血的目的，通常用于对血管加压素或内镜治疗食管胃底静脉曲张出血无效的患者。

⑤患者应尽量卧床休息，以节省精力和能量，降低肝脏的代谢率，减轻肝脏的负担，还可增加肝脏的血流量，有助于肝细胞修复，改善肝循环，减轻腹腔积液和水肿。

⑥三腔管是门脉高压症合并上消化道大出血所用的重要抢救物品之一，管长100cm，又称三腔二囊导管。二囊指前端有2个气囊，一个圆形的胃气囊，充气后压迫胃底另一个圆柱形的食管气囊，充气后压迫食管下段。三腔是指管内有三道彼此分隔的管腔：第一道胃气囊，可向胃气囊内注气；第二道食管气囊，可由此处向食管气囊注气；第三道通胃腔，可经胃管吸出胃内容物或给予止血剂。

⑦患者常有焦虑、易怒、忧郁、失眠等情绪，多与患者沟通，给予安慰和鼓励，增强患者的信心，使其积极配合治疗。

2.手术治疗护理

（1）术前护理

①注意休息，避免劳累，以减轻肝脏负担。必要时卧床休息。避免引起腹内压升高

的因素，如便秘、咳嗽、负重、劳累及恶心等。

② 给予低脂、高热量、高维生素饮食。肝功能正常者，给予优质蛋白饮食；肝功能不良者，应限制蛋白质的摄入。避免进食粗硬、油炸及刺激性食物。饮食不宜过热，口服药片须研成粉末冲服。腹腔积液者给予低盐饮食。

③ 碱性溶液可促进氨的吸收，加重病情，故肠道准备时禁用肥皂水灌肠，可口服50%的硫酸镁或使用生理盐水清洁灌肠。术前如须放置胃管，应动作轻柔、选用细管、多涂润滑油，以免引起出血。

④ 严重腹腔积液的患者，使用利尿剂时，密切监测水、电解质的情况及24小时尿量。术前1周起应用维生素K_3。

（2）术后护理

① 密切监测体温、呼吸、脉搏、血压、尿量等生命体征，并观察有无胃内出血等症状。

② 麻醉未清醒前去枕平卧，头偏向一侧，以免呕吐物误吸；麻醉清醒、血压平稳后去半卧位。手术后不宜过早下床活动，一般须卧床1周，翻身时动作要轻柔，以防血管断端破裂出血。

③ 肠蠕动功能恢复后，指导患者进食流质饮食，逐步改为半流质及软食；忌食粗糙、刺激性和过热食物。

④ 保持胃管及腹腔引流管通畅，观察和记录引流液的性状和量，及时发现有无腹腔内出血的征兆。

⑤ 术后感染发热是术后常见的反应，一般38℃左右，2～3日后恢复正常，如持续发热在38.5℃以上，多为并发症所致。如手术切口感染、胸膜炎或肺部感染、深部静脉血栓性静脉炎、肝细胞损害等，须加以注意。

⑥ 监测患者水、电解质，酸碱平衡情况，由于肝功能受损，糖原贮存减少，遵医嘱补充葡萄糖、氨基酸、维生素C及白蛋白、血浆等保肝药物，维持水、电解质平衡。

⑦ 保持手术切口清洁干燥，腹腔积液及水肿严重者，可延迟手术切口的愈合。观察切口渗出情况，必要时行切口换药。

（二）病情观察要点

① 患者肝功能障碍，凝血功能差，极易引起出血。要密切观察患者生命体征，尿量及腹腔引流量，观察有无出血倾向。尽量避免使用肌内注射，必须注射时，应尽量使用最小针头。

② 密切观察生命体征和神志变化，若发现患者定向力减退、嗜睡与躁动交替等，应警惕肝性脑病。

③ 观察患者有无腹痛、腹胀及腹膜刺激征，及时发现有无肠系膜血管栓塞或血栓形成。

（三）健康指导

① 掌握门静脉高压症的有关知识，向患者讲解疾病的病因、症状、体征，指导患者及家属认识门脉高压症的症状及严重程度。

② 指导患者合理饮食：少量多餐，规律进食。避免食用辛辣、油炸、粗糙和坚硬的食物，以免损伤食管黏膜，诱发再出血。禁烟酒，少喝咖啡、浓茶。

③ 指导患者养成良好的生活习惯：

第一，注意充分休息，避免劳累和过度活动，鼓励患者自我照顾，保持安静、乐观的精神，增加战胜疾病的自信心，消除紧张、恐惧、焦虑和抑郁等不良情绪。

第二，防止腹内压升高，刷牙用软毛牙刷，避免用力大便、打喷嚏、抬重物，防止外伤，减少出血危险性。

④ 肝硬化并未通过门脉高压症的外科治疗而解决，术后仍然存在出血、肝性脑病的危险，须终身加强保肝措施，切勿掉以轻心，一旦有出血征象，立即来院就诊。

八、原发性肝癌

原发性肝癌（Primary Liver Cancer）是指发生于肝细胞和肝内胆管上皮细胞的癌，是我国常见的恶性肿瘤之一，高发于东南沿海地区。临床表现为肝区疼痛、肝大、食欲减退、腹胀、恶心、消瘦、乏力、发热等消化道和全身症状。手术治疗为首选的方法，辅以放疗、化疗、免疫和基因、中医中药等综合治疗。

（一）护理措施

1.术前护理

（1）心理护理

肝癌患者的心理状态比较复杂，主要表现在以下几个方面：

① 在未明确诊断以前，有的患者不愿相信有肝癌而拒绝与医护人员配合。对此类患者应采用诱导的方法，说明各种疾病均应早治疗的重要性。

② 确诊后，而产生恐惧，以致失眠，继而食欲减退、营养障碍，各器官功能不全或水、电解质紊乱，造成恶性循环而加速病情变化。此时，更需要家庭和社会关心体贴，尤其是需要医护人员的热情、耐心、周到的服务，使之树立起战胜疾病的信念，接受和配合治疗。

③ 采用介入治疗的患者，术前应向其讲解该法是一种创伤较小的新技术，简要介绍

治疗方法和注意事项，介绍成功病例或请成功者现身说法，消除恐惧紧张心理。

④ 化疗和放疗所致头发脱落者，应做好心理护理，以消除其顾虑。

（2）疼痛护理

肝癌患者大约有80%以上有中度至重度的疼痛，持续性疼痛不仅影响患者的正常生活，而且引起严重的心理变化，是造成患者焦虑和恐惧的主要因素之一，有的患者甚至丧失生存的希望。故应帮助患者从癌痛中解脱出来，协助患者采取舒适卧位，指导患者减轻疼痛和分散注意力的方法，必要时遵医嘱给予止痛剂或采用镇痛泵镇痛。

（3）维持水、电解质平衡

肝癌患者常有腹腔积液和水肿，因此，应注意保持水、电解质及酸碱平衡。

（4）提供适当的营养

肝癌患者宜采取高蛋白、高热量饮食，若有食欲不振、恶心、呕吐现象，可在口腔护理或使用止吐剂后少量多餐，并尽可能布置舒适、安静的环境以促进食欲。对进食差、营养不良的患者可行静脉营养（TPN），补充各种营养物质，以增强机体的抵抗力。

（5）护理人员应注意患者黄疸程度、出血倾向及防止肝性脑病。术前行护肝疗法，注意黄疸程度，按医嘱给予白蛋白、血浆、全血和保肝药物。为防止术中渗血，遵医嘱术前3天肌内注射维生素K_3或维生素K_1。术前清洁灌肠，以减少血氨来源，避免诱发肝性脑病。备足够的新鲜血，避免术中输入大量库血，而引起凝血功能障碍。

2.术后护理

① 术后24小时内取平卧位，生命体征稳定后取半卧位。为防止术后肝断面出血，一般不鼓励患者早期下床活动，避免剧烈咳嗽。

② 术后禁食、持续胃肠减压，待肠蠕动功能恢复后，可进流质、半流质，直至正常饮食。给予低脂、高热量、适量蛋白质、高维生素、易消化的食物。禁食期间应给予营养支持或静脉适量补充白蛋白和血浆，以提高机体抵抗力。对肝功能不良伴腹水者，严格控制水和钠盐的摄入量，记录24小时出入液量。

③ 保持引流管通畅，记录好引流的量及性状。如引流量逐日减少，且无出血及胆汁，引流管一般可在手术后3～5天内完全拔出。

④ 遵医嘱正确使用止血剂或输入新鲜血液。

⑤ 遵医嘱应用抗生素，防治肝创面、胸部、腹腔及切口感染。

⑥ 保护肝脏：持续氧气吸入48～72小时，以增加肝细胞的供氧量；遵医嘱给予护肝药物，以促进肝细胞代偿和再生；避免使用巴比妥类对肝细胞有损害的药物。

（二）病情观察要点

① 密切观察监测生命体征并及时做好记录，观察切口渗出、尿量、腹胀等情况，及

时发现有无腹腔内出血的征兆。

② 密切观察肝性脑病的早期症状，若发现患者出现性格变化，如神志淡漠、欣快感、嗜睡、谵妄等前驱症状时，及时告知医生。

③ 严密观察血氨变化，降低血氨浓度，清洁肠道，防止便秘，减少血氨产生，必要时每日灌肠1～2次，并遵医嘱配合药物治疗。

④ 监测血氧饱和度，保持其在95%以上，以维持门静脉血氧饱和度。

⑤ 注意观察患者的体温、脉搏及腹部状况。如术后3天患者持续高热、白细胞计数升高、腹部胀痛，感染可能性大。

⑥ 密切监测血糖及尿糖，必要时6小时检查一次。严密观察患者全身症状，有无心悸、乏力、出汗及饥饿等低血糖表现，如有症状及时报告医生。静脉滴入葡萄糖时应做到持续均匀滴入，防止引起血糖急剧上升或下降。

⑦ 观察腹腔引流液的性质及量，术后早期可有少量胆汁自肝断面渗出，随着创面的愈合逐渐减少；观察有无剧烈腹痛、发热等胆汁漏、胆汁性腹膜炎症状，如有异常，应及时向医生报告。

⑧ 化疗患者须观察化疗药物的反应，观察患者有无恶心、呕吐以及造血系统的抑制情况。

九、胆石症和胆道感染

胆石症（Cholelithiasis）是指胆道系统（包括胆囊和胆管内）发生结石的疾病。发病原因主要与胆道感染和代谢异常等因素有关。胆石症的治疗原则是以手术治疗为主，也可根据情况采用内镜或溶石治疗；胆道感染较轻的患者可采用非手术治疗，感染严重者应积极防治休克，创造条件及时手术。

（一）护理措施

1.术前护理

① 术前应根据患者不同文化层次和疾病情况，说明病情、手术的重要性和必要性；对患者提出的有关问题做细致的解释和安慰；为患者创造舒适安静的环境、合适的室内温度与湿度；必要时夜间可适当给予镇静剂，以促进睡眠。

② 胆绞痛是胆石症的典型临床表现，常疼痛难忍。应做好患者的心理准备；同时，可采用下肢弯曲的仰卧位或侧卧位等舒适的体位，以减轻腹壁紧张，使腹痛减轻；必要时，可肌内注射解痉止痛剂或针刺止痛。

③ 改善营养，注意调节饮食，给予蛋白质和各种维生素饮食。禁食或严重呕吐的患者要维持水、电解质和酸碱平衡。

2.术后护理

① 术后取平卧位，生命体征稳定后取半卧位；待病情稳定后，应鼓励患者下床活动。

② 胆囊切除及胆总管引流患者，禁食2～3天；Oddi括约肌切开成形术及胆总管–十二指肠吻合术，禁食5天，禁食期间应静脉补充营养。肠鸣音恢复后给予流质、半流质、软食，逐步过渡到高蛋白、高热量、高维生素、低脂、易消化饮食。

③ 应妥善固定引流管，避免滑入腹腔或脱出，观察引流物的量及其性质，及时发现有无出血或胆汁漏情况，并做相应处理。腹腔引流管拔除时间一般在术后48～72小时。

（4）T管护理

① 妥善固定：防止因翻身、活动、搬动时被牵引而脱出。引流袋放置时切勿超过胆囊平面，以免胆汁反流。

② 保持通畅：定时由近端向远端挤捏T管，保持引流通畅，防止扭曲、折叠及受压。

③ 密切观察：观察并记录胆汁颜色、量和性质，术后24小时内引流量为300～500ml，恢复2天胆汁的颜色呈浑浊淡黄色，以后逐渐加深、清亮，呈黄褐色。若胆汁量突然减少甚至无胆汁引出或胆汁量引出过多，应及时检查原因，并通知处理。

④ 预防感染：更换引流袋时应严格执行无菌操作，观察引流管周围有无渗出，有胆汁渗漏者，清洁消毒后用锌氧油膏保护皮肤。T管脱出时，用无菌纱布加盖引流口，并告知医生及时处理。密切观察有无腹膜炎发生。

⑤ 拔管护理：术后第10～14天试行夹管1～2天，患者若无腹胀、腹痛、发热、黄疸等症状，可经T管做胆道造影。如造影证实胆管无狭窄、结石、异物、胆道通畅，可考虑拔管。拔管前T管开放24小时，充分引流造影剂，再次夹管，患者无不适时即可拔管。拔管后残留窦道用凡士林纱布填塞。T管不能拔除者可带管出院，择期再行治疗。

（二）病情观察要点

① 胆石病时由于结石梗阻，常伴有胆汁淤滞，易致继发性感染。感染发生后，胆管组织充血，水肿可加重胆管梗阻程度，可使胆管发生完全性梗阻，形成急性梗阻性化脓性胆管炎（AOSC）。胆管压力进一步增高，脓性胆汁进入血液循环而发生感染性休克。观察患者有无神志淡漠、嗜睡、低血压、高热等中毒性休克症状，出现上述症状应紧急处理，应用抗生素并尽快解除胆道梗阻。

② 严密观察切口及引流管处有无出血或渗血情况。胆道术后出血多见于黄疸、肝功能障碍、凝血机制障碍、胆囊手术中止血不完善等引起。一般术后12～24小时腹腔引流管可极少量渗出血性液，如果出血呈鲜红色、量大，应及时告知医生处理。

③ 术后早期胆瘘原因有：胆囊管结扎松脱、胆道损伤、T型管缝合不严密等。主要表现为术后或次日发生胆汁性腹膜炎或从腹腔引流管中流出胆汁。须注意的是，有时胆汁积

于膈下或腹腔形成脓肿，表现发热、腹痛和黄疸等，甚至是胆汁性腹膜炎，但腹腔引流管无胆汁流出。

④ 术后肺部并发症常见的有肺不张和肺炎，多见于老年人、慢性支气管炎患者或长期吸烟的患者。其原因是手术后因切口疼痛，患者不敢咳嗽，不能有效咳出痰液，后阻塞支气管引起肺不张、肺炎。主要表现为病侧呼吸音减弱、呼吸急促以及发热和白细胞增多。处理主要是术前加强练习深呼吸、治疗呼吸道疾病、术后鼓励排痰、雾化吸入稀释痰液，必要时可帮患者翻身、叩背、体位引流以协助排痰。

（三）健康指导

① 指导患者进低脂、高热量、高维生素、高蛋白、易消化饮食，忌油腻，避免进食过饱。

② 告知患者引流管的重要性，指导患者掌握术后T型管自我护理及控制不适的方法等。

③ 胆囊切除术后常有大便次数的增多，数周、数月后逐渐减少。由于胆管结石复发率高，若出现腹痛、发热、黄疸等不适时应及时来医院复诊。

十、肠内营养

肠内营养（Enteral Nutrition，EN）是指经口或喂养管提供维持人体代谢所需营养素的一种营养支持方法。凡胃肠功能正常，或存在部分功能者，应首选EN进行营养支持。

（一）护理措施

① 心理护理，耐心解释肠内营养支持的必要性、临床意义和可能出现的并发症，取得患者及家属理解、支持和配合。

② 患者体位，床头抬高大于30°，以减少反流的概率。

③ 营养管的维护：

第一，在喂养管进入鼻腔或腹壁处做好标记，防止喂养管移位而导致误吸。

第二，患者卧床、翻身时应避免折叠、压迫或牵拉喂养管。每天输注前、后及给药前后须冲洗喂养管，连续输注肠内营养液者每4～8小时用温开水冲管一次，避免管腔堵塞。

第三，留置鼻胃（肠）管者，每天用油膏涂拭鼻腔黏膜，口腔护理每天2次。胃、空肠造瘘者，应保持造瘘口周围皮肤干燥、清洁。

第四，空肠营养管应每班检查缝线是否牢固，必要时及时加固。

第五，胃造瘘管常规每班更换造瘘口敷料；更换时旋转造瘘管180°，以防粘连；保持造瘘管固定夹与皮肤之间的松紧度合适，太松易造成营养液渗漏，太紧易造成皮肤破损。

第六，对于长期经胃管鼻饲患者，应当每月更换胃管；每次换管时，更换鼻孔。

④ 营养液的准备：

第一，保持调配容器无菌，营养液现配现用，在容器中悬挂输注时间小于8小时；输注导管应每天更换1次。

第二，滴注时将营养液加温至37℃左右为宜，夏季室温下直接输入，冬季可用热水袋置于管周或使用加温器官外加热营养液。

第三，营养液开启后放置冰箱，24小时内可用。

⑤ 每次喂饲前确认营养管的位置，胸片是确认营养管位置的金标准。

（二）病情观察要点

1.预防反流、误吸及肺部感染

① 根据喂养管位置及病情，置患者于合适体位，肠内营养前后半小时内尽量避免做CPT、吸痰及翻身等操作。

② 每次输注前应检查患者胃内残留量，若残留量＞150ml，应延退或暂停输注，必要时加用胃动力药物，以防胃潴留引起反流而致误吸。

③ 控制输注量和速度：速度从慢到快，量由少到多。可从250 ~ 500ml/d开始，在5 ~ 7天逐渐达到全量。输注速度从20ml/h开始，视适应程度逐步加速并维持滴速为100 ~ 120ml/h，以输注泵控制滴速为佳。

④ 证实有反流的患者应选择其他的营养途径。

⑤ 患者若突然出现呛咳、呼吸急促或咳出类似营养液的痰液时，应鼓励和刺激患者咳嗽，以排出吸入物和分泌物，必要时经鼻导管或气管镜清除误吸物。

2.胃肠道并发症的观察

① 腹泻：多因长期未进食、初次鼻饲、灌注速度过快、吸收不良、浓度太高、乳糖不耐症等。处理是初次从低浓度开始，逐渐增加浓度，降低灌注速度；对于乳糖不耐受的患者，应给予无乳糖配方。

② 腹胀、便秘和腹痛：患者在开始肠道喂养时，注意减慢速度，降低浓度，并配合胃肠动力药的应用，密切监测胃或肠内潴留量。

③ 恶心与呕吐：灌注速度过快、温度过低、胃排空障碍引起的潴留，均可导致恶心与呕吐。呕吐的处理：立即侧卧，清除口腔呕吐物，有人工气道的患者给予气道内吸引，并观察氧饱和度。

④ 倾倒综合征：放置空肠营养管的患者或胃切除术后患者可出现此并发症。多发生在餐后10 ~ 30分钟内，因胃容积减少及失去对胃排空的控制，多量高渗溶液快速进入小肠所致。可表现为胃肠道和心血管2大系统症状。胃肠道症状为上腹饱胀不适、恶心呕

吐、肠鸣频繁，可有绞痛腹泻；循环系统有全身无力、头昏、晕厥、面色潮红或苍白、大汗淋漓、心动过速等。此时应减慢输注速度，适当稀释营养液以降低渗透压，选择低碳水化合物、高蛋白营养液，可使症状缓解。

3.机械性并发症

肠内营养管堵塞，预防措施如下：

① 管饲前后均应用20ml温开水冲洗导管，防止导管堵塞。

② 持续营养管泵维持的肠内营养，需4 ~ 6小时温水冲洗一次。

③ 管饲给药时应先碾碎，完全溶解后注入。

④ 酸性物质容易导致蛋白质配方的营养液凝固。

（三）健康教育

① 强调肠内营养的必要性。

② 宣教肠内营养的途径、方法以及所灌注的营养液类型。

③ 教会家属观察肠内营养的并发症及处理方法。

十一、肠外营养

肠外营养（Parenteral Nutrition，PN）是指通过静脉途径提供人体代谢所需的营养素。当患者禁食，所需营养素均经静脉途径提供，称为全胃肠外营养（Total Parenteral Nutrition，TPN）。

（一）护理措施

第一，心理护理耐心解释肠外营养支持的必要性、临床意义和可能出现的并发症，取得患者及家属理解、支持和配合。

第二，全营养混合液（TNA）的保存和输注：

① TNA液配制后若暂时不输注，应保存于4℃冰箱内，并在配制后24小时内输完。

② 为避免降解，TNA液内不宜添加其他治疗药物，如抗生素等水溶性维生素宜在输注时加入TNA液。

③ 输注时护理：

a.避免污染：TNA液输注系统和输注过程应保持连续性，不宜中断，以防污染。

b.控制输液速度：根据营养液的总量，计算出每小时用量及滴速，避免输注过快。

c.维持水、电解质平衡：对已有水、电解质紊乱者，应先予以纠正，再输注TNA液。

第三，发热护理，其发生与营养素产热有关，一般不须特殊处理即可自行消退，必要时可予物理降温或使用药物降温。

第四，静脉导管护理：

① 保持通畅：输注结束时，行脉冲冲管和稀释肝素钠溶液正压封管，以防导管内血栓形成。避免导管受压、扭曲或滑脱。

② 预防感染：定期消毒导管置入部位、更换敷料，并标明更换日期。观察、记录局部有无红、肿、热、痛等感染征象，一旦发生，应及时拔除导管。

（二）病情观察要点

① 气胸当患者于静脉穿刺时或置管后出现胸闷、胸痛、呼吸困难、同侧呼吸音减弱时，应疑及气胸的发生；应立即通知医生并协助处理。包括做胸部X线检查，视气胸的严重程度予以观察胸腔抽气减压或胸腔闭式引流及护理。对依靠机械通气的患者，须加强观察，因此类患者即使胸膜损伤很小，也有可能引起张力性气胸。

② 胸导管损伤多发生于左侧锁骨下静脉穿刺时。穿刺时若见清亮的淋巴液渗出，应立即退针或拔除导管；偶可发生乳糜瘘，多数患者可自愈，少数须做引流或手术处理。

③ 空气栓塞可发生于静脉穿刺置管过程中或因导管塞脱落或连接处脱离所致。大量空气进入可立即致死，故升高下静脉穿刺时，应置患者于平卧位、屏气；置管成功后及时连接输液管道；牢固连接；输液结束应旋紧导管塞。一旦疑有空气进入，立即置患者于左侧卧位及头低脚高位，以防空气栓塞。

④ 导管移位锁骨下或其他深静脉穿刺置管后可因导管固定不妥而移位。临床表现为输液不畅或患者感觉颈、胸部酸胀不适，X线透视可明确导管位置。导管移位所致液体渗漏可使局部组织肿胀，若位于颈部，可压迫气管，导致呼吸困难，甚至并发感染等。因此，静脉穿刺置管成功后必须妥善固定导管，一旦发生导管移位，应立即停止输液、拔管和做局部处理。

⑤ 感染长期深静脉置管和禁食、TPN，易引起导管性和肠源性感染，须加强观察和做局部处理。

第一，导管护理：每天清洁、消毒静脉穿刺部位，更换敷料，加强局部护理，若用3M透明胶布贴封导管穿刺处者，胶布表面应标明更换日期并按时予以更换。观察穿刺部位有无红、肿、痛、热等感染征象。若患者发生不明原因的发热、寒战、反应淡漠或烦躁不安，应疑为导管性感染。一旦发生上述现象，应及时通知医生，协助拔除导管并做微生物培养和药物敏感试验。避免经导管抽血或输血；输液结束时，可用肝素稀释液封管，以防导管内血栓形成和保持导管通畅。

第二，营养液的配制和管理：营养液应层流环境、按无菌操作技术配置；保证配置的营养液24小时内输完；TNA液输注系统和输注过程应保持连续性，其间不宜中断，以防污染；避免因营养液长时间暴露于阳光和高温下而导致变质。

第三，尽早经口饮食或肠内营养：TPN患者可因长期禁食，胃肠道黏膜缺乏食物刺激和代谢的能量而致肠黏膜结构和屏障功能受损、通透性增加，导致肠内细菌和内毒素易位，并发肠源性的全身性感染。故当患者胃肠功能恢复或允许进食的情况下，鼓励患者经口饮食。

⑥ 代谢紊乱，主要是指PN治疗期间，3大营养物质供给不平衡，配方不合适或因输注技术所致的并发症。常见并发症有糖代谢紊乱的高血糖、低血糖，水、电解质及酸碱失衡时的低钾、高钾、低钠、低镁、低磷及代谢性酸中毒，微量元素或维生素缺乏等。因各种代谢并发症不同可有各自相应的临床症状和体征，但要通过血液生化检测来证实。预防和处理的关键是做好生化检测，密切观察，及时对症对因处理，高血糖时应立即停止输注含高渗葡萄糖的营养液，加用胰岛素，改用低渗或等渗盐水；出现代谢性酸中毒时，患者面色潮红，呼吸深快，重者呈淡漠、嗜睡等神志改变。动脉血气检查确诊后及时予以药物纠正；电解质紊乱和微量元素缺乏时要及时补充。

（三）健康教育

① 长期摄入不足或因慢性消耗性疾病致营养不良的患者应及时到医院检查和治疗，以防严重营养不良和免疫防御能力下降。

② 患者出院时，若营养不良尚未完全纠正，应继续增加饮食摄入，并定期到医院复诊。

第三节　胃肠外科疾病护理常规

一、急性腹膜炎

急性腹膜炎是指由化脓性细菌包括需氧菌和厌氧菌或两者混合引起的腹膜急性炎症，有原发性和继发性之分，累及整个腹膜腔时称为急性腹膜炎，是一种常见的外科急腹症。表现为持续性剧烈腹痛、恶心、呕吐、感染中毒症状，甚至休克。腹部压痛、反跳痛、腹肌紧张是腹膜炎的标志性体征。

（一）护理措施

1.术前护理

① 体位：在无休克的情况下，取半卧位，休克患者取平卧位或中凹位，头部、下肢均抬高20°。

② 禁食：疑有胃肠道穿孔，胰腺损伤者应绝对禁食，胃肠减压，禁食期间须及时补充液体，防止水、电解质和酸碱平衡失调，并做好胃肠减压的护理。

③ 急救：迅速建立静脉通道，配血、吸氧，对开放性腹部损伤，应妥善处理伤口，及时止血，并配合医生抢救治疗，伴有休克或水、电解质紊乱等情况须予以纠正。

④ 病情观察：严密监测生命体征、意识、瞳孔、肢体活动度、尿量及腹部症状体征，疼痛时禁用吗啡、盐酸哌替啶等止痛剂，以免掩盖病情。

⑤ 药物治疗：遵医嘱使用抗生素，防治腹腔感染。

⑥ 积极做好各项术前准备，以便急诊手术。

2.术后护理

① 参照普外科一般术后护理常规。

② 体位：全麻清醒或硬膜外麻醉患者平卧位6小时，待血压、脉搏平稳后改为半卧位。

③ 饮食：术后应禁食，行胃肠减压，肠功能恢复后，可进流质，但胃肠道手术、胰腺损伤者，进食时间酌情推迟。

④ 病情观察：严密观察和记录体温、脉搏、呼吸、血压、神志、面色和末梢循环情况。注意腹部体征变化，观察有无切口感染、膈下或腹腔脓肿的表现，观察其肠蠕动恢复情况。

⑤ 引流管的护理：保持切口干燥，观察切口愈合情况，及早发现切口感染征象。保持引流管的有效引流，观察并记录引流液的量、颜色、性质。

⑥ 活动：鼓励患者应早期离床活动，促进肠蠕动的恢复。

⑦ 药物应用：遵医嘱合理应用抗生素，必要时输全血、血浆，维持水、电解质，酸碱平衡及有效循环血量。根据患者情况，及时给予肠外营养支持。

（二）健康教育

① 饮食指导：讲解腹部手术后肠功能恢复的规律，鼓励其循序渐进、少量多餐，进食富含蛋白质、热量和维生素的食物，促进机体恢复和切口愈合。

② 腹腔内手术患者应早期活动，预防术后肠粘连。出院后如出现腹胀、腹痛、恶心、呕吐时，应立即就诊。

二、胃、十二指肠溃疡大出血

胃、十二指肠溃疡是指发生于胃、十二指肠的局限性圆形或椭圆形的全层黏膜缺损。胃、十二指肠溃疡大出血是上消化道大出血中最常见的原因。突然大量呕血和排柏油样黑粪是其主要症状，无严重并发症的采取内科治疗，有严重并发症应采取外科手术治疗。

（一）护理措施

1.术前护理

① 参照普外科一般术前护理常规。

② 体位：取平卧位，绝对卧床休息。有呕吐者，头偏向一侧，保持呼吸道通畅。

③ 饮食护理：暂禁食，出血停止后，可进流质或无渣半流质饮食。

④ 病情观察：严密观察血压、脉搏、尿量、中心静脉压和周围循环情况，并做好记录。观察和记录呕血、便血情况，注意有无口渴、肢冷、尿少等循环血量不足的表现，如有异常，应及时告知医生处理。

⑤ 药物应用：遵医嘱补液，输血，应用止血药。情绪紧张者，可适当给予镇静药。

⑥ 心理护理：关心、安慰患者，消除紧张和恐惧心理，使其积极配合治疗和护理。

2.术后护理

① 参照普外科一般术前护理常规。

② 体位护理：麻醉清醒、血压稳定后，给予半卧位，以利呼吸和循环。

③ 饮食护理：术后禁食，行胃肠减压，待肛门排气后拔除胃管，当天可饮少量水或流质，第4天可进半流质饮食，第10～14天可进软食。少食产气食物，忌生、冷、硬和刺激性食物，注意少食多餐，逐渐恢复至正常饮食。

④ 病情观察：严密观察生命体征、切口及引流情况，记录24小时出入量，观察有无术后出血、感染、吻合口瘘或十二指肠残端破例、消化道梗阻、倾倒综合征等并发症，如发现异常，及时告知医生处理。

⑤ 药物应用：禁食2～3天，禁食期间行肠外营养，遵医嘱应用抗生素药。

（二）健康指导

① 心理疏导自我调节情绪，保持乐观的心理状态。

② 活动与休息避免熬夜、过度劳累。

③ 饮食指导少量多餐，避免辛辣、刺激性食物，戒烟、酒。进食后如有呕吐等不适，及时就诊。

④ 用药指导避免服用对胃黏膜有损害的药物，如阿司匹林、皮质类固醇等。定期门诊随访，若有不适及时就诊。

三、胃癌

胃癌是来自胃黏膜的恶性肿瘤，多见于40～50岁，男性多于女性。胃癌好发于胃窦部，约占50%～70%，其次为贲门和胃底部。治疗原则为早期进行胃癌根治术，辅以化疗。

（一）护理措施

1.术前护理

① 参照按普外科一般术前护理常规。

② 心理护理：向患者耐心解释，安慰和鼓励，解释胃癌手术的必要性。用实例说明手术的效果，解除患者的顾虑，消除其悲观情绪，增强患者对治疗的信心，积极配合治疗和护理。

③ 饮食护理：改善患者的营养状况，给予高蛋白、高热量、高维生素、低脂肪、易消化和少渣的食物；对不能进食者，应遵医嘱予以静脉输液，补充足够的热量，必要时输血浆或全血，提高其对手术的耐受性。

④ 病情观察：观察疼痛的性质、部位，是否伴有严重恶心、呕吐、吞咽困难、呕血及黑便等。

⑤ 术前胃肠道准备

第一，胃的准备：对有幽门梗阻的患者，在禁食的基础上，术前3日起每晚用温生理盐水洗胃，以减轻胃黏膜的水肿。

第二，肠道准备：术前3日给患者口服肠道不吸收的抗菌药，必要时清洁肠道。

2.术后护理

① 参照普外科一般术后护理常规。

② 体位：全麻清醒前取去枕平卧位，头偏向一侧。麻醉清醒后若血压稳定取半卧位，以保持腹肌松弛，减轻切口缝合处张力，减轻疼痛与不适，也有利于呼吸和循环。

③ 病情观察：术后每30分钟测量一次血压、脉搏、呼吸，直至血压平稳后可延长测量的时间。同时，密切观察神志、体温、尿量、切口渗血、渗液和引流液情况等。观察有无术后出血、感染、吻合口瘘或十二指肠残端破裂、消化道梗阻、倾倒综合征等并发症，如发现异常，及时告知医生处理。

④ 禁食、胃肠减压：术后早期禁食、胃肠减压，以减少胃内积气、积液，有利于切口吻合。肠蠕动恢复后可拔除胃管，拔胃管后当日可少量饮水或米汤，如无不适，第2日进半流质饮食，食物宜温、软、易于消化，少量多餐。

⑤ 营养支持：肠外营养支持，因胃肠减压期间引流出大量含有各种电解质的胃肠液，加之患者禁食，须及时输液补充患者所需的水、电解质和营养素，必要时输血、白蛋白，以改善患者的营养状况，促进切口愈合。

⑥ 引流管的护理：术后患者常留有胃管、腹腔引流管、导尿管等。保持各引流管通畅，防止受压、扭曲、折叠；观察和记录引流液的量、颜色和性质，若术后数日腹腔引流液变浑浊并带有异味，同时伴有腹痛和体温下降后又上升，应疑为腹腔内感染，应及时通

知医生。

⑦ 鼓励早期活动：鼓励患者定时做深呼吸、有效咳嗽和排痰，术后早期协助患者行肢体的伸屈运动，患者活动量根据患者个体差异而定，早期活动可促进肠蠕动恢复，预防术后肠粘连和下肢深静脉血栓形成等并发症。

（二）健康指导

① 饮食调节：饮食应少量多餐、富含营养素、易消化，忌食生、冷、硬、油煎、酸、辣、浓茶等刺激性及易胀气食物，戒烟、酒。

② 保持良好的心理状态，参加一定的活动或锻炼，注意劳逸结合，避免过度劳累。

③ 定期复查：胃癌患者术后化疗、放疗期间定期随访，检查肝功能、血常规等，注意预防感染。术后初期每3个月复查一次，以后每半年复查一次，至少复查5年。若有腹部不适、肝区肿胀、锁骨上淋巴结肿大等表现时，应随时复查。

四、肠梗阻

肠内容物由于各种原因不能正常运行、顺利通过肠道，称肠梗阻，是常见的外科急腹症之一。

（一）护理措施

1.非手术治疗护理（术前护理）

① 体位：取低半卧位，减轻腹肌紧张，有利于患者的呼吸。

② 饮食：胃肠减压期间禁食水，梗阻缓解可进流质，禁食甜食。

③ 病情观察：定时测量生命体征以及腹痛、腹胀和呕吐等变化。应警惕绞窄性肠梗阻发生的可能。

④ 胃肠减压：有效的胃肠减压对单纯性肠梗阻和麻痹性肠梗阻可达到解除梗阻的目的。

⑤ 呕吐的护理：呕吐时坐起或头偏向一侧，及时清除口腔内的呕吐物，以免误吸引起吸入性肺炎或窒息。

⑥ 药物应用：在确定无肠绞窄后，可应用阿托品、654-2等抗胆碱类药物，以解除胃肠道平滑肌的痉挛，抑制胃肠道腺体的分泌，使患者腹痛得以缓解。遵医嘱给予胃肠外营养、抗感染治疗。

⑦ 缓解腹胀：必要时行灌肠通便治疗。

⑧ 术前准备：慢性不完全性肠梗阻，须做肠切除手术者，应紧急做好备皮、肠道准备、配血等术前准备。

2.术后护理

① 参照普外科一般术后护理常规。

② 体位：全麻术后暂时予以平卧位，头偏向一侧，血压平稳后给予半卧位。

③ 饮食：术后暂禁食水，禁食期间给予静脉补液。待肠蠕动恢复、肛门排气肠蠕动恢复后可拔出胃管，开始进少量流质，进食后若无不适，逐步过渡至半流质。

④ 引流管的护理：保持引流管的通畅，切勿扭曲、压迫、阻塞，观察引流液的量、性状和颜色并记录。

⑤ 术后并发症观察：

第一，术后出血：术后如短时间内从胃管或腹腔引流管流出大量新鲜血液，或患者出现呕吐或黑便，应立即通知医生，并遵医嘱进行相关的治疗和处置。

第二，肠梗阻：可由广泛性肠粘连未能分离完全，或手术后胃肠道处于暂时麻痹状态，加上腹腔炎症、重新引起粘连而导致。鼓励患者术后早期活动，如病情平稳，术后24小时即可开始床上活动，3日后下床活动，以促进机体和胃肠道功能的恢复，防止肠粘连。

第三，腹腔内感染及肠瘘：如患者有引流管，应妥善固定并保持通畅，观察记录引流液色、质、量。若术后3～5日出现体温升高、切口红肿及剧痛时应怀疑切口感染，若出现局部或弥漫性腹膜炎表现，腹腔引流管周围流出液体带粪臭味时，应警惕腹腔内感染及肠瘘的可能。

（二）健康教育

① 切口指导，拆线3～5天后，伤口无红肿或渗液才能洗澡。

② 饮食指导，少食刺激性强的辛辣食物，易进高蛋白、高维生素、易消化吸收的食物。避免暴饮暴食，饭后忌剧烈活动。

③ 保持排便通畅，便秘者应注意通过调整饮食、腹部按摩等方法保持大便通畅，无效者可适当给予缓泻剂，避免用力排便。

④ 指导患者自我监测病情，若出现腹痛、腹胀、呕吐、停止排气排便等不适，及时就诊。

五、急性阑尾炎

急性阑尾炎是最常见的外科急腹症之一，多由病菌、寄生虫或其他异物侵入阑尾引起。转移性右下腹痛及阑尾点压痛、反跳痛为其常见临床表现。

（一）护理常规

1.术前护理

① 参照普外科一般护理常规。

② 体位：取舒适卧位，阑尾脓肿患者取半卧位。

③ 饮食：遵医嘱给予禁食或流质。

④ 病情观察：密切观察患者腹部症状和体征变化，如体温、腹痛、呕吐等情况。

⑤ 药物应用：按医嘱使用抗生素，禁用吗啡、盐酸哌替啶等止痛药，以免妨碍病情观察。

⑥ 高热者给予降温，尽可能将体温降至38.5℃以下，减少麻醉并发症。禁止使用泻药及灌肠。

2. 术后护理

① 参照普外科一般术后护理常规。

② 体位护理：全麻术后清醒或硬膜外麻醉平卧6小时后，血压、脉搏平稳者，改为半卧位。根据情况鼓励患者早期活动，减少并发症。

③ 饮食护理：肠蠕动恢复前暂禁食，肛门排气后，给予流质，逐步过渡到半流质和普食。

④ 病情观察：严密观察生命体征、切口和引流情况。观察有无出血、切口感染、粘连性肠梗阻等并发症，如有异常，及时报告医生处理。

⑤ 药物应用：遵医嘱应用抗生素，控制感染，防止并发症。

（二）健康指导

① 饮食指导，鼓励患者循序渐进、少量多餐，进食高热量、高蛋白、高维生素食物，促进手术切口的修复和愈合。

② 出院指导，告知患者出院后，若出现腹痛、腹胀等不适，应及时就诊。阑尾周围脓肿未切除阑尾者，出院时告知患者3个月后再行阑尾切除术。

六、结肠癌、直肠癌

结肠癌、直肠癌是常见的消化道恶性肿瘤之一。早期多无明显症状，病情发展后因癌肿部位不同而出现不同的症状或体征表现，如排便习惯和粪便形状的改变、腹痛、黏液血便、腹部肿块等。原则上采取手术为主，同时辅以放疗、化疗等综合治疗。

（一）护理措施

1. 术前护理

① 参照普外科一般术前护理常规。

② 饮食与营养：多给予高蛋白、高热量、丰富维生素、易于消化的少渣饮食，应遵医嘱予以静脉输液，补充足够的热量，必要时输血浆或全血，提高其对手术的耐受性。

③ 肠道准备：a. 术前3日进少渣半流质，术前2日流质，术前12小时禁食、4小时禁水；b. 口服肠道抗生素，遵医嘱按时正确给药；c. 术前12～14小时开始口服肠道灌洗液2 000ml，于2小时内服完，如有肠梗阻或年老体弱、心肾功能不全者不宜使用此法，应术前2日每晚肥皂水灌肠1次，术前1日晚清洁灌肠。女性患者须切除全子宫或阴道后壁者，术前3日每晚行阴道冲洗。

④ 皮肤准备：直肠肛管患者须备肛门周围、会阴部及腹部皮肤。手术日晨置胃管、导尿管。

⑤ 心理护理：关心安慰患者，须做结肠造口的患者，讲解造口的部位、功能以及护理知识，介绍手术成功的病例，以增加治疗疾病的信心。

2. 术后护理

① 按普外科一般术后护理常规。

② 体位：全麻清醒前取去枕平卧位，头偏向一侧。病情平稳者，可改半卧位以利腹腔引流。

③ 饮食：禁食至胃肠道蠕动、恢复肛门排气或结肠造口开放后，若无腹胀、恶心、呕吐等不良反应，即可拔除胃管，进流质饮食，1周后进半流质或软食，应给予高热量、高蛋白、丰富维生素、低渣的食物。

④ 病情观察

第一，严密观察体温、脉搏、呼吸、血压的变化并做好记录。

第二，术后并发症：严密观察患者有无腹痛、腹膜炎、切口感染、腹腔脓肿等吻合口瘘的症状和体征。如有异常及时通知医生并协助处理。术后7～10日内切忌灌肠。

第三，引流管护理：保持腹腔引流管、尿管、胃管引流通畅，避免引流管扭曲、受压和滑脱，观察并记录引流液的颜色、量及性状，引流管周围敷料如有渗血，应及时更换。

⑤ 活动：术后早期，可鼓励患者在床上多翻身、活动四肢，2～3日后患者情况许可时，协助患者下床活动，以促进肠蠕动的恢复，减轻腹胀，避免肠粘连。

⑥ 会阴部护理：注意保持尿道口清洁，会阴擦洗每日两次。对会阴部切口，可于术后4～7天以1∶5 000高锰酸钾温水坐浴，每日2次。

⑦ 药物应用：遵医嘱给予抗生素，静脉补充水、电解质及同时予肠外营养支持。化疗期间注意观察白细胞计数并观察化疗药物反应。

⑧ 肠造口护理：

第一，观察造瘘口肠黏膜的血液循环，肠造口有无肠段回缩、出血、感染及坏死。

第二，保护造瘘口周围皮肤，减少肠液的刺激及湿疹的出现，常用凡士林或生理盐水纱布保护造口周围皮肤。

第三，术后造瘘口开放宜采取侧卧位，以免粪便污染腹部切口。

第四，人工肛门袋的使用：使用前清洁造瘘口及周围皮肤并用软纸擦干，根据造瘘口大小，将一次性肛门袋胶板开口剪至合适大小，除去胶片外面的粘纸贴于造口位置，轻压胶片环及其周围，使其紧贴皮肤，将袋尾端用夹子夹住。使用造口袋后，应观察造口袋内液体的颜色、性质和量，如造口袋内有气体及排泄物，说明肠蠕动恢复，可开始进流质。造口袋内的粪便应及时清理。

（二）健康教育

① 饮食调整：保肛手术者应多吃新鲜蔬菜、水果、多饮水，避免高脂肪及辛辣、刺激性食物。行肠造口者则须注意控制过多粗纤维食物及过稀、可致胀气的食物。

② 活动：参加适量体育锻炼，生活规律，保持心情舒畅。

③ 有造瘘口患者，指导其学会造瘘口的护理。指导患者每1～2周应扩张造口一次，持续2～3月，若发现造口狭窄、排便困难，应及时到医院检查处理。

④ 每3～6个月定期门诊复查，化疗患者，定期检查血常规。

七、痔

人体直肠末端黏膜下和肛管皮肤下静脉丛发生扩张和屈曲所形成的柔软静脉团，称为痔。痔包括内痔、外痔、混合痔。

（一）护理措施

1.非手术治疗护理（术前护理）

① 饮食与活动：嘱患者多饮水，多吃新鲜蔬菜水果、多吃粗纤维食物，少吃辛辣刺激食物。养成定时排便的习惯。适当增加运动量，促进肠蠕动，防治便秘。

② 坐浴：便后及时清洗，保持局部清洁舒适，必要时用1∶5 000高锰酸钾溶液2 000ml坐浴，可改善局部血液循环。

③ 病情观察：主要临床表现是便血及痔块脱出。脱出痔块若发生嵌顿，可引起充血、水肿甚至坏死。

④ 术前护理：经保守治疗效果不明显可手术治疗，协助患者做好心电图、B超及实验室等检查，指导患者进少渣饮食，术前排空大便，清洗肛门、会阴部，保持手术部位清洁，保证手术的顺利进行。

2.术后护理

① 病情观察：术后6小时给予去枕平卧位，定时监测生命体征，观察创面有无渗血、渗液。

② 饮食护理：术后1～2日应以少渣、流质、半流质、易消化的软食为主。

③ 疼痛的护理：术后常因括约肌痉挛、敷料堵塞过紧、排便时粪便对创面的刺激等而引起疼痛。判断疼痛的原因，给予相应的处理，必要时可给予止疼药物治疗。

④ 尿潴留护理：可诱导排尿或行导尿处理。

⑤ 并发症的观察和护理：

第一，术后主要的并发症：就是术后创面出血，由肛管直肠的静脉丛丰富、术后容易因为止血不彻底、用力排便等导致创面出血。术后患者敷料渗血较多，应及时通知医生行相应处理。

第二，切口感染：直肠肛管部位由于易受粪便、尿液等污染，术后易发生切口感染。一般术后预防性应用抗生素3 ~ 4天。术后每天要保持肛门周围皮肤清洁，便后局部用中药溶液坐浴；切口定时换药。

第三，肛门狭窄：术后观察患者有无排便困难及大便变细，以排除肛门狭窄。如发生狭窄，及早行扩肛治疗。

（二）健康指导

① 注意起居饮食，不熬夜，出院一个月内忌烟、忌酒，少食辛辣刺激食物。

② 多食蔬菜、水果，多饮水，保持大便通畅，防止便秘或腹泻，排便时切勿久蹲。多运动，养成良好的排便习惯。

③ 保持肛门清洁卫生，出院一个月内便后可用局部中药水坐浴或清洁肛门，减少粪渣的污染，减少局部感染的机会，有效防止痔疮的复发。

④ 出院后如果出现再次便血，少量偶尔的出血可不必处理，持续少量的出血可通过调节大便和肛门局部中药坐浴，便血多可自行停止，如果出血量有增加或反复多次出现，应及时来院就诊。

八、下肢静脉曲张

原发性下肢静脉曲张是一种常见的周围血管疾病，是指下肢浅静脉瓣膜关闭不全，使静脉内血液倒流，远端静脉瘀滞，继而病变静脉壁扩张、变性、出现不规则膨出和扭曲。多发生于体力劳动强度大、从事持久站立工作，或久坐少动的人群。

（一）护理措施

1.非手术治疗护理（术前护理）

（1）促进下肢静脉回流，改善活动能力

① 穿弹力袜或使用弹力绷带：指导患者行走时穿弹力袜或使用弹力绷带，促进静脉回流。

② 体位：采取良好坐姿，坐时双膝勿交叉过久，以免压迫腘窝，影响静脉回流；休息或卧床时抬高患肢30 ~ 40°，以利于静脉回流。

③ 避免引起腹内压及静脉压增高的因素：保持大便通畅，避免长时间站立，肥胖者宜有计划地减轻体重。

（2）病情观察

观察患肢远端皮肤的温度、颜色，观察是否有肿胀、渗出，局部有无红、肿、压痛等感染征象。

（3）做好皮肤湿疹和溃疡的治疗及换药

促进创面愈合，预防创面继发感染。如手术，应做好充分的皮肤准备，保持皮肤清洁。避免术后发生切口感染。

2. 术后护理

① 参照普外科一般术后护理常规。

② 体位：去枕平卧6小时，术后患肢宜高于心脏平面20 ~ 30cm，膝关节微屈，垫物软硬要适宜，使患者感觉舒适，保持肢体功能位，勿将膝交叉。

③ 饮食护理：术后6小时进食，宜进食低脂、富含纤维素的食物。

④ 早期活动：患者卧床期间指导其做足部伸屈运动；术后24小时可鼓励患者下地行走，促进下肢静脉回流，避免深静脉血栓形成。恢复期患者逐渐增加活动量，促进下肢深静脉再通和侧支循环建立。

⑤ 病情观察：严密观察生命体征。注意手术切口有无渗血、渗液及红、肿、压痛等感染的征象，观察肢体远端皮肤的颜色、温度及血液循环情况。

⑥ 用药的护理：遵医嘱应用抗凝、溶栓、抗感染等对症治疗。

⑦ 应使用弹力袜或弹力绷带，松紧适合，以能触及足背动脉搏动、不妨碍关节活动及保持足部正常皮肤温度为宜。

（二）健康指导

① 出院后继续使用弹力袜或弹力绷带，要求活动时穿戴，睡眠时可免穿，一般使用1 ~ 3个月，也可长期使用。使用期间注意肢端皮肤色泽变化及肢体肿胀情况。

② 注意戒烟、戒酒，忌辛辣刺激性食物，养成良好进食规律，防止便秘。

③ 手术3个月内避免负重体力劳动，手术3个月后应进行适当的体育锻炼，增加血管壁弹性，同时可预防深静脉血栓的形成。

④ 每晚睡前养成温水洗脚的习惯，水温不可过高，忌用冷水洗脚，用温水洗脚能消除疲劳，有利睡眠，更能活血化瘀，防止下肢静脉淤血。

<h1 align="center">第四节　神经外科护理常规</h1>

一、神经外科一般护理常规

1.病情观察

① 意识情况：观察患者意识变化，除意识清醒外，按其意识障碍程度可分为嗜睡、意识模糊、昏睡、昏迷，如意识由清醒转为昏迷或昏迷进行性加重，说明有脑受压或脑疝发生。

② 瞳孔观察：正常瞳孔直径2～5mm，双侧瞳孔的形状、大小、是否等大等圆，对光反射是否灵敏等。严重颅内压增高时出现脑疝，表现为一侧瞳孔明显散大，对光反应消失，同时出现昏迷；当两侧瞳孔散大伴有病理呼吸和脑膜刺激征，表示为脑疝晚期。

③ 生命体征：危重患者每15～30分钟测量生命体征一次。如果脉搏慢而有力，呼吸慢而深，血压升高，应警惕颅内压增高或脑疝的发生。伤后早期，由于组织创伤反应，可有中度发热，伤后即发生持续性高热，多系下丘脑或脑干损伤。如果体温降至正常后又增高考虑感染性并发症。

④ 其他：肢体活动是否对称，肌力及肌张力情况，有无瘫痪。有无急性颅内压增高的表现如剧烈头痛、频繁呕吐和视乳头水肿等。

2.护理措施

（1）保持呼吸道通畅

及时清除呼吸道分泌物及呕吐物，呕吐时将头偏向一侧以免误吸，同时给予低流量氧气吸入。短期清醒者，行气管插管或气管切开，必要时使用呼吸机辅助呼吸，加强气管插管、气管切开的护理。

（2）排便、排尿护理

① 3天以上未排大便者给予缓泻药物，如乳果糖、液状石蜡、开塞露等通便。颅内压增高患者禁忌灌肠。

② 排尿困难者，定时按摩膀胱；如伴有尿潴留，留置尿管；长期留置尿管者，行膀胱冲洗及会阴擦洗2次/日，及时更换床单，保持会阴部清洁干燥，定期更换尿袋及导尿管。

（3）躁动护理

躁动患者禁用麻醉药（冬眠疗法除外）。癫痫发作者可遵医嘱给予镇静药，如地西泮、苯巴比妥等。应用床档及约束带，防止跌伤等意外。

（4）体位护理

颅脑损伤及开颅术后的清醒患者，可抬高床头15～30°，以利颅脑静脉回流，减轻脑水肿。

（5）饮食与营养神志清醒者

给予高热量、高蛋白、高维生素、低盐饮食。昏迷者，留置胃管行鼻饲饮食。颅内压增高者必须严格控制液体摄入量。成人每天补液量不超过2 000ml，补液速度宁慢勿快，使用脱水剂时速度宜快。

（6）预防并发症

a.压疮：保持皮肤清洁干燥，每2小时翻身一次。

b.暴露性角膜炎：眼睑闭合不全者，给予眼膏保护，用无菌纱布遮盖眼睑，防止发生角膜溃疡。

c.肺部感染：加强呼吸道护理，定期翻身拍背，保持呼吸道通畅，及时清除呼吸道和口腔分泌物。

d.失用综合征：加强语言、肢体功能训练，保持肢体处于功能位，2～3次/天做四肢关节运动及肌肉按摩，防止肢体挛缩和畸形。

3.健康教育

（1）饮食指导

给予营养丰富的食物，保证机体的营养供给，不能进食者给予鼻饲。

（2）康复锻炼

加强功能锻炼，预防肌肉萎缩，最大限度地恢复运动功能。

二、颅内动脉瘤

颅内动脉瘤是指颅内动脉管壁上的异常膨出部分，好发于组成脑底动脉环的大动脉分支或分叉部。由于这些动脉都位于脑底的脑池中，所以动脉瘤破裂出血后常表现为蛛网膜下隙出血。

（一）护理措施

1.术前护理

① 参照神经外科术前一般护理常规。

② 病情观察：观察神志瞳孔变化，监测血压、脉搏、呼吸及肢体活动、癫痫等情况，并密切观察癫痫症状发作的先兆、持续时间、类型，遵医嘱给予抗癫痫药。

③ 预防再出血护理：绝对卧床休息时间不少于3周，创造安静、舒适病室环境，避免各种不良刺激，如用力咳嗽、排便、情绪过分激动等，并告知目的及重要性，按医嘱使用镇静剂及缓泻剂，防止因大便干结而增加腹压使动脉瘤再次出血。

④ 心理护理：安慰患者，减轻患者焦虑、恐惧心理，保持情绪稳定。

⑤ 辅助检查护理：DSA检查的方法、目的及重要性及术后注意事项，穿刺处沙袋压迫1～2小时，患侧肢体制动12小时，防穿刺处伤口渗血。观察DSA检查术后局部敷料情况，患侧足背动脉搏动、皮肤温度及末梢血运情况。

⑥ 尿失禁者留置导尿管做好泌尿系护理。

⑦ 颅内压增高患者，呕吐时侧卧位或平卧位头偏向一侧。

2.术后护理

① 参照神经外科术后一般护理常规。

② 严密观察神志、瞳孔、生命体征变化，对无颅内压增高者控制血压高于基础血压10～20mmHg，每2小时测一次生命体征，生命体征平稳后改为每4小时测一次。

③ 注意观察行脑动脉栓塞治疗术后有无脑缺血症状及行肝素化后患者出血情况。

④ 药物护理：使用扩血管药物时，如尼膜通、佩尔、20%硫酸镁等须静脉注射微泵控制，注意观察患者有无低血压头晕、意识改变等脑缺血症状，异常时及时通知医生。

⑤ 引流管护理：行蛛网膜下隙持续引流者参照蛛网膜下隙引流护理常规。

⑥ 昏迷者参照昏迷护理常规。

⑦ 持续低流量吸氧，观察肢体活动及感觉情况，如有意识变化，肢体逐渐偏瘫或麻木，及时通知医师再次手术。

（二）病情观察要点

① 观察头痛部位、性质、颅内压增高症状。

② 发病两周内观察脑缺血及脑动脉痉挛症状，如偏瘫、失语、精神症状、意识变化等。

③ DSA检查术后有无相关并发症，如出血、栓塞及意识障碍是否加重。

④ 观察有无诱发出血相关因素。

⑤ 发病2周后观察有无脑积水症状、头痛、意识变化等。

（三）健康指导

① 多食粗纤维食物，饮食清淡、少盐，保持大小便通畅，便秘者可适当使用缓泻剂，切忌用力过猛，避免再次出血。

② 绝对卧床休息，避免各种不良刺激，保持情绪稳定。

③ 注意保暖，预防感冒及上呼吸道感染，避免剧烈咳嗽。

④ 有高血压病史者应按时服降压药，使血压维持稳定水平；教会患者测量血压，便于血压的观察和控制。

⑤ 遵医嘱按时服抗癫痫、抗痉挛等药，不得擅自停药、改药。出院后一个月门诊随

访。每3 ~ 6个月复查一次。

⑥ 颅脑术后去骨瓣者，注意局部伤口保护，以防意外，出院后3 ~ 6个月来院行颅骨修补术。

⑦ 有肢体语言功能障碍及长期卧床者，加强皮肤护理及肢体、语言功能训练。无功能障碍或轻度功能障碍的患者，尽量要从事一些力所能及的工作，不要强化患者角色。

三、高血压脑出血

脑出血又称为脑溢血，指原发性非外伤性脑实质出血，可为多种原因引起，但临床上大多数患者多源于高血压、动脉硬化，此病发病急骤，常在动脉中发病，与情绪激动、饮酒、过于劳累、用力排便等诱因有关。临床表现：重症脑出血表现为剧烈头痛、呕吐、面色潮红、昏迷、尿便失禁，如脑室出血，出现肢体强直、抽搐、瞳孔散大、偏瘫、凝视麻痹、失语甚至脑软化等后遗症。

（一）护理措施

1.术前护理

① 参照神经外科术前一般护理常规。

② 病情观察：严密观察神志、瞳孔、生命体征的变化，遵医嘱正确使用降压药，有异常及时通知医生。

③ 预防再出血护理：保持病室安静、舒适，限制探视，绝对卧床休息，避免情绪激动、用力排便、剧烈咳嗽等，防止血压升高再次引起脑出血量增多。

④ 体位：予平卧位，头偏向一侧，血压平稳后抬高床头30°，以利颅内静脉回流，减轻脑水肿，降低颅内压，避免头部大幅度翻动。

⑤ 安全护理：躁动不安者，予适当约束，防止意外损伤；保持呼吸道通畅，及时清除气道分泌物，予氧气吸入，防止窒息。

⑥ 如有下列情况及时通知医师：剧烈的头痛，喷射性呕吐，意识改变；呕血、便血、排便困难；尿量明显减少；突然憋气或有泡沫样痰等。

2.术后护理

第一，参照神经外科手术后一般护理常规。

第二，预防再出血护理：根据患者年龄、病前血压情况、病后血压情况确定最适当血压水平，控制高血压，预防再出血。

第三，体位：颅后窝手术患者宜取侧俯卧位，8小时内禁枕枕头，防止脑干和枕部受压，引起枕骨大孔疝。未清醒前去枕平卧位，头偏向健侧，防呕吐物误吸；清醒后，血压平稳者，可抬高床头15 ~ 30°，以利于颅内静脉回流。

第四，并发症护理：

① 再出血：多发生在术后24～48小时，应严密观察神志、瞳孔、生命体征、肢体活动状况等，注意有无颅内压增高症状，控制血压在稳定水平，保持大便通畅，避免引起颅内压增高活动。

② 感染：保持呼吸道通畅，及时清除分泌物，预防口腔、肺部及泌尿道感染的发生。

③ 中枢性高热：多见于术后12～48小时。体温达40℃以上，常伴有自主神经功能紊乱症状，如脉搏加快、呼吸急促、瞳孔缩小等，须及时采用物理降温或亚低温治疗，并按高热及亚低温治疗护理。

④ 癫痫发作：多发生于术后2～4天脑水肿高峰期。术前须常规予抗癫痫药物以预防癫痫发作，癫痫发作时按癫痫护理常规。

⑤ 营养：术后24小时意识清楚的患者，加强营养，增强抵抗力，给予高热量、高蛋白、低脂肪、低钠、易消化饮食，吞咽功能障碍者，48小时后给予鼻饲流质饮食。

⑥ 昏迷者按昏迷护理常规。

（二）病情观察要点

① 有无进行性颅内压增高及脑疝症状。

② 有无神经系统功能障碍症状，如偏瘫、失语、感觉丧失、去皮质强直等。

③ 其他重要脏器功能情况，如心、肾功能。

（三）健康指导

① 注意气候变化，规律按时服降压药，定期监测血压，切忌血压忽高忽低，控制血压在适当水平。

② 保持心态平衡，控制不良情绪，避免便秘、情绪激动、剧烈运动等。

③ 按时服抗癫痫药，定期查肝功能。

④ 去骨瓣者，注意局部保护，出院后3～6个月可行颅骨修补术。

⑤ 戒烟酒，不饮浓茶、咖啡；低盐饮食，避免加重脑水肿，多食高粗纤维饮食，预防便秘。

⑥ 加强功能锻炼，生命体征平稳后应早期开始康复训练，包括肢体被动及主动活动、语言能力及记忆力练习，配合针灸、理疗，最大限度地恢复自理能力。

⑦ 教会患者及家属自我护理方法，对大小便失禁、长期卧床者，注意皮肤护理，翻身、按摩，预防压疮。

⑧ 门诊定期复查。

四、脑膜瘤

脑膜瘤有颅内脑膜瘤和异位脑膜瘤之分，前者由颅内蛛网膜细胞形成，后者指无脑膜覆盖的组织器官发生的脑膜瘤。主要由胚胎期残留的蛛网膜组织演变而成，肿瘤与硬脑膜紧密粘连，构成肿瘤的蒂，通过该处可接受来自颈外动脉的血供。良性，生长缓慢，多位于大脑半球矢状窦旁，邻近颅骨有增生或被侵蚀的迹象，好发部位有头皮、颅骨、眼眶、鼻窦、中耳、硬脑膜外层等。

（一）护理措施

1.病情观察

① 密切观察生命体征、神志、瞳孔变化及肢体活动情况。出现颅内压增高的症状及时通知医师给予对症处理。

② 肿瘤位于矢状窦旁、中部、额顶部者，应注意患者肢体活动情况。

③ 应注意患者安全，专人陪护、外出时有人陪同。

2.安全护理

① 有癫痫发作史者应密切观察癫痫发作的先兆症状、持续时间、性质、次数，加放床档或约束带保护，并按时、按量服用抗癫痫药，癫痫发作时应立即解开衣领，以减少呼吸道阻力，头偏向一侧，防止舌咬伤加用牙垫，保持呼吸道通畅，给予氧气吸入。

② 大脑凸面脑膜瘤压迫或手术后可有精神症状，应注意与家属沟通，并设专人陪护，同时加床档和保护性约束，加强巡视，防止意外。

③ 麻醉清醒后血压平稳，床头抬高15 ～ 30°，以利于颅内静脉回流。

3.康复护理

位于右侧半球的凸面脑膜瘤应注意观察各种失语及种类、程度，采取有效沟通方法，加强语言训练。

（二）病情观察要点

① 有无头痛及头痛的性质、程度、持续时间。

② 神志、瞳孔、生命体征、肢体活动变化情况。

③ 有无失语及失语的种类和程度。

④ 有无癫痫发作先兆及癫痫发作持续时间、性质、次数及患者服用抗癫痫药物的情况。

⑤ 观察骨窗压力、肢体活动程度、精神症状。

（三）健康指导

① 术后有眼睑闭合不全者仍应按时滴眼药水或涂红霉素眼膏，加用无菌纱布覆盖。

② 饮食温度宜温热偏凉，进食高热量、高蛋白、富含纤维素维生素、低脂、低胆固醇饮食，限烟酒茶等，每次餐后漱口，以清除食物残渣，防止口腔感染。

③ 有行走不稳者户外活动须有人陪护，防止发生意外，并注意保暖，预防感冒而引起并发症。

④ 手术不能全部切除肿瘤患者，一般在术后一个月内须进行放疗，其间定时检查血常规，加强皮肤护理，预防压疮，注意营养及休息。

⑤ 康复训练：适当休息 1 ～ 3 个月后可恢复一般体力活动，坚持体能锻炼（散步、太极拳等），劳逸结合，应避免过度劳累，肢体活动障碍者，应加强肢体功能锻炼（按摩、理疗、针灸、被动锻炼）。

⑥ 定期门诊随访，3 ～ 6 个月后门诊复查，每年CT复查一次。

五、颅底骨折

颅底骨折大多是颅盖骨折的延伸部分，单纯发生在颅底的骨折少见。分为颅前窝骨折、颅中窝骨折和颅后窝骨折。额部前方受击，易致颅前窝骨折；顶间区受击易引起颅中窝骨折；枕部受击易引起颅后窝骨折。

（一）护理措施

1. 病情观察

① 严密观察生命体征，及早发现病情变化。

② 注意患者有无后枕部疼痛、呕吐、烦躁、大小便失禁等。

2. 脑脊液漏护理

① 有脑脊液漏者要绝对卧床休息。

② 有脑脊液漏者按无菌伤口处理，头部要垫无菌垫布，污染时随时更换。

③ 指导患者正确卧位，以利于脑脊液漏的引流。

④ 做好宣传解释工作，说服患者切忌手掏、堵塞鼻腔和耳道，有脑脊液漏的患者应尽量减少用力咳嗽、打喷嚏等动作，防止发生颅内感染和积气。

⑤ 有脑脊液鼻漏者禁忌鼻饲、鼻内滴药和鼻腔吸痰等操作，以免引起颅内感染。

⑥ 低颅压性头痛常因脑脊液大量外流所致，患者表现为剧烈头痛、眩晕，伴有呕吐、厌食、血压偏低等，指导患者卧床休息，避免大幅改变体位和头位，可取头低脚高位，抬高床尾 20 ～ 30° 以改善脑脊液循环，使颅内压上升。嘱患者多饮盐开水，必要时静脉补充生理盐水。

⑦ 遵医嘱按时给予抗生素、镇痛药物。

（二）病情观察要点

有无脑脊液漏的发生。

（三）健康指导

① 注意休息，劳逸结合，避免过度用脑和过度劳累。

② 如原有症状加重或出现头痛、呕吐、抽搐、脑脊液漏、不明原因发热等应及时就诊。嘱患者3～6个月后门诊复查。

③ 颅骨骨折达到骨性愈合需要一定的时间，线性骨折一般成人需要2～5年，小儿需要1年。如有颅骨缺损可在伤后半年左右做颅骨成形术。

④ "四禁"：禁止做耳道填塞，禁止冲洗，禁止药液滴入，禁止做腰穿。

⑤ "三不"：不擤鼻涕，不打喷嚏，不剧烈咳嗽。

⑥ "二要"：一要取仰卧位，酌情抬高床头15°（或遵医嘱）；二要在鼻或耳道外面盖一块消毒纱布，保持清洁，头下垫干净布巾。

⑦ "一抗"：配合抗生素治疗，预防感染。

⑧ 做好脑疝的急救准备。

六、脑震荡

脑震荡指外伤后出现的一过性的脑功能障碍，无肉眼可见的神经病理改变，显微镜下可见神经组织结构紊乱。是脑损伤中程度最轻的一种，一般认为与脑干网状结构的受损有关。

（一）护理措施

① 注意观察受伤后的精神症状、意识等临床表现。

② 伤后应注意卧床休息，尽量减少外界刺激。

③ 做好解释工作，消除患者对脑震荡畏惧心理。

④ 遵医嘱给予对症药物，但禁止使用吗啡类药物。

（二）病情观察要点

① 神志、瞳孔变化。

② 有无精神症状。

（三）健康教育

① 保证充足睡眠，适当进行体能锻炼，避免过度用脑和过度劳累。

② 遵医嘱适当使用镇静剂。

③ 向患者说明无须特殊治疗，只须卧床休息5～7天。

④ 加强营养，多食健脑食品（如动物脑、栗子、核桃等）。

七、脑挫裂伤

脑挫裂伤是脑挫伤和脑裂伤的统称，由于暴力作用于头部，造成脑的冲击点伤、对冲伤和脑深部结构损伤。脑挫伤多发生在脑表面的皮质，呈点状出血，如脑实质和软脑膜仍保持完整，即为脑挫伤；如脑实质破裂、断裂，软脑膜亦撕裂，即为脑裂伤。

（一）护理措施

1.病情观察

① 严密观察及记录患者的意识、瞳孔、生命体征、神经系统体征等情况。特别注意观察患者的意识有无中间清醒期或好转期。如头痛一度好转后又复加重，提示颅内可能有血肿发生，做好术前准备。

② 观察有无脑脊液漏，有无剧烈头痛或烦躁不安等颅内压增高表现或脑疝先兆。

③ 观察有无消化道出血的情况，有无外伤性低颅压，对低颅压患者应采取头低脚高位。

④ 观察有无复合伤和癫痫的发生，烦躁不安或出现精神症状时加床档保护，做好安全护理。

2.体位

床头抬高30°，保持头与脊柱在同一直线上，防止头颈过屈。

3.保持呼吸道通畅

监测患者的血氧饱和度，依据其结果随时调节好给氧的流量。昏迷患者且呼吸道分泌物多者，宜早行气管切开，及时吸痰。

4.饮食护理

昏迷患者可给予静脉高营养疗法，待胃肠功能恢复正常后，给予鼻饲混合奶或牛奶，意识好转后应给予流质半流质高蛋白、高维生素、高热量、易消化饮食。

5.颅内压的预防和处理

① 遵医嘱按时使用脱水、激素、过度换气或冬眠低温治疗等。

② 避免颅内压骤然增高的因素：躁动、呼吸道梗阻、高热、剧烈咳嗽、便秘、癫痫发作等，有无复合伤和癫痫的发生，烦躁不安或出现精神症状时加床档保护，做好安全

护理。

③ 保持呼吸道通畅，必要时氧气吸入。

6.其他

失语的患者应与其建立有效的沟通方法，教会家属利用肢体语言、手势、书写等方法及时满足患者的生活需要脑挫裂伤的护理，同时鼓励患者，帮助其建立信心。

（二）病情观察要点

① 神志、瞳孔、生命体征变化，注意有无颅高压症状。

② 有无复合损伤。

③ 有无癫痫发作，躁动及四肢活动情况。

④ 有无大小便失禁。

⑤ 有无失语症状。

（三）健康指导

① 提供疾病护理知识：向患者及家属说明注意事项及重要性，轻型患者应鼓励其尽早自理生活和恢复活动，劳逸结合，瘫痪患者指导协助肢体功能锻炼。

② 颅骨缺损的患者要注意保护缺损部位，尽量少去公共场所，外出戴安全帽，手术3 ~ 6个月做颅骨成形术。

③ 饮食指导：鼓励患者少食多餐。多食富含蛋白质、能量和维生素的食物，促进创口的修复期和愈合。

④ 出院患者的健康指导：定期复查，如有原有症状加重，头痛、头昏、呕吐、抽搐，手术切口发炎，积液等不适应及时就诊。

八、原发性脑干损伤

不同于因脑疝所致的继发性脑干损伤，其症状与体征在受伤当时即已出现，表现为受伤后立即昏迷，持续时间长短不一，瞳孔大小多变，眼球分离，四肢肌张力增高，生命体征不稳定，不伴有颅内压增高表现。常与弥漫性脑损伤并存。

（一）护理措施

① 病情观察，予多功能生命体征监护，严密观察患者神志、瞳孔、生命体征变化（中脑损伤主要观察意识变化，脑桥损伤主要观察呼吸节律，延髓损伤主要观察呼吸频率）。

② 饮食护理保证每日营养摄入，24 ~ 48小时内给予高蛋白、高维生素、高热量肠内营养，昏迷患者伤后48小时予鼻饲饮食，必要时遵医嘱予静脉营养。保持每日摄入

2 000 ～ 2 500kcal。

③ 安全护理

第一，取平卧位或侧卧位，头偏向一侧，以利口腔与呼吸道的分泌物引流；生命体征平稳者可抬高床头15 ～ 30°，以利颅内静脉回流，降低颅内压。

第二，大脑强直的患者颈部垫软枕，躁动者予床档保护，并适当约束四肢，防止意外损伤。

第三，有肢体偏瘫者应保持肢体功能位置，防止足下垂及关节强直，主动或被动活动肢体，防止下肢静脉血栓的形成。

④ 并发症预防：

第一，保持呼吸道通畅，予氧气吸入，及时清除气道分泌物，加强气道湿化，防止窒息。必要时行气管切开术，并按气管切开护理常规执行。

第二，高热患者给予物理降温或亚低温治疗，见相应护理常规。

第三，昏迷患者加强口腔、皮肤等护理，按昏迷护理常规执行。

（二）病情观察要点

① 严密观察神志、瞳孔、生命体征变化（尤其意识、呼吸节律、频率的观察）。
② 注意去大脑强直、躁动等症状，预防意外损伤。

（三）健康指导

① 保持皮肤清洁完整，避免潮湿、摩擦等，每2小时翻身拍背一次，防止压疮的形成。

② 做好心理护理，取得家庭和亲友的支持，正确面对现实，树立信心，积极配合康复训练。

③ 对意识障碍、偏瘫、长期卧床患者生命体征平稳应及早行肢体主动和被动活动，同时也可予穴位电脉冲刺激、针灸等方法帮助恢复肢体活动功能。

④ 遵医嘱按时服用抗癫痫药物，门诊定期复查。

⑤ 对语言功能障碍者，多进行日常口语、手势等训练。

⑥ 对感知、认知障碍者，予最简单、熟悉物品、图片等反复训练，逐渐增加难度。

⑦ 患侧肢体应着重进行日常生活练习，如洗脸、刷牙等，并予拐杖等生活辅助工具，以逐渐达到生活能自理。

九、颅内血肿

颅内出血是各种原因引起的颅内出血，积聚成团的占位。常见的原因为创伤、高血压、动脉瘤破裂等。常见的血肿包括：① 硬膜外血肿，血肿位于颅骨内板与硬脑膜之间的硬脑膜外腔；② 硬膜下血肿，血肿位于硬脑膜和蛛网膜之间的硬脑膜下隙；③ 脑内血肿，血肿位于脑实质内。72 小时以内者为急性型，3 日～3 周以内为亚急性型，超过 3 周为慢性型。

（一）护理措施

1.术前护理

① 参照神经外科一般术前护理常规。

② 病情观察：严密观察意识、瞳孔、生命体征、肢体活动及癫痫情况，观察有无脑疝的征象，异常时及时汇报医生。

③ 急诊患者立即剃头、配血、皮试、抽血化验，做好急诊手术的准备，同时开放静脉以利于急救给药，并且及时应用脱水药。

④ 预防颅内压增高。

2.术后护理

第一，参照神经外科一般术后护理常规。

第二，病情观察：

① 严密观察神志、瞳孔、生命体征及肢体活动情况，有异常及时汇报医生。

② 观察癫痫先兆、类型，持续时间，遵医嘱按时给予抗癫痫药物，并防止意外发生。

第三，引流管护理：保持引流通畅，妥善固定引流管，无扭曲、受压，保持伤口敷料清洁，注意引流液的量、色、质，翻身、外出检查要夹管。每班记录一次引流量。

第四，安全护理：

① 做好与麻醉科的术前、术后交接，根据对患者的评估结果填好交接记录。

② 脑内血肿位于额叶、颞叶者，遵医嘱按时按量给予抗癫痫药物，观察癫痫先兆症状、发作时观察癫痫类型、发作持续时间等，并汇报医生，及时急救。

③ 脑内血肿位于后颅凹的患者，应严密观察呼吸变化及是否出现颈强直症状，因后颅凹空隙较小，少量血肿即可引起猝死。

④ 烦躁患者适当使用约束带、护栏，防止意外发生。

⑤ 昏迷者参照昏迷护理常规处理。

第五，防止并发症的发生：偏瘫者，保持肢体功能位防止足下垂；眼睑闭合不全者，注意保护眼睛，可涂眼药膏，防止角膜溃疡；加强口腔护理，每日 2 次，防止口腔疾患的发生；高热给予药物及物理降温，必要时给予人工冬眠。

（二）病情观察要点

① 动态观察患者神志、瞳孔、生命体征及颅内压增高症状，及早发现脑疝的发生。

② 脑内血肿位于后颅凹者，尤其注意观察呼吸变化、后枕疼痛、呕吐等情况。

③ 观察有无复合伤。

（三）健康教育

① 术后一个月不宜洗头，可用温水毛巾擦拭，避免用手抓伤口，预防感染发生。

② 饮食以高蛋白、高热量、高维生素、低脂肪、易消化的食物为主（如鱼、鸡蛋、瘦肉、水果、蔬菜类），戒烟酒。

③ 注意劳逸结合，保证充足睡眠。

④ 颅骨缺损者外出时戴帽，以防意外，出院后 3 ～ 6 个月来院行颅骨缺损修补。

⑤ 按时服用抗癫痫药物，不得擅自停药，出院后 1 个月门诊复查。

⑥ 加强语言、肢体等功能锻炼，必要时可行辅助治疗，如高压氧、针灸治疗等。

⑦ 长期卧床者，加强皮肤护理，2 小时翻身拍背，预防压疮。

十、脑积水

脑积水是脑室系统或蛛网膜下隙积聚大量脑脊液，导致脑室或蛛网膜下隙扩大并出现颅内压增高和脑功能障碍。

（一）护理措施

1.术前护理

① 参照神经外科术前一般护理常规。

② 病情观察：注意观察神志、瞳孔、生命体征的变化，注意头痛、呕吐的性质变化，以及时发现颅内压增高症状。

③ 安全护理：步态不稳、视物障碍者，外出检查应有专人陪护，防止跌倒。

④ 体位：可给予半坐位或坐位以减轻头痛。呕吐患者，侧卧位头偏向一侧，指导患者不要过分地紧张，防止误吸引起窒息。

⑤ 皮肤准备：头、胸、腹部皮肤清洁，必要时备皮。

2.术后护理

第一，参照神经外科术后一般护理常规。

第二，体位：抬高床头 20 ～ 30° 或取半卧位，有利于引流。脑室外引流的患者应保持平卧位。

第三，病情观察：

① 严密观察意识、瞳孔、生命体征及肢体活动的变化，注意有无颅内出血的症状，异常时及时通知医生。

② 行脑脊液分流术后，注意观察头痛症状的改善及骨窗压力变化，防止颅内低压症状——头痛。

第四，饮食护理：术后须禁食6～12小时，麻醉清醒、肛管排气后方可进食流质饮食；观察有无腹部不适，如腹胀、腹痛等症状，必要时遵医嘱用解痉药。

第五，行脑室穿刺引流术后，参照脑室外引流护理常规。

第六，潜在并发症：

① 感染：感染是分流术后最严重的并发症。保持空气新鲜，减少探视人员、密切观察体温变化、指导患者不要触摸伤口、观察有无腹痛等腹膜刺激征。

② 脏器穿孔：为分流管在腹腔随脏器活动而穿透脏器所致，常见的有肠穿孔、腹壁穿孔、脐穿孔、胸腔穿孔等。一旦脏器穿孔，应立即报告医生行分流管取出手术。

③ 颅内压增高：因分流管阻塞或末端被组织嵌入所致。患者可出现头痛、呕吐、意识改变等表现。

（二）病情观察要点

① 头痛部位、性质、卧位或晨起时是否加重。

② 颅内压增高的症状。

③ 有无共济失调，记忆及视物障碍等。

④ 有无大小便失禁。

（三）健康指导

① 向患者说明脑脊液分流导管为终身置管，解除心理障碍。

② 指导患者及家属观察骨窗压力变化及有无头痛、呕吐胃肠道反应、脏器穿孔征象等症状，出现低颅内压或再次出现脑积水症状时应来院就诊。

③ 出院后1个月门诊随访。

十一、颅内压增高

颅内压增高是指安静状态下，侧卧位腰椎穿刺测得的脑脊液压力成人>1.96kPa（200mmH$_2$O），儿童>0.98kPa（100mmH$_2$O），是颅脑损伤、脑肿瘤、脑出血、脑积水和颅内炎症等所共有的征象。

（一）护理措施

① 保证病室环境的安静舒适，保证患者充足的休息。

② 加强心理护理：解除患者思想顾虑，保持情绪稳定，树立战胜疾病的信心。

③ 根据医嘱定时、定量快速静脉滴注脱水剂、利尿剂。护士应保证降压药物准确输入。

④ 抬高床头15～30°以利于颅内静脉回流，防止加重脑水肿。

⑤ 严密观察瞳孔、意识、生命体征的变化，并详细记录。不规则的呼吸类型是颅内压增高的特征。

⑥ 保持呼吸道通畅，给予低流量吸氧，可防止血管扩张，减少大脑的血流量，有益于降低颅内压，改善脑部缺氧现象。

⑦ 控制液体摄入量，每日总输入量不可超过2 000ml，控制盐水摄入量，每日不超过500ml，并注意滴速放慢，维持尿量每日不可少于600ml。详细准确记录24小时出入量。

⑧ 高热患者，头部敷冰袋，可进行物理降温，防止虚脱。任何部位疼痛及膀胱膨胀等原因均可引起躁动。

⑨ 预防诱因，保持大便通畅，防止便秘引起颅内压增高。预防感冒；保持呼吸道通畅；避免用力咳嗽。环境安静，减少不良刺激。确保患者休息质量。搬运患者动作轻稳，起坐时禁止用力过猛。禁止短期内摄入大量水分以免加重脑水肿。

（二）病情观察要点

① 瞳孔变化：双侧瞳孔大小，是否对称及对光反射状态。

② 意识变化。

③ 生命体征：血压、呼吸、脉搏。

④ 头痛、呕吐情况。

（三）健康指导

① 提供疾病护理知识，向患者及家属说明疾病可能出现的各种症状和对症治疗后会出现的改善情况。

② 饮食指导，神志清醒者，给予普通饮食，但需要适量限盐，注意防止水电解质紊乱。

③ 康复指导，康复期要适量运动，促进体力恢复，促进肠蠕动，注意安全，避免发生外伤。

④ 出院患者的健康指导，定期复查，如有易头痛、恶心等不适及时就诊。

十二、颅脑外伤

颅脑外伤多见于交通、工矿等事故，以及自然灾害、爆炸、火器伤、坠落、跌倒以及锐器/钝器对头部的伤害。分为头皮损伤、颅骨损伤、脑损伤，三者可单独或合并存在。

（一）护理措施

① 密切观察患者意识、瞳孔、生命体征、肢体活动情况并记录。

② 保持呼吸道通畅，给予低流量氧气吸入。

③ 保证充足睡眠，绝对卧床休息。

④ 搬动患者动作轻稳，防止头颈部扭转或受震动。

⑤ 躁动患者给予约束，必要时给予镇静。

⑥ 患者可进食后，鼓励患者进高热量、高蛋白、易消化饮食，多食蔬菜、水果及粗纤维食物，防止便秘。

⑦ 指导患者循序渐进活动。

（二）病情观察要点

① 意识、瞳孔等生命体征变化。

② 肢体活动情况。

③ 头痛、呕吐情况。

④ 脑脊液漏的情况。

（三）健康指导

① 提供疾病护理知识，向患者及家属说明注意事项及重要性。

② 饮食指导，鼓励患者少食多餐。多食富含蛋白质、能量和维生素的食物，促进创口的修复期和愈合。

③ 出院患者的健康指导，定期复查，如有不适及时就诊。

十三、脑室引流

脑室引流术是经颅骨钻孔或锥孔穿刺侧脑室，放置引流管，将脑脊液引流至体外的一项技术。

（一）护理措施

① 密切观察引流管是否通畅，勿弯曲、折叠、受压、阻塞，观察液面波动，如无波动，证明引流管腔已阻塞，应及时通知医师。可轻轻向外挤压引流管，或用注射器轻轻

抽吸。

② 观察并记录每日脑脊液引流液的量、颜色、性状及引流速度。24小时引流量不超过350ml。颅内感染患者引流量可适当增加，如发现脑脊液颜色呈鲜红色，患者有意识障碍应及时通知医师。

③ 脑室引流管最高点应高于侧脑室（外眼角）10～15cm，根据引流液的量适当调整。以维持正常的颅内压，使脑脊液缓慢外流。术后早期应注意控制引流速度。引流过多过快，可使颅内压骤然降低，导致意外发生。因此，术后早期引流袋适当挂高，降低流速。翻身或搬动患者时应暂时关闭引流管，防止引流液逆流。

④ 妥善固定，防止引流管脱出。翻身或搬动时应防止脱出，烦躁患者或儿童更应严防导管脱出。

⑤ 更换敷料及引流管时应严格遵守无菌操作原则，每日更换引流袋。引流管保留时间一般为3～5天，不超过7天，拔管前应试夹引流管24～48小时，无颅内压增高症状即可拔管。

（二）病情观察要点

① 观察神志、瞳孔及生命体征。

② 引流速度，引流液色、质、量。

③ 记录24小时出入量。

（三）健康指导

① 提供疾病护理知识向患者及家属说明注意事项及重要性。

② 饮食指导鼓励患者少食多餐。多食富含蛋白质、能量和维生素的食物，促进创口的修复期和愈合。

③ 出院患者的健康指导定期复查，如有不适及时就诊。

第五节　心胸外科常规护理

一、心胸外科一般护理常规

① 按外科疾病患者一般护理常规。

② 活动与休息：注意休息，适量活动，避免劳累，保证充足睡眠。

③ 饮食与营养：进普食，有水肿、心肺功能不全者应给予低盐饮食。食管疾病有梗

阻或压迫症状时，给予半流质或流质饮食，必要时静脉补充水、电解质或提供肠内、肠外营养。

④病情观察：

第一，生命体征：患者入院后测量体温、脉搏、呼吸每天4次连续测3天，若体温在37.5℃以上继续测至体温正常3天，测体重、血压每周1次。

第二，症状和体征：观察有无胸痛、胸闷、气促、咳嗽咳痰、咯血、呕吐等情况。

⑤辅助检查：肺部疾病患者，收集清晨痰液行痰培养及药敏试验检查，必要时送痰标本查抗酸杆菌、癌细胞等。

⑥心理护理：关心、安慰患者，耐心解释，消除其顾虑及恐惧，树立战胜疾病的信心。

⑦健康指导：

第一，预防呼吸道感染：对嗜烟、酒患者，劝其戒除，减少术后呼吸道分泌物。

第二，口腔护理：朵贝尔溶液、甲硝唑或生理盐水漱口，每天3～4次。

第三，体位引流：肺部化脓性疾病者痰量多时须行体位引流。按病灶部位指导患者采取合适体位，如病灶在下叶，取俯卧位，床脚抬高15～20°；病灶在中叶，取仰卧位，床脚角度为15～20°；病灶在上叶，取半卧位，角度为30～60°，每天2～3次，每次10～15分钟，以促进痰液排出，并记录24小时痰量及性状。

二、胸部损伤

胸部损伤是指胸壁、胸膜及胸腔内脏器，由于外来暴力作用或器械（刀、枪等）所致的损伤。根据是否穿破壁层胸膜、胸膜腔与外界是否相通，分为闭合性和开放性2大类。严重损伤者往往可发生呼吸循环障碍，严重缺氧、休克等，必须及时抢救。

（一）急救处理

①连枷胸，用厚敷料加压包扎患处胸壁，以消除反常呼吸。

开放性气胸：用多层凡士林纱布外加棉垫迅速封闭胸壁伤口，变开放性气胸为闭合性气胸。

积气量多的闭合性气胸或张力性气胸：立即用粗针头于伤侧第2肋间锁骨中线处刺入胸膜腔排气，再施行胸腔闭式引流。

休克：立即补充血容量，抗休克处理。病情无明显好转且出现胸膜腔内活动性出血者，迅速做好剖胸探查止血术的准备。

②体位护理，病情稳定者取半卧位，休克患者取休克卧位。

③饮食护理，暂禁食、水。

（二）病情观察

① 生命体征，严密观察生命体征、神志、瞳孔、胸部、腹部和肢体活动等情况，警惕复合伤发生。

② 保持呼吸道通，畅氧气吸入，观察呼吸频率、节律及幅度等，患者是否有气促、发绀、呼吸困难等症状，有无气管移位、皮下气肿等。

③ 胸腔闭式引流，保持胸腔闭式引流管通畅，观察引流液的颜色、量及性状，若引流血量≥200ml/h，并持续2小时以上，警惕活动性出血。

④ 药物应用，遵医嘱补液（有创伤性湿肺的患者，应控制输液速度15～30滴/分），使用抗生素，应用镇痛药，有开放性伤口者应注射破伤风抗毒素。

⑤ 心理护理关心、安慰患者，消除其顾虑及恐惧，帮助其树立战胜疾病的信心。

（三）健康指导

① 活动与休息：鼓励患者早期活动，注意适当休息，合理营养，指导训练腹式深呼吸及有效咳嗽排痰。

② 定期复诊，不适随诊。肋骨骨折患者3个月后复查X线片，以了解骨折愈合情况。

三、胸腔闭式引流术

胸腔闭式引流术是依靠水封瓶中的液体，使胸膜腔与外界隔离，保持胸膜腔的负压状态。当胸膜腔内积液或积气形成高压时，胸膜腔内的液体或气体可排至引流瓶内；当胸膜腔内恢复负压时，水封瓶内的液体被吸引至引流管下端，形成负压水柱，阻止空气进入胸膜腔，达到胸膜腔引流和减压的目的。

（一）目的

① 引流胸膜腔内积液、积血及气体，预防感染。

② 重建胸膜腔内负压，维持纵隔的正常位置。

③ 促进肺的膨胀。

（二）适应证

用于外伤性或自发性气胸、血胸、脓胸及心胸外科手术后的引流等。

（三）操作方法

① 确定插管部位。

② 排气一般在前胸壁锁骨中线第2肋间隙插管。

③ 排液在腋中线与腋后线间第6肋或第7肋间隙插管。

④ 脓胸选择在脓液聚集的最低位。

⑤ 麻醉，消毒后在局部胸壁全层做局部浸润麻醉。

⑥ 置管，切开皮肤，钝性分离肌层，经肋骨上缘置入带侧孔的胸腔引流管。

⑦ 接闭式引流装置，引流管外接闭式引流装置，固定好各连接部位。

（四）护理要点

① 协助患者取半卧位，利于引流，改善呼吸。

② 保持管道密闭：引流管周围用凡士林纱布包盖严密，水封瓶内长玻璃管下端应浸入水面下3～4cm并直立，同时检查各连接处是否密封、牢固，以免发生漏气与滑脱。

③ 保持引流通畅：引流瓶水面应低于患者胸腔60～100cm，每30～60分钟自上而下向水封瓶方向挤压引流管，观察水封瓶内长玻璃管中水柱是否随呼吸上下波动，如无波动立即挤压引流管，并鼓励患者做咳嗽、深呼吸运动及变换体位，使其通畅，同时观察患者有无胸闷、呼吸困难及皮下气肿等临床表现并通知医师。

④ 严格无菌操作，防止感染：每天定时更换引流管及水封瓶一次，严格遵守无菌操作规程。保持胸壁引流口处敷料清洁干燥，一旦渗湿，及时更换。

⑤ 观察和记录：观察引流液体的量、性质及颜色，并准确记录。

⑥ 拔管指征：一般置引流管48～72小时，临床观察无气体溢出，或引流量明显减少且颜色变浅，24小时引流液＜50ml，脓液＜10ml，胸部X片示肺膨胀良好无漏气，患者无呼吸困难，即可拔管。

⑦ 拔管后观察患者有无胸闷、咳嗽、呼吸困难、渗液、出血、皮下气肿等异常，如出现上述情况立即通知医生紧急处理，必要时重新放置闭式引流管。

（五）注意事项

① 若每小时血性引流量超过200ml，持续3小时，考虑胸腔内活动性出血，立即通知医生，同时准备输血及使用止血药物。

② 搬运患者时，应先双重夹闭引流管，以防瓶内液体逆流或空气进入。

③ 患者下床活动时，应用网袋或塑料袋将引流瓶垂直提起于膝下5cm，不可高于胸壁引流口。

④ 若引流管脱落，立即捏紧引流口皮肤；若水封瓶摔破，立即钳闭胸腔导管或用手将导管反折捏住，应紧急处理，应及时更换引流装置。

⑤ 一般48小时后应无气体溢出，如引流瓶内随患者呼吸、咳嗽、说话时仍有气泡溢出应注意有无支气管肺泡漏气，及时通知医生。

四、肺癌

肺癌是呼吸系统常见的恶性肿瘤，多数起源于支气管黏膜上皮，亦称支气管肺癌。早期常无症状，癌肿增大后，可出现刺激性咳嗽、痰中带血，当阻塞较大的支气管时，可出现胸闷、气促、胸痛等症状，晚期由于肿瘤压迫或转移，可发生与受累组织相关的征象。原则上以手术为主，结合放疗、化疗、中医中药及免疫等综合治疗方法。

（一）护理措施

1.术前护理

① 参照心胸外科疾病患者一般护理常规。

② 活动与休息：注意休息，适当活动。长期卧床的患者，指导做深呼吸运动及吹瓶或吹气球练习，病情许可鼓励下床活动。

③ 饮食与营养：给予高热量、高蛋白、高维生素、易消化饮食，必要时可静脉补充营养。

④ 呼吸道护理：指导并劝告患者戒烟，保持口腔卫生。痰液多时行体位引流，痰液黏稠不易咳出者可行超声雾化吸入、吸痰等，遵医嘱应用抗生素或祛痰药等。

⑤ 心理护理：关心、安慰患者，耐心解释，消除其顾虑及恐惧，帮助其树立战胜疾病的信心。

⑥ 术前指导

第一，指导患者练习腹式呼吸，有效咳嗽和排痰，以促进肺扩张。

第二，训练手术侧手臂及肩部主动活动，以维持关节正常功能。

第三，讲解术后配合方法，介绍术后放置胸腔引流管的目的及注意事项。

2.术后护理

① 参照外科术后患者一般护理常规。

② 体位护理：肺叶切除者可取平卧或侧卧位，肺段切除术或楔形切除术者选择健侧卧位，全肺切除者，取1/4侧卧位，若有血痰或支气管瘘，取患侧卧位。血压稳定后可取半坐卧位。

③ 饮食护理：患者意识恢复且无恶心、呕吐现象，拔出气管插管后即可开始饮水。肠蠕动恢复后，可开始进流质、半流质饮食逐渐过渡至普食，给予高热量、高蛋白、高维生素、易消化饮食。

④ 呼吸道护理：观察患者呼吸频率、幅度及节律以及双肺呼吸音，有无气促、发绀等征象，指导患者深呼吸，有效咳嗽、咳痰，有缺氧症状时给予氧气吸入，注意有无呼吸窘迫现象发生。

⑤ 胸腔引流：保持引流通畅，观察引流液的颜色、量及性状，当引流血量≥200ml/h，持续2小时以上，警惕有活动性出血。全肺切除的患者术后所置的引流管一般呈钳闭状态，应定时开放，每小时1次，每次5~10分钟，每次放液量不宜超过100ml，速度宜慢，以维持气管、纵隔于中间位置，避免引起纵隔移位。

⑥ 药物应用：遵医嘱补液，使用抗生素，注意输液的量和速度，全肺切除术后患者应控制钠盐摄入，24小时补液量宜控制在2 000ml，速度以20 ~ 30滴/分为宜。疼痛患者可适当给予镇痛药，同时观察患者呼吸频率、节律、幅度，是否有呼吸受抑制的征象。

（二）病情观察

① 生命体征术后2 ~ 3小时，每15分钟测量生命体征1次，脉搏和血压稳定后改为30分钟至1小时测量1次，术后24 ~ 36小时严密监测血压波动情况。

② 切口观察切口有无红、肿、热、痛等感染征象；观察切口敷料是否干燥，如有渗湿及时更换。

③ 并发症观察有无出血、感染、肺不张、支气管胸膜瘘、肺水肿、呼吸窘迫综合征等并发症。如有异常及时通知医生处理。

（三）健康指导

① 活动与休息鼓励患者早期下床活动。术后第1天，生命体征平稳，协助患者下床或在床旁站立移步；第2天起，可扶持患者绕病床在室内行走3 ~ 5分钟，根据病情逐渐增加活动量，但行全肺切除术的患者应绝对卧床7 ~ 10天，床上活动。

② 功能锻炼进行腹式深呼吸，有效咳嗽、咳痰，吹气球等训练，促进肺膨胀；进行抬肩、抬臂、举手过头或拉床带活动，预防术侧肩关节强直及失用性萎缩。

③ 出院指导出院后数周内，进行呼吸运动及有效咳嗽练习，加强营养，注意口腔卫生，戒烟，定期复查，不适随诊。

五、食管癌

食管癌是常见的一种消化道肿瘤。早期常无自觉症状，偶有轻微的吞咽不适，中晚期典型症状为进行性吞咽困难，患者逐渐消瘦、贫血、脱水及营养不良。以手术治疗为主，辅以放疗、化疗等综合治疗。

（一）护理措施

1.术前护理
① 参照心胸外科疾病患者一般护理常规。

② 饮食与营养：能进食者给予高热量、高蛋白、高维生素、易消化、无刺激性饮食；对于仅能进流食或不能进食且营养状况较差者可静脉补充液体、电解质或提供肠内、肠外营养。

③ 口腔护理：进食后漱口，保持口腔卫生，积极治疗口腔疾病。

④ 呼吸道准备：指导进行有效咳嗽、咳痰和腹式深呼吸训练，吸烟者劝其戒烟。

⑤ 胃肠道准备：

第一，术前1周遵医嘱口服抗生素溶液冲洗食管，起到局部消炎和抗感染作用。

第二，术前8小时禁食，术前4小时禁饮。对进食后有滞留或反流者，术前1天用生理盐水加抗生素口服或置胃管行食管冲洗。结肠代食管患者，按普通外科术前肠道清洁准备。

第三，术前常规置胃管，通过梗阻部位时不能强行进入，以免穿破食管。

2.术后护理

① 参照外科术后患者一般护理常规。

② 体位护理：血压稳定后取半卧位，利于呼吸和引流。

③ 饮食护理：

第一，术后禁食禁饮3 ~ 4天，持续胃肠减压，禁吞咽唾液，抗生素漱口液漱口每天4 ~ 6次，保持口腔清洁卫生。

第二，术后3 ~ 4天胃肠功能恢复后，可经胃或空腹营养管滴入营养丰富的流质饮食。开始可用5%葡萄糖盐水缓慢滴入60 ~ 100ml，如无腹胀、腹痛等不良反应，术后5 ~ 6天开始进食全量清流质（如鱼汤、混合奶、菜汤等）饮食，每小时给予100ml，每日6次。

第三，术后3周患者若无特殊不适可进普食，注意少量多餐，避免进食生、冷、硬、刺激性食物，进食不宜过多、过快。

④ 呼吸道护理：听诊双肺呼吸音，观察患者有无缺氧征兆，注意呼吸频率、幅度及节律变化。鼓励患者深呼吸、有效咳嗽咳痰。咳痰不畅时行雾化吸入、吸痰，必要时气管切开，保持呼吸道通畅。

⑤ 引流护理：妥善固定各引流管，保持引流通畅，观察引流液的颜色、量及性状，做好记录。如胃管脱出，应严密观察病情，不应盲目插入，以免发生吻合口瘘。

⑥ 药物应用：遵医嘱使用抗生素，静脉补充营养，维持水、电解质，酸碱平衡。化疗患者避免输液外渗，如有恶心、呕吐等不良反应，对症处理。

⑦ 心理护理：关心、安慰患者，耐心解释，消除其顾虑及恐惧，帮助其树立战胜疾病的信心，使其积极配合。

（二）病情观察

① 生命体征，术后持续监测生命体征变化，平稳后可 1 ～ 2 小时测量 1 次。

② 切口，保持切口敷料干燥，渗出时及时更换，观察局部有无红、肿、热、痛等感染征象。

③ 并发症，进食后如出现呼吸困难、刺激性咳嗽、胸痛、脉速、体温升高、白细胞增高等症状，应警惕发生吻合口瘘。立即停止进食，行胸腔闭式引流、抗感染及营养支持治疗。若胸腔闭式引流量多，性状由清亮逐渐转为浑浊，患者出现胸闷、气急、心悸甚至血压下降等症状，提示有乳糜胸，应尽早行胸导管结扎术及胸腔闭式引流术。

（三）健康指导

① 饮食指导，少量多餐，细嚼慢咽。避免进食过硬、刺激性食物和碳酸饮料。每餐后饮用温开水 100ml 左右以冲洗食管，预防食管炎症。饭后勿立即平卧，睡眠时将枕头垫高，防止胃液反流至食管。

② 定期复诊，定期复查，坚持后续治疗。

六、纵隔肿瘤

纵隔是一间隙，前面为胸骨，后为胸椎，两侧为纵隔胸膜，上连颈部，下止于膈肌。其内肿瘤种类繁多，常见有纵隔肿瘤、畸胎瘤、神经源性肿瘤、胸腺瘤等。约1/3患者无症状，常见症状有胸痛、胸闷、咳嗽、气促等，部分可并发重症肌无力症，表现为眼睑下垂、乏力、进食或呼吸困难等。治疗方法有手术切除、放疗、化疗等。

（一）护理措施

1. 术前护理

① 参照心胸外科疾病患者一般护理常规。

② 饮食护理：给予高热量、高蛋白、高维生素饮食，有吞咽困难者，可静脉补充营养。做好口腔护理，预防呼吸道并发症。

③ 病情观察：观察患者肌无力进展情况，在危象控制，病情稳定后方可手术，以保证治疗效果，减少术后并发症的发生。

④ 药物应用：伴有肌无力的患者，应慎用或禁用镇痛药如吗啡、哌替啶（杜冷丁），镇静药如巴比妥、地西泮等，抗生素类药如链霉素、新霉素、卡那霉素等，以免加重病情。

2. 术后护理

① 参照外科术后患者一般护理常规。

② 体位护理：病情稳定后取半卧位，利于呼吸和引流。

③ 饮食护理：早期禁食、水，以免呛咳引起误吸。待患者清醒后，给予流质、半流质饮食，逐渐过渡至普食。

④ 呼吸道护理：观察呼吸频率、幅度及节律变化，注意有无缺氧征象。常规给予氧气吸入，及时清除呼吸道分泌物，指导有效咳嗽咳痰，保持呼吸道通畅。

⑤ 引流护理：保持各引流管通畅，观察并记录引流液的颜色、量及性状。

⑥ 药物应用：重症肌无力患者术后禁用或慎用镇痛药及镇静药，向患者做好解释，取得配合。遵医嘱按时、有效、安全使用控制肌无力的药物，并观察用药后的效果及不良反应。

⑦ 心理护理：关心、安慰患者，耐心解释，消除其顾虑及恐惧，帮助其树立战胜疾病的信心，使其积极配合。

（二）病情观察

① 生命体征每15 ~ 30分钟测生命体征一次，稳定后可改为1 ~ 2小时测量1次。

② 切口保持切口敷料干燥，渗出时及时更换，观察局部有无红、肿、热、痛等感染征象。

③ 危象监测术后24 ~ 48小时严密观察、判断、处理3种危象的发生（肌无力危象、胆碱能危象、反拗性危象），如呼吸骤停，应立即气管插管，呼吸机辅助呼吸。

④ 并发症合并感染的畸胎瘤患者，术后严密观察有无全身感染征象及切口愈合情况；神经纤维瘤切除术后者，密切观察胸腔内出血情况，及时止血，补充血容量。

（三）健康指导

① 用药指导重症肌无力患者术后按医嘱坚持服药，不可擅自停药。

② 出院指导患者保持情绪稳定，心情舒畅，坚持肢体功能锻炼，定期复查，不适随诊。

第六节 泌尿外科常规护理

一、泌尿外科一般护理常规

1.饮水与补液

肾功能良好者，鼓励患者多饮水或适当补液，每天饮水可达2 000 ~ 3 000ml；肾衰竭、尿少、尿闭、全身水肿者，应严格限制患者补液量及饮水量，并准确记录24小时出入液量。

2.排尿观察

观察患者有无排尿异常，如少尿、无尿、尿频、尿痛、排尿困难及尿潴留等。观察尿液颜色性状及量的改变，如血尿、脓尿、乳糜尿。有血尿者注意观察血尿的量，分辨是初始血尿、全程血尿还是终末血尿，是间歇性血尿还是持续性血尿等。

3.标本收集

根据检查要求，正确收集晨尿或24小时尿液做肾功能检查。

4.引流管护理

因病情需要而留置引流管的患者，应做好引流管的护理。

① 妥善固定，患者活动或翻身时注意引流管有无牵拉、移位或脱落。

② 保持通畅，经常检查引流管有无堵塞、扭曲或受压，保持引流管通畅。

③ 无菌操作，更换引流管或引流袋时应严格无菌操作，防止污染，引流液避免逆流，预防感染。

④ 严密观察，观察引流液的颜色、性状、量并准确记录，发现异常及时通知医生处理。

5.健康指导

做好疾病相关知识及药物知识健康宣教，取得患者配合。

二、泌尿系统损伤

泌尿系统损伤以男性尿道损伤最多见，肾、膀胱次之，输尿管损伤最少见。泌尿系统损伤的主要表现为出血和尿外渗。大出血可引起休克，血肿和尿外渗可引起剧烈疼痛和继发感染，严重时导致脓毒血症、肾周脓肿。肾损伤按受伤机制可分为开放性肾损伤、闭合性肾损伤。按损伤所致的病理改变可分为轻度肾损伤、重度肾损伤和肾蒂损伤。

（一）单侧闭合性肾损伤病情较轻者

1.护理措施

① 休息与体位：绝对卧床休息2～4周，可适度床上活动，预防压疮及下肢静脉血栓的形成。

② 饮食护理：卧床期间给予清淡半流质饮食。

③ 药物治疗：遵医嘱给予止痛、止血、预防感染等药物治疗。

2.病情观察

① 生命体征的观察：每2小时测量血压、脉搏一次，如血压下降，伴血尿加重，则表示有活动性出血，应及时通知医生进行处理。

② 观察伤侧肾区及腹部体征，有无腰痛、局部肿胀、腹肌紧张等症状。

③ 酌情留置导尿管，观察尿液颜色、量及性质变化，并做好记录。

（二）严重肾损伤者

须行肾探查，严重的肾周围感染应行肾周脓肿切开引流术。

1.护理措施

（1）术前护理

① 做好术前准备，禁食、备皮、备血。

② 严密监测生命体征变化，出现休克者参照休克护理常规处理。

③ 给予留置导尿管，观察尿液颜色、性质变化。

（2）术后护理

① 休息与体位：全麻患者术后去枕平卧6小时，病情稳定后酌情取半卧位，以利引流。肾修补术及肾部分切除术的患者，术后须卧床休息2～4周，方可下床活动。肾全切除术的患者，术后鼓励早期下床活动。

② 饮食护理：术后肠通气后可进高热量、高维生素、半流质饮食，增进营养，以利康复。

③ 引流管的护理：保持引流管的通畅，妥善固定，避免扭曲，每日更换无菌引流袋一次。

④ 药物治疗：按医嘱给予抗感染、止血等药物治疗，输液滴数不宜过快。

2.病情观察

① 严密监测生命体征变化，做好护理记录。

② 观察切口敷料有无渗血、渗液，如有浸湿及时更换。

③ 健康指导告知患者进高蛋白、高热量、高维生素饮食，并适量饮水。3个月内避免剧烈活动和过度劳累。

（三）尿道损伤

尿道损伤是泌尿系最常见的损伤，男性多于女性。损伤轻，无排尿障碍者无须手术治疗，可多饮水，卧床休息，预防感染，2～4周可痊愈。尿道损伤严重时，须行尿道修补术或尿道会师术。

1.急诊观察及护理

① 休息与卧位：损伤严重伴出血性休克者应取休克卧位；骨盆骨折致后尿道损伤患者须平卧，避免随意搬动。

② 饮食护理：可进清淡半流质饮食，须手术者，通知患者禁食、禁水。

③ 病情观察：严密观察生命体征变化，每 1 ～ 2 小时测量血压、脉搏、呼吸一次。防止尿潴留及尿外渗，留置导尿管或行膀胱穿刺造口术留置膀胱造口管。切勿强行排尿，以免加重尿外渗。

④ 药物治疗：损伤严重伴休克者应立即采取输血、输液等抗休克措施。预防感染，按医嘱使用抗生素。

⑤ 有手术指征者，在抗休克同时，积极做好术前准备。

2. 术后护理

① 休息与体位：术后卧床休息 1 ～ 2 周，可逐步下床活动。

② 饮食护理：尿道修补术及尿道会师术后，肠蠕动恢复后，可进流质饮食。

3. 病情观察

观察生命体征变化，及时做好记录。留置导尿管及膀胱造口引流管者保持引流管通畅，观察引流液的性质及量的变化。排便时避免污染会阴部创面，伤口敷料渗湿时及时更换。

4. 健康指导

鼓励多饮水，保持尿路通畅。尿道损伤易并发尿道狭窄，应向患者解释行尿道扩张的意义，出院后仍须定期行尿道扩张。

三、泌尿系结石

泌尿系结石又称尿石症，是泌尿外科的常见疾病。包括上尿路（肾、输尿管）结石和下尿路（膀胱、尿道）结石。典型临床表现为疼痛和血尿，并发感染时有尿路刺激症状。治疗原则为祛除病因，根据结石的大小、数目、部位、肾功能和全身情况及有无并发症制订治疗方案。目前临床上分为非手术治疗和手术治疗 2 类方法。非手术治疗方法有口服排石药物和体外冲击波碎石治疗。手术治疗方法分为微创手术和开放手术 2 类。其中微创手术，主要为钬激光碎石术，因为创伤小、疼痛轻、术后恢复快，患者乐于接受。

（一）非手术治疗

① 参照泌尿外科患者一般护理常规。

② 活动与休息：鼓励患者多活动，适当做一些跳跃性的体育运动，以促进结石排出。肾绞痛发作时患者应卧床休息，根据医嘱应用解痉、镇痛药物。

③ 饮食护理：适当调整饮食，延缓结石增长速度，减少复发。肾功能良好者，可大量饮水，每天 2 000 ～ 4 000ml。保持每天尿量大于 2 000ml，以利于结石排出。

④ 药物应用：口服排石药物者，按医嘱行黄体酮（20mg/天）肌内注射，以扩张输尿管平滑肌，增加输尿管蠕动。有尿路感染者，根据尿细菌培养及药物敏感试验结果选用抗生素。

（二）手术治疗

1.护理措施

（1）术前护理

① 参照泌尿外科患者一般护理常规。

② 控制感染：有感染或血尿者，应先控制感染后方可手术。

③ 术前准备：术前1天准备手术区域及会阴部皮肤，根据医嘱备血，术前晚行普通灌肠1次。开放手术者，术前半小时拍摄腹部平片。

④ 心理护理：关心、安慰患者，耐心解释，消除其顾虑与恐惧，帮助其树立战胜疾病的信心。

（2）术后护理

① 参照外科术后患者一般护理常规。

② 体位与休息：上尿路结石术后侧卧位或半卧位，以利引流；肾实质切开者，应卧床2周；经膀胱镜钳夹碎石后，适当变换体位，增加结石排出。较大结石碎石后宜采取患侧卧位，以利结石随尿液排出。

③ 饮食护理：术后禁食12小时，肠功能恢复后方可进食。可进高蛋白高维生素营养丰富的半流质或软食，少进易胀气的食物。

④ 引流管护理：观察引流液的颜色、量和性质，并保持通畅。肾造口管一般于术后12天拔除，拔管前先夹管2～3天，若患者无患侧腰痛、漏尿、发热等不良反应，即可拔除肾造口管。开放手术术后留置腹膜后引流管，一般于术后3～5天拔除。

2.病情观察

① 生命体征观察：术后监测生命体征变化，及时准确做好记录。

② 切口护理：保持切口敷料干燥，观察切口有无渗血、渗液。

3.健康指导

（1）大量饮水

肾功能恢复良好者，鼓励患者多饮水，并在饮水后多活动，每天宜饮水2 500～3 000ml。成年人保持每天尿量2 000ml以上，以防结石复发。

（2）饮食指导

含钙结石者宜食用含纤维丰富的食物，限制含钙成分多的食物摄入，如牛奶、豆制品等。草酸盐结石宜进食低草酸饮食，少食菠菜、马铃薯、芝麻酱等。磷酸盐结石宜少食排骨、蛋黄、咖啡等。尿酸结石不宜摄入含嘌呤高的食物，如动物内脏、鱼、肉及家禽等。

（3）用药指导

采用药物降低有害成分，碱化或酸化尿液，预防结石复发。

（4）定期复诊

泌尿系结石复发率高，应告知患者定期行尿液化验、X线或B超检查，观察有无结石复发、残余结石等情况。

四、良性前列腺增生

良性前列腺增生是老年男性的常见病，排尿梗阻是引发临床症状的主要原因，主要表现为尿频、进行性排尿困难、尿潴留等。症状轻者可口服药物治疗，严重者采用手术治疗，如前列腺电切术或前列腺摘除术，其中前列腺电切术具有损伤小、术后恢复快等优点，为临床上治疗前列腺增生的主要手术方法。近年来，临床上使用钬激光、绿激光等方法治疗前列腺增生，也取得了很好的效果。

（一）护理措施

1.术前护理

① 参照泌尿外科患者一般护理常规。

② 饮水与补液：鼓励患者多饮水或适当补液，保持每天尿量在 1 500 ～ 2 000ml。

③ 引流护理：合并尿潴留、尿路感染、尿毒症等应留置导尿管或耻骨上膀胱造瘘管，保持尿液引流通畅，改善肾功能。

④ 药物应用：术前按医嘱给予雌激素口服，使前列腺收缩，减少术中出血。

⑤ 术前准备：术前 1 天准备下腹部及会阴部皮肤，根据医嘱备血，术前晚行普通灌肠 1 次。

⑥ 用物准备：准备膀胱冲洗液，一般为生理盐水 3L/袋，10~20 袋。

2.术后护理

（1）体位与活动

术后平卧 2 天后改为半卧位，早期行下肢的主动或被动运动，预防下肢静脉血栓形成。妥善固定气囊导尿管，防止因体位改变而使气囊移位，失去压迫前列腺窝止血的作用。

（2）持续膀胱冲洗

① 冲洗时间：术后用生理盐水持续冲洗膀胱 3 ～ 5 天。

② 冲洗速度：冲洗速度可根据尿液颜色而定，色深则快，色浅则慢。前列腺切除术后可见肉眼血尿，随着时间的延长，血尿颜色逐渐变浅，若血尿颜色逐渐加深，说明有活动性出血，应及时通知医生处理。

③ 保持冲洗管道通畅，若引流不畅应及时施行高压冲洗抽吸血块。

④ 准确记录尿量，冲洗量和排出量。

（3）引流护理

行前列腺电切术者，术后 3 ～ 5 天尿液颜色清澈即可拔除导尿管。术后 7 ～ 10 天，可拔除膀胱造瘘管。拔管前先试夹管1天，若排尿通畅，即可拔除。

（4）预防膀胱痉挛

因手术创伤刺激，术后患者常会出现膀胱痉挛性疼痛。禁食期间可予双氯芬酸钠栓剂25 ~ 50mg纳肛，能有效缓解膀胱痉挛疼痛，减少出血。进食后，可予舍尼亭1mg，每天2次，口服3 ~ 5天。

（5）预防感染

术后应观察体温及白细胞变化，若有畏寒、发热症状，及时处理。每天用消毒棉球擦拭尿道外口2次，防止感染。

（6）预防并发症

① 便秘与出血：手术1周后，逐渐离床活动。术后常规使用缓泻药，如麻仁丸等，预防便秘，避免因粪便干结、排尿困难而导致腹压增高引起前列腺窝出血。术后1周内慎用灌肠或肛管排气。

② 压疮：加强基础护理及皮肤护理，预防压疮。

③ 尿频、尿失禁：拔除尿管后，部分患者可能会出现短时间的尿频、尿失禁，多在2 ~ 5天自行缓解。可指导患者进行腹肌、肛门括约肌收缩练习，促进尿道括约肌功能的恢复。

④ TUR综合征：即电切综合征，原因是术中大量冲洗液被吸收使血容量急剧增加，形成稀释性低钠血症，患者可出现烦躁、恶心、呕吐、抽搐、昏迷，严重者出现肺水肿、脑水肿甚至心力衰竭。此时应减慢输液速度，给予利尿剂、脱水药等对症处理，并密切观察病情变化。

（二）病情观察

密切观察生命体征及意识状态，防止因麻醉及手术刺激引起血压下降或诱发心脑并发症。

（三）健康指导

1.康复训练

术后前列腺窝的修复需3 ~ 6个月，因此术后可能仍有排尿异常或溢尿现象，指导患者经常锻炼肛提肌，以尽快恢复尿道括约肌功能，方法是吸气时缩肛，呼气时放松肛门括约肌。

2.生活指导

采用药物或其他非手术治疗者，应避免因受凉、劳累、饮酒、便秘而引起急性尿潴留。手术治疗者术后进食易消化、富含纤维素的食物，预防便秘。术后1 ~ 2个月避免剧烈活动，如跑步、骑自行车、性生活等，预防继发性出血。

3.心理指导

术后常出现逆行射精，不影响性交。少数患者会出现阳痿，可查明原因，对症治疗。

五、肾癌

肾癌亦称肾细胞癌，是最常见的肾实质恶性肿瘤。临床表现主要为间歇性、无痛性的肉眼血尿、肿块和疼痛。被称为肾细胞癌的三联征。

（一）护理措施

1.术前护理

（1）饮食与营养

胃肠功能健全的患者术前给予高热量、高纤维素、营养丰富的饮食，增强患者体质，提高手术耐受力。

（2）纠正血尿

血尿症状轻者，告知多饮水，口服止血药物治疗即可。肉眼血尿明显的患者须静脉应用抗生素及止血药物，贫血者可给予少量多次输血以提高血红蛋白水平及患者抵抗力。观察血尿的颜色、性质及量的变化，做好记录。

（3）术前准备

术前1天准备腰部手术区域及会阴部皮肤，根据医嘱备血，术前晚行普通灌肠1次。

（4）心理护理

关心、安慰、鼓励患者，告知其手术的必要性和疗效，消除其顾虑与恐惧，帮助其树立战胜疾病的信心。

2.术后护理

（1）活动与休息

术后去枕平卧6～8小时，麻醉清醒、血压平稳者可取半卧位。第2天可适当床上活动，1周后方可下床活动，避免过早下床活动引起出血。

（2）饮食护理

术后禁食8～12小时，肠蠕动恢复后可进清淡易消化半流质饮食，次日即可选择营养丰富的饮食，保证营养摄入，促进切口愈合。

（3）引流管护理

①保持通畅：妥善固定，避免扭曲，保持引流管的通畅，每天更换无菌引流袋一次。

②病情观察：严密观察并记录引流液的颜色、性质及量，若引流液为鲜红色，量较多，并伴有血压下降，说明有活动性出血，应及时输血、补液，应用止血药物，必要时手

术止血。

③拔管护理：肾造口管一般于手术12天后拔除。拔管前先夹管2～3天，若患者无患侧腰痛、漏尿、发热等不良反应，即可拔除肾造口管。开放手术后留置腹膜后引流管，一般于术后3～5天拔除。

（二）病情观察

①生命体征观察，术后严密监测生命体征变化，每30~60分钟，测量血压、脉搏、呼吸一次。若出现血压下降、脉搏加快，提示有活动性出血，应通知医生及时处理。

②切口护理，保持切口敷料干燥，观察切口渗血、渗液情况，及时更换敷料。

（三）健康指导

①活动与休息保证充分休息，适度锻炼，加强营养，增强体质。

②用药指导由于肾癌对放疗、化疗均不敏感，生物素治疗是康复期主要治疗方法，告知患者用药的作用及目的，用药期间患者可能会出现低热、乏力等症状，若症状较重，应及时就医。

③定期复诊肾癌的近、远期复发率均较高，术后须定期复查，有利于及时发现复发或转移。

六、膀胱癌

膀胱癌是泌尿系统最常见的肿瘤。间断性、无痛性、全程肉眼血尿是其最主要的临床症状，晚期可出现排尿困难和尿潴留。治疗方法以手术治疗为主，化疗、放疗和免疫治疗为辅，手术方式有经尿道膀胱肿瘤电切术、膀胱部分切除术、单纯膀胱切除术和根治性膀胱切除术等。因膀胱肿瘤术后复发率高，并对化疗药物较敏感，所以保留膀胱者术后常给予膀胱化疗药物灌注治疗。

（一）护理措施

1.术前护理

（1）饮食护理

给予高蛋白、高热量、易消化、营养丰富的饮食，以纠正贫血。多饮水可稀释尿液，以免血块引起尿路堵塞。

（2）全膀胱切除加肠道代膀胱术患者应行肠道准备

①药物应用：术前一周口服抑制肠道细菌的抗生素。术前3天根据患者的体质及耐受情况，酌情给予缓泻药。术前1天给予50%硫酸镁60ml分上午、下午2次口服，浓灌洗粉1份：19.66g（主要成分氯化钠、氯化钾和碳酸氢钠等）加入2 000ml温开水中，1～2小

时服完，并观察患者排便情况。

② 术前3天开始给予无渣饮食，术前禁食24小时，禁水8小时。

③ 术前晚及术晨行清洁灌肠。

（3）补液治疗

术前3天开始补液，应用抗生素，必要时输血。

（4）皮肤准备

准备腹部及会阴部皮肤。行膀胱全切加肠道代膀胱术的患者，协助医生确定腹壁肠造口位置，做好标记。

（5）心理护理

关心、安慰患者，耐心解释，消除患者对癌症的恐惧；讲解手术的重要性和尿流改道的必要性，增强患者对手术治疗的信心。

2.术后护理

（1）体位与活动

麻醉清醒，血压平稳者可取半卧位，以利引流。膀胱肿瘤电切术后卧床休息3～5天，避免过早下床活动引起出血。膀胱全切加肠道代膀胱术的患者，术后卧床15～20天，术后第二天可以适当床上活动，以促进肠蠕动恢复及预防下肢静脉血栓形成。

（2）饮食护理

膀胱肿瘤电切术后8小时可进流食，24小时后即可正常饮食。每天饮水量要求达到2 000～3 000ml，以达到内冲洗的作用。膀胱全切术加肠道代膀胱术的患者，须待肛门排气后（一般5～7天），方可进少量流食，然后逐步恢复到正常饮食。

（3）肠造口护理

膀胱全切术加肠道代膀胱术后有腹壁造口患者，应观察造口肠管血供情况，涂抹氧化锌软膏或溃疡粉保护造口周围皮肤。指导患者正确使用造口袋，做好肠造口的护理。

（4）膀胱化疗灌注护理

膀胱肿瘤电切或膀胱部分切除术后应定期行膀胱化疗药物灌注治疗。灌注前应先排空膀胱，将药液灌入膀胱后，告知患者分别取左侧、右侧、平卧、俯卧位，每15～30分钟更换体位一次，使灌注的药液充分和膀胱壁接触，保留1～2小时，以充分发挥药物的作用。

（二）病情观察

① 生命体征观察，严密观察生命体征变化，每30～60分钟测量一次。

② 切口护理，观察切口有无出血及漏尿情况，敷料渗湿及时更换。

③ 冲洗及引流，膀胱肿瘤电切术后给予膀胱冲洗1～3天，保持冲洗通畅，注意观

察冲洗引流颜色、性质及量，各引流管做好标识，妥善固定，保持通畅并观察引流液的变化。

（三）健康指导

1.康复指导

适当锻炼，加强营养，积极戒烟，避免接触苯胺类致癌物质。

2.膀胱灌注

术后坚持膀胱化疗灌注，每周1次，共8次，然后改为每个月1次，共10次，时间为1年。

3.定期复诊

保留膀胱的患者，术后1年内每3个月复查一次膀胱镜检查，了解肿瘤有无复发。定期复查肝、肾、肺等脏器功能，及早发现转移病灶。

4.自我护理

尿流改道术后腹壁造口者，指导患者学会护理造口，保持清洁，定时更换造口袋，以免发生逆行感染。

七、尿道下裂

尿道下裂是指由于胚胎发育过程障碍，尿道沟不能完全融合到龟头远端，尿道开口位于冠状沟和会阴部之间的任何部位，同时伴有阴茎下曲畸形。临床表现为阴茎下屈、帽状包皮、尿道口异位、患儿呈蹲位排尿。

（一）术前护理

①热情接待患儿及其家属，检查患儿，了解病情，并向其家长介绍病房环境及院内各项规章制度(探视、陪住、包餐)；向其家长了解患儿在家中的生活、饮食习惯及用语等，关心儿童，设法建立感情，使患儿能够配合护理及治疗。

②入院后测量生命体征、体重(特殊情况免测)，3岁以上患儿测血压、脉搏、呼吸。此后每周测体重、血压并记录在体温单上。

③完善各项检查：查血常规、血凝常规、生化全套、传染病标志物，根据需要做CT、B超、心电图、X线检查等。

④治疗、饮食、活动的处理：根据医嘱执行治疗、饮食、卧位和下地活动范围。患儿睡眠时，尽量避免不必要的治疗。患儿哭闹时观察原因，并及时报告医师处理。尿、粪便有异常情况时，及时报告医师，并留标本送化验。注意患儿安全，防止坠床。

⑤避免感冒，注意了解传染接触史，同时观察患儿全身情况，如有可疑及早隔离。

⑥做好学龄患儿的思想工作，解除患儿对手术的恐惧，保证患儿休息。

⑦心理护理：护士应主动亲近患儿，耐心解答其疑问，消除其自卑心理。同时多与其父母交流，消除家长焦虑情绪，以免影响患儿。

⑧术前晚给予普通灌肠。

⑨会阴部清洁：每天清洁外生殖器及会阴部2次，保持清洁及干燥。

（二）术后护理

1.体位护理

取仰卧位，使用支被架，避免衣被触碰切口引起疼痛感染，冬季注意保暖。

2.引流管护理

将导尿管妥善固定于床边，防止折叠、扭曲，避免扯脱。保持尿管通畅和会阴部清洁，每天行尿道口擦洗2次。

3.切口护理

观察切口有无渗血、龟头血液循环情况及阴茎有无水肿，保持切口周围清洁干燥。

4.保持大便通畅

勿用力排便，以免影响切口愈合，必要时可口服缓泻药或人工辅助排便。

5.药物应用

① 遵医嘱使用抗生素预防感染。

② 较大患儿每晚给予己烯雌酚口服，防止阴茎勃起引起疼痛。

（三）健康指导

1.饮食指导

指导患儿多饮水，保持尿管引流通畅，预防并发症。

2.观察排尿

指导患儿及家属正确使用阴茎保护器。观察排尿情况，若尿线变细、射程变短、排尿不畅应及时到医院复诊。

3.其他

衣着宽松、柔软透气，指导男性患儿站立排尿。

八、体外冲击波碎石术

体外冲击波碎石术是利用高压电，大储能电容，通过水中瞬时放电产生冲击波，经反射聚焦后击碎体内的结石，使之随尿液排出体外。适应证：肾盂、输尿管上段结石。禁忌证：结石远端尿路梗阻、妊娠、出血性疾病、严重心脑血管病、安置心脏起搏器者、血肌酐≥265μmol/L、急性尿路感染等。

（一）护理措施

1.术前护理

① 向患者解释治疗的目的，解除患者的恐惧心理，争取主动配合。

② 碎石前做好必要的检查。如心、肝、肾等脏器的功能检查，出、凝血时间，血小板计数，心电图等。

③ 术前3天忌进易产气食物。术前1天进半流质饮食，并口服缓泻药，以番茄叶15g泡水1 000ml，2小时内饮完，并禁食富含纤维素的蔬菜、水果。术晨可进少量不易产气软食。

④ 合并泌尿系感染者，应控制感染后再行体外冲击波碎石术。

2.术后护理

（1）休息与卧位

术后适当活动、改变体位，均可增加输尿管蠕动，促进碎石排出。但巨大肾结石碎石后不宜下床活动，应采用患侧向下的侧卧位，以避免碎石排出过快，引起输尿管梗阻。

（2）饮食护理

可根据患者情况给予半流质或流质饮食，注意多饮水，增加尿量，以促进排石。

（3）药物治疗

如患者出现肾绞痛症状，可给予解痉镇痛药物，如双氯酚酸钠栓剂50mg纳肛或黄体酮20mg肌内注射，也可用山莨菪碱注射液10mg加入5%葡萄糖注射液250ml静脉滴注。

（二）病情观察

严密观察和记录术后尿液颜色、性质变化及碎石沉渣的排出。多数患者会有轻微淡红色血尿，一般1～2天可自行消失；血尿明显者可给予抗感染、止血药物。排尿时用纱布过滤尿液，收集碎石做结石成分分析。

（三）健康指导

鼓励患者多饮水，每天大于3 000ml，以冲洗尿路。术后1周后复查尿路X线片以了解结石粉碎及排出情况，若须再次治疗，间隔时间必须不少于7天。

第七节 骨科疾病护理常规

一、骨科一般护理常规

1. 按外科手术后一般护理常规及麻醉后常规护理。

2. 骨折要先固定，后搬动，头颈及躯干损伤的患者搬动时应保持成一直线，防止脊柱屈曲及扭转。

3.躯干骨折、大关节疾病，行骨牵引者，卧硬板床。四肢损伤或疾病，一般应抬高患肢并观察患肢末梢血液循环情况。

4.如休克，应先抗休克后再处理骨折，有复合伤者应严密观察病情变化。

5.急症患者应立即做好术前准备。

6.择期手术者，术前应严格备皮。

7.指导患者床上翻身、抬臀及床上大小便。

8.吸烟者劝其戒烟，指导患者有效咳嗽和深呼吸。

9.加强基础护理，预防压疮，坠积性肺炎，下肢深静脉血栓形成，便秘等并发症。

10.鼓励患者在病情允许情况下循序渐进地进行床上功能锻炼。

11.饮食护理：损伤或术后早期给予清淡易消化饮食，病情稳定后给予高热量、高蛋白、高维生素及粗纤维饮食，鼓励患者多饮水，保持大便通畅，维持正常尿量，预防骨质脱钙引起泌尿系统结石及感染。

12.药物应用：遵医嘱给予抗生素及镇痛药物，防治感染，减轻疼痛。

13.心理护理：关心、安慰患者，消除其紧张及恐惧心理，鼓励其面对现实、树立战胜疾病的信心。

二、骨折

骨折（Fracture）是指骨的完整性或连续性的中断。骨折后可因出血过多、剧烈疼痛及广泛的软组织损伤而导致休克，局部一般症状有疼痛、压痛、肿胀、瘀斑和肢体功能障碍。局部特有体征为肢体外观畸形、反常活动、骨擦音或骨擦感。处理原则为复位、固定、早期康复治疗和预防并发症。

（一）四肢骨折护理

1.护理措施

① 参照骨科患者一般护理常规。

② 心理护理：加强与患者交流，倾听患者诉说，了解患者的苦衷，关心、安慰患者，增强治疗的信心。

③ 一般护理：除上肢骨折外，患者一律睡硬板床，抬高患肢，并保持肢体功能位置，长期卧床患者，鼓励多饮水，预防骨质脱钙引起泌尿系统结石和感染。

④ 疼痛护理：骨折患者疼痛原因很多，针对不同的原因和时间进行护理早期冷敷减少血液循环减轻水肿，并防止出血，晚期热敷促进血液循环消除水肿。遵医嘱给予抗生素及镇痛药物，防治感染，减轻疼痛。

⑤ 饮食与营养：骨折或术后早期给予清淡饮食，必要时可少量多次输血或白蛋白等，病情稳定后给予高热量、高蛋白、高维生素及粗纤维饮食，保持大便通畅。

⑥ 伤口护理：密切观察伤口渗血、渗液情况，及时更换敷料。对感染严重的伤口，应及时清创、引流、湿敷等处理。

⑦ 基础护理：满足患者生活需求，预防各种并发症，如坠积性肺炎、压疮等。

2.病情观察

（1）观察早期并发症

① 脂肪栓塞综合征：如患者出现呼吸困难、神志恍惚、突发高热，胸部、颈肩部出血点，应警惕脂肪栓塞综合征的发生。

② 骨筋膜室综合征：如患者肢体极度肿胀、发绀、麻木、持续性疼痛、肢端动脉搏动减弱或消失，出现手套式麻痹、肢体屈曲等症状，应警惕发生骨筋膜室综合征。

（2）观察患肢血供

① 严密观察患肢末梢血液循环及活动情况，如出现剧烈疼痛、肿胀、麻木、皮温降低、苍白或发绀，应立即查明原因，及时对症处理。

② 抬高患肢略高于心脏水平（防止过度抬高），禁止热敷、按摩，以免加重组织缺损。

③ 如夹板或石膏绷带固定患者出现局部持久性疼痛，应考虑局部受压、缺血，必要时配合医生打开外固定，进行处理。

3.健康指导

① 保持情绪稳定，避免焦虑和恐惧的心理，积极配合治疗。

② 保持功能位或治疗所需的体位，行夹板固定者，不要自行调整夹板的松紧度，行石膏外固定者要保持石膏清洁、干燥。

③ 骨折行牵引着，牵引绳应保持在滑轮上，不能随意加减牵引重量。骨牵引患者，应保持针孔处不受触摸、不污染。

④ 骨折须行手术者，应做好术前准备工作。

⑤ 讲解功能锻炼的意义及方法，指导患者按计划、循序渐进地进行功能锻炼。

（二）脊柱骨折护理

1.护理措施

① 禁忌脊柱前屈、旋转等活动，移动患者时采取轴式翻身，3人同时分别扶托患者颈肩部、腰骶部及双下肢，维持脊柱水平位，翻身时应上、下身同时旋转，避免扭曲，以免继续损伤造成截瘫。

② 疑有颈椎骨折者，应平卧硬板床，沿纵轴牵引头部，维持颈椎于伸直位，用沙袋

固定于颈部两侧，限制颈椎向左右两侧摆动，防止发生高位截瘫。

a.截瘫者：参照外伤性截瘫患者常规护理。

b.饮食与营养：保证足够营养素摄入，提高机体抵抗力。

c.基础护理：保持床铺清洁干燥，使用防压器具，按摩受压部位，预防压疮发生。

d.功能锻炼：指导患者保持适当体位，定时进行全身所有关节全范围的被动活动和按摩及进行腰背肌功能锻炼，预防实用性及萎缩和关节僵硬。

2.病情观察

① 观察患者的意识、精神、疼痛情况、受伤部位及全身皮肤情况。

② 观察受伤后大小便情况、肢体的运动、感觉情况以及自理能力、心理、卫生状况。

③ 患者术后应密切观察病情及生命体征的变化，监测血压、脉搏、呼吸、血氧饱和度。

④ 颈椎手术后，颈部中立制动，胸腰椎术后平卧硬板床6小时，以压迫切口，减少出血量，术后有内固定，可以行轴线翻身，防止扭曲。

⑤ 术后密切观察切口敷料及引流管，胸腰椎手术放置引流管，既有利于切口愈合，有可减少脑脊液漏的形成。颈椎术后一般不放置引流管，通过观察敷料渗血情况间接评估出血。密切观察患者的发音和吞咽情况，评估患者有无颈部增粗、压迫呼吸困难、反复呛咳等。

⑥ 观察患者术后咽喉部有无肿痛。导尿管术后6小时内持续开放，观察尿量的变化，术后6小时病情平稳，可定期开放，每4小时放一次，对高位截瘫气管切开者，及时清除气管内痰液，保持套管清洁和气道通畅。

3.健康指导

① 保持情绪稳定，避免焦虑和恐惧的心理，积极配合治疗。

② 绝对卧床休息，不得弯腰和扭动颈部。行轴线翻身。

③ 保持床铺清洁、干燥、平整，保持皮肤清洁，定时翻身、按摩，每2~4小时一次，预防压疮的发生。

④ 预防各种并发症，加强营养，保持大小便通畅，多饮水，鼓励患者咳嗽和深呼吸，侧卧时给患者拍背。注意保暖，防止受凉。

⑤ 及早进行功能锻炼，但应在医生的指导下进行。

（三）骨盆骨折护理

1.护理措施

① 参照骨科患者一般护理常规。

②皮肤护理：单纯骨盆缘骨折或骨盆环前弓骨折，不影响负重者，卧硬板床休息3~4

周，为防止骨折移位，切勿随意搬动或更换体位，每1～2小时按摩骶尾部皮肤，预防压疮。骨折愈合后方可向患侧卧位。

③ 饮食护理：鼓励患者进食高纤维食物、新鲜蔬菜、水果，多饮水。

④ 心理护理：评估心理状况，进行有针对性的心理护理。

⑤ 牵引患者按牵引常规护理。

2.病情观察

（1）全身情况

密切监测全身情况，包括神志、体温、脉搏、呼吸、血压、尿量、皮肤黏膜出血征象，必要时监测中心静脉压或肺动脉楔压，警惕休克的发生或加重。

（2）腹部情况

观察患者有无腹痛、腹胀、呕吐、排尿障碍，观察肠鸣音的变化和有无腹膜刺激征，疑有腹腔内出血者行腹腔穿刺协作诊断。

（3）排尿及排便

观察有无血尿，排尿困难或无尿，以判断膀胱、尿道损伤情况。合并尿道损伤者，应留置导尿管，膀胱造口者，按泌尿外科引流管护理。如有疼痛、出血，可做肛门指检，判断有无直肠损伤情况，便秘者遵医嘱使用开塞露。会阴部软组织损伤者，便后保持局部清洁、干燥。

3.健康指导

① 合理安排饮食，补足营养，提高体质，促进骨折愈合。

② 按康复计划进行功能锻炼，预防肌肉萎缩和关节僵硬。协作、指导患者合理活动，牵引患者12周后可持重。长期卧床患者练习深呼吸，进行肢体等长收缩，活动上、下关节。

③ 预防并发症，告知患者及家属注意皮肤护理，每2小时翻身一次，翻身角度为10～30°，多饮水，保持大小便通畅。

④ 定期复查。

三、颈椎病

颈椎病（Cervical Spondylosis）系颈椎间盘及继发性椎间关节退变所致脊髓、神经、血管损害而表现出的相应症状或体征。表现为颈部疼痛及僵硬、皮肤麻木、上肢肌力下降、步态不稳、眩晕、头痛、视觉障碍、异常出汗等。可采用非手术治疗和手术治疗。对于有明显脊髓受压迫症状者和非手术治疗无效者，须采用手术治疗，方式为开窗减压加植骨融合或内固定术。

（一）护理措施

1.非手术治疗

① 让患者了解颈椎病的有关知识，提高防病意识，增强治疗信心，掌握康复的方法。观察患者治疗过程中经受心理情绪的变化，调节心理情绪，保持心理健康。

② 正确有效牵引，解除机械性压迫。注意牵引时的姿势、位置及牵引的重量，并及时发现牵引过程中的反应，如是否有头晕、恶心、心悸等。由于患者颈部制动，尽量减轻局部刺激。

③ 正确应用理疗、按摩、药物等综合治疗，以解除病痛。

④ 正确指导患者的头颈功能锻炼，坚持颈部的活动锻炼，方法为前、后、左、右活动及左、右旋转活动，指导患者两手做捏橡皮球或毛巾的训练以及手指的各种动作。

2.手术治疗

（1）术前护理

① 参照骨科患者一般护理常规。

② 饮食合理：以高热量、高蛋白、高维生素饮食为主。

③ 心理护理：关心、安慰患者，耐心解释，帮助其树立战胜疾病的信心，使其积极配合治疗和护理。

④ 适应训练：前路手术患者术前须做气管推移训练，可避免或减轻术中因反复牵拉气管导致气管黏膜水肿而影响呼吸；后路手术患者应指导俯卧位训练。

⑤ 疼痛护理：遵医嘱给予局部制动、封闭、牵引、理疗，必要时用药物缓解疼痛。

⑥ 用物准备：患者进手术室后，床旁备气管切开包1个、沙袋2个、心电监护仪及氧装置。

（2）术后护理

① 参照外科术后患者一般护理常规。

② 体位护理：取平卧位，颈部制动，以沙袋固定头颈部，翻身时注意保持头颈部在正中轴线上。

（二）病情观察

1.非手术治疗过程中

注意疼痛部位，肢体麻木无力的变化。按时测量体温、脉搏、呼吸、血压。长期卧床的患者，应注意有关卧床并发症的预防与观察。经常用50%的红花酒精按摩患者的骨突部位，如骶骨、尾骨、足跟处、内外踝等。按摩上、下肢肌肉，鼓励患者主动加强各关节活动。

2.术后观察

（1）生命体征观察

术后监测血压、脉搏、呼吸变化，观察患者面色和颈部肿胀情况，如出现颈部肿胀、呼吸困难、烦躁、发绀等症状，警惕局部出血或血肿，通知医生及时处理。

（2）伤口及引流管护理

密切观察切口渗血情况，保持引流管通畅，观察引流液的性质和量。

（3）四肢活动观察

观察四肢活动情况，及时发现有无感觉或运动功能障碍。

（4）心理护理

术后患者症状会有所缓解，但恢复过程较慢，可延续数月或更长，须多与患者交谈，给予安慰和鼓励，使其树立战胜疾病的信心。

（5）基础护理

定时翻身，加强皮肤护理，防止压疮发生，鼓励患者多饮水，防止泌尿系感染，痰多者协助叩背排痰，防止呼吸道感染。

（三）健康指导

1.功能锻炼

术后根据手术情况卧床1~2天，加强床上活动，防止肌肉萎缩。术后1~2天视情况协助患者下床活动，以颈围保护颈部。

2.出院指导

① 活动与锻炼：增强颈部肌力，坚持颈部的活动锻炼方法为前、后活动和左、右旋转活动，避免寒冷刺激。长期伏案工作者应坚持颈部多方向活动，防止颈部疲劳过度。

② 保持正确姿势：睡眠时注意枕头的高低及位置，平卧时枕头不可过高，侧卧位时枕头应与肩同等高度。术后继续戴颈围3个月，防止颈椎骤然过伸。

③ 注意颈部保暖，防止受凉。

四、创伤性截瘫

创伤性截瘫是脊柱骨折合并脊髓损伤（Spinal Cord Injury）后导致损伤平面以下感觉、运动、反射及大小便功能不同程度的丧失，同时，因自主神经系统功能障碍而引起内脏各器官功能紊乱。

（一）护理措施

1.心理护理

了解患者的思想状况，安慰患者，使其增强战胜疾病的信心，并积配合治疗和护理。

2.预防肺部感染

经常变换体位及叩背，鼓励并指导患者有效咳嗽及咳痰，必要时行超声雾化吸入每天2次。进行深呼吸训练，如吹气球或呼吸锻炼器训练，以增强肺活量。气管切开者做好气管切开护理。

3.预防泌尿系统感染

早期常规留置导尿管持续导尿，伤后2～3周，改为4～6小时放尿一次，使膀胱有规律地膨胀和收缩；鼓励多饮水，每日3 000ml，膀胱冲洗，1～2次/天，以冲出膀胱内的沉渣；数周后拔除导尿管，训练排尿功能，可用手掌轻轻按压下腹部，协助患者排尿。

4.饮食护理

伤后1周，因消化功能紊乱，可引起腹胀，应适当限制饮食，用静脉输液的方式补充营养。2～3周后，消化功能恢复，则给予高热量、高蛋白、高糖类以及富含维生素和膳食纤维的饮食。

5.压疮的预防

① 保持床铺干燥、平整、清洁，避免皮肤受潮、摩擦等刺激。

② 保持皮肤清洁、干燥，每2~3小时翻身一次，骨隆突处垫海绵圈或贴减压敷料，避免受压。

6.预防便秘

指导患者多饮水，多进食绿叶蔬菜、水果、蜂蜜，经常按摩腹部，促进肠蠕动。必要时给予便乃通或番泻叶泡水服用或使用开塞露、灌肠等方法协助排便。

7.失用性萎缩

经常按摩肢体及四肢关节，病情稳定后开始实施肢体功能锻炼，防止肌肉萎缩、关节僵硬及静脉血栓形成并发症预防及护理。

（二）病情观察

① 肢体活动，观察患者痛、温、触及位置觉的丧失平面及程度，观察肢体活动、截瘫平面变化、肢体感觉及运动的恢复情况。

② 高热护理，高位截瘫者，出现中枢性高热时宜用物理降温并做好高热期间的护理。

③ 低温护理，注意保暖，适当调高室温，必要时采用物理升温，但应防止烫伤。

（三）健康指导

1.心理护理

多与患者沟通、交流，使其保持良好的心态。

2.康复训练

指导出院后继续康复训练，预防并发症发生使用康复用具，指导使用轮椅、助行器等。

3.间歇导尿

指导患者及家属学会导尿，预防长期留置尿管而引起泌尿系感染。

4.定期复查

定期到医院复查，了解康复进展、调整康复计划。

五、常见骨肿瘤

骨肿瘤（bone tumor）是指发生于骨内或起源于骨各组织成分的肿瘤。分为良性和恶性。临床上常采用手术治疗和综合治疗。

（一）护理措施

1.术前护理

① 参照骨科患者一般护理常规。

② 卧硬板床休息，防止病理性骨折。

③ 颈椎、胸椎肿瘤患者进行呼吸功能训练，指导床上大小便。颈椎肿瘤患者颈部制动，翻身时保持头、颈、躯干呈一条直线，严密观察呼吸的变化，床边备气管切开包。

④ 饮食与营养给予高蛋白、高热量、高维生素饮食，增强机体抵抗力，必要时采用静脉补充营养。

⑤ 疼痛护理：提供患者增进舒适的方法，安排消遣活动，以转移其注意力。遵医嘱适当给予镇痛药物。

⑥ 术前准备：术前2周开始指导将接受下肢手术的患者做股四头肌的等长收缩锻炼；术前3天每天用肥皂液清洗局部，术前1天备皮，骶尾部肿瘤切除术前做好肠道准备，留置导尿管等。

⑦ 做好心理护理，关心安慰患者，解除患者紧张、恐惧心理，树立患者战胜疾病的信心，使患者情绪稳定、积极配合治疗。

2.术后护理

① 参照外科术后患者一般护理常规。

② 体位护理：术后抬高患肢，膝部手术者膝关节屈曲15°；髋部手术置髋关节外展15 ～ 30°中立位或外旋，防止内收、内旋脱位。

③ 疼痛护理：重视术后的疼痛控制，积极采取止痛措施。

④ 骶骨肿瘤患者观察大小便情况，加强大小便护理。

⑤ 心理护理：关心、安慰患者稳定其情绪，及时提供日常生活照顾，满足患者的需求，减轻患者的心理负担，使其树立战胜疾病的信心。

⑥ 截肢术后患者按截肢术后常规护理。

⑦ 化疗患者按化疗常规护理。

（二）病情观察

① 生命体征观察，术后持续心电监护直至生命体征平稳。

② 患肢情况：观察患肢有无疼痛及程度变化。观察远端肢体是否肿胀，有无感觉、运动异常和毛细血管充盈迟缓，若发生，且系创口包扎过紧所致，应及时放松，并采取相应的护理措施。

③ 切口引流护理：观察切口引流管是否通畅，切口有无渗血、渗液，渗出量及其性质。

④ 局部情况：观察局部灭活后的组织反应、肿胀程度，表面皮肤的血供和温度，有无全身反应。

（三）健康指导

① 功能锻炼，术后早期开始肌肉的等长收缩，足趾活动等功能锻炼。上肢截肢术后1～2月可离床活动，下肢截肢术后1周开始，协助患者逐渐坐起，2周拆线可指导患者使用拐杖，轮椅行走，并进行残端功能锻炼。指导患者循序渐进，按计划进行功能锻炼。调节肢体的适应能力，以最大限度恢复自理能力。

② 助行器使用，指导患者正确使用拐杖、轮椅等，尽快适应新的行走方式。

③ 治疗和复诊，恶性肿瘤患者坚持按计划行化疗、放疗、栓塞治疗等，定期进行复诊，了解治疗效果和机体恢复情况。

六、截肢术

截肢术（Amputation）是指通过手术切除失活的、没有生理功能、危害生命的部分或全部肢体，以挽救患者生命，并通过安装假肢和康复训练来改进肢体功能。截肢术适用于周围血管疾病所致肢体坏死、严重创伤、严重感染、肿瘤、营养性溃疡、小儿先天发育异常的患者。

（一）护理措施

1.术前护理

① 参照骨科患者一般护理常规。

② 饮食护理：给予高热量、高蛋白、高维生素饮食，增强手术耐受性。

③ 术前准备：半盆切除术应做肠道准备，术日晨清洁灌肠，留置尿管。

④ 适应性训练：指导患者学会使用拐杖，进行手臂拉力锻炼以便术后扶拐下地活动。

⑤ 心理护理：做好术前心理护理，稳定患者情绪，使其积极配合治疗，接受和正确面对自我形象的改变。

2.术后护理

（1）体位护理

术后24～48小时抬高患肢，保持功能位，预防肿胀。下肢截肢，每3～4小时俯卧20～30分钟，将残肢用枕头支托，压迫向下；仰卧位时不可抬高患肢，以免造成膝关节屈曲挛缩。

（2）疼痛护理

对残肢端进行热敷，加强残肢运动，必要时使用镇痛或镇静药物。对于长期的顽固性疼痛可行理疗、封闭、神经阻断等方法消除幻肢痛。

（二）病情观察

① 生命体征，观察监测体温、血压、脉搏、呼吸变化，直至平稳。

② 肢体残端渗血情况，观察肢体残端渗血情况，术后24～72小时床边备止血带，如大出血应及时通知医生并处理。

③ 切口引流管护理，保持切口引流通畅，观察引流液的量和性状。

④ 局部观察，观察肢体残端有无水肿、发红、水疱、皮肤坏死或并发感染的征象，是否有残肢疼痛和患肢痛。大腿截肢术后，应防止髋关节屈曲、外展挛缩；小腿截肢术后，要避免膝关节屈曲挛缩。

（三）健康教育

1.功能锻炼

术后早期进行残肢身躯活动，促进水肿消退。术后2周下床扶拐行走，加强肌力锻炼，维持关节活动范围，为安装假肢做准备。

2.出院指导

① 嘱患者出院后继续进行功能锻炼。并对残端给予均匀压迫，以促进残端软组织收缩，对残端进行按摩、拍打练习，取站立位，身体保持平衡，锻炼残端承受压力重力，为安装义肢做准备。

② 告知患者拆线2天后可沐浴但不可泡澡。不能去除残端角质层，继续予以弹力绷带包扎。

③ 向患者及家属说明一般刀口愈合3～6个月安装正规假肢，但对低恶性骨肿瘤截肢患者，应在刀口愈合后半年至一年，肿瘤无远处转移时再装配假肢。

④ 嘱患者遵医嘱3个月复诊，有异常随时就诊。

七、先天性手足畸形

先天性手足畸形，其种类繁多，其发病原因主要是遗传因素，特别是常见的多指、并指畸形都有遗传倾向，某些家族遗传多代，其他因素也可以使胚胎发育停止，出现各种先天性肢体畸形。

（一）护理措施

1.术前护理

① 参照骨科患者一般护理常规。

② 注意休息，预防感冒。

③ 饮食护理，给予高热量、高蛋白、高维生素、易消化饮食，禁辛辣刺激食物。

④ 心理护理：关心爱护儿童，使其亲近，信赖护理人员，向家长进行有关注意事项的宣教，消除疑虑，使其主动配合治疗和护理。

2.术后护理

（1）体位护理

全麻术后去枕平卧，头偏向一侧，保持呼吸道通畅，适当约束制动，抬高患肢，以利于血液循环，可在患肢下垫软枕。

（2）饮食护理

禁食水6小时，局麻可进食。

（3）疼痛护理

酌情使用镇痛药。

（4）心理护理

患儿不能明确表达，发现哭闹异常或伤口异常立即通知医生。

（二）病情观察

生命体征观察，监测生命体征变化，术后心电监护6小时。

（三）健康教育

并指分离术后在伤口完全愈合后才开始主动练习活动，多指切除在拆线后仍要制动1个月，待修复的关节充分愈合后方可进行活动。

第六章　精神科疾病护理常规

第一节　护患关系与护患沟通

一、精神科的护患关系

（一）护患关系概述

护患关系是指护士在特定的环境中（工作场所），运用专业知识和技能，有目的、有计划地与患者接触沟通，所形成的一种治疗性人际关系。护患关系的目的在于为患者提供身心支持并解决患者的健康问题，其特征为：护士对患者表达接纳、同情、帮助和支持，具有工作性、专业性和帮助性。护患关系是精神科护理干预的重要工具，精神科护士面对的经常是认知歪曲、自知力及判断力受损的患者，和谐的护患关系可以帮助护士尽早发现患者的异常状况，及时采取干预措施，让患者稳定下来。此外，护患关系也会影响护士对患者治疗的态度、信心及期望。因此，在精神科临床护理工作中，正确处理护患关系，与患者和谐相处，无论对患者疾病的转归，还是降低护士工作难度，提高工作效率、防范医疗纠纷，都有十分重要的现实意义。

（二）精神科护患关系的分期

1.互动前期

始于护士与患者第一次接触前，目标是探索自我感受。本期护士最重要的任务是进行自我分析，因为个人会将自己从生活经历中得到的个人观点和情感带到临床工作中，护士必须明确这些成见会影响其对患者的护理。例如，在与精神障碍患者接触前，许多护士可能会同一般人一样对其存在一些误解和偏见。最常见的就是认为其具有暴力倾向，因为媒体经常如此描述。护士会害怕患者突然爆发的攻击性行为给自己造成人身伤害，还有一些护士则担心因自己经验不足、谈吐不当而给患者造成伤害。

为了有效地对自我进行分析，护士应该逐步建立成熟稳定的自我概念和充分的自尊。在此基础上，应积极与患者建立建设性的人际关系，帮助患者以同样积极的态度投入护患关系如果护理人员能明确和控制在语言或非语言上传递给患者的情感和态度，他们就是一个很好的角色榜样。经验丰富的精神科护士常从以下几个方面来进行自我分析：① 我对这些患者是否有偏见；② 当患者表现无礼、敌对或不合作时，我是否感到愤怒或受伤害；③ 我是否不愿承担在护患关系中的职责；④ 我是否对患者过于同情或保护；⑤ 我是否用优越感来掩饰内心的自卑；⑥ 我是否因害怕与患者接近而表现为冷漠、拒绝；⑦ 我是否让患者依赖自己以显示自己的重要性。

此阶段的其他任务是收集患者的初步信息，准备好与患者的第一次接触信息来源包括入院卡片、与患者关系密切者、其他医务人员。

2.开始（介绍）期

护士和患者从认识到相互熟悉，目标是与患者建立信任的关系，制订干预计划，护士本期的主要任务之一是与患者建立信任、理解、接受及开放的氛围，这就要求护士必须对患者表现出始终如一的关怀，在任何护理活动中都能信守承诺，做到言出必行。另外，制订干预计划也是此期的一项重要任务，是指护理人员通过言语和非言语的沟通收集更多的患者资料，并将护士和患者的期望和职责确定下来。在此基础上，初步形成护理诊断、具体目标和干预计划。制订计划是一个相互讨论与沟通的过程，患者要尽可能地参与其中。如果患者病情严重或严重孤僻，就不可能完全参与计划的制订，这时护士就必须先制订一个初步的计划，当患者病情逐渐好转后，再与其一起讨论计划的内容开始期存在的问题就是护士和患者都可能会产生紧张、焦虑的情绪，特别是患有严重慢性精神障碍的患者。因此，护士必须探索自身和患者的情感反应及找出原因，并寻求解决的途径。如护士诚恳和非批判的态度能使患者感觉放松；接触次数增加可以消除双方的紧张情绪，当患者对护士产生信任时，就会觉得舒适和被认可。

3.工作期

是执行治疗性护理措施的阶段，主要目标是促进患者的行为改变。本期护士的主要任务是执行护理计划，帮助患者改变不良行为，建立适应性行为与技巧。在精神科护理中，护士和患者共同寻找压力源，促进患者在认知、思维、情感及行为方面自知力的恢复。这些自知力应该以行为改变的形式表现出来，并能融入患者的生活中。在护士的帮助下，患者能控制焦虑，增加独立性，明确自我职责，建立积极的应对机制。

由于工作期是帮助患者解决问题的过程，患者要面对生活中的痛苦，因此经常会有抵抗行为。护士应该为患者提供支持性的帮助，避免这些行为成为护患关系进展中的障碍。

4.结束期

当护理目标已达到，患者转院、出院时，就标志着护患关系到了结束期。本期目标是评价护理目标是否达到，确保护患关系顺利结束。结束期是护患关系中最困难也是最重要的一个时期，此期护士的任务之一是与患者共同评价其进步与目标达到的程度，目标包括患者自我照顾和适应外界的能力，能够独立和协调地开展工作，情绪稳定并能识别焦虑和应激的征兆，面对焦虑、愤怒和敌意时能积极地应对。此外，护士还可与患者共同讨论制订遇到困境时的持续护理计划，虽然在开始阶段就已为结束期做了准备，但护士和患者在关系结束时仍不免感到悲伤和失落，因此，此期护士的另一主要任务就是探索和处理这些情感，护士应与患者分享个人的情感，帮助患者接受和经历结束的过程，使其在此过程中变得更加成熟。

（三）护患关系的基本模式

1. 主动－被动型

该类型将患者置于被动地位、护理人员处于主动地位的一种模式。在这种模式中，护理人员具有绝对的权威，处于主动支配地位，而患者则完全被动服从护理人员的治疗方案。该模式常用于手术、麻醉等技术，适用于对意识不清、精神障碍、婴幼儿患者等的治疗与照护。而对于一般患者，由于该模式具有单向作用的特点，因此在整个治疗过程中不利于发挥患者的主观能动性。

2. 指导－合作型

是目前我国临床工作中最常见的医（护）患模式。该模式是一种通过护理人员主导、患者配合的过渡模式。在该模式下，护理人员的作用占优势，同时又可适当调动患者的主动性。该模式常适用于急诊患者的治疗与照护。一般这类情景发生在患者病情并不严重的情况下，患者神志清醒，有正常的感知能力、感情、意志和行为。由于疼痛或不适，患者处于疾病的痛苦中，因此主动寻求医疗帮助，并乐于配合。其不足之处在于，一旦患者未到达治疗期望值或发生不良并发症，较易引发医（护）患沟通紧张，导致医疗纠纷。

3. 共同参与型

是一种以平等关系为基础的医（护）患沟通模式，医患双方都有共同的诊疗愿望、近似的同等权利，以平等关系为基础，双方积极配合，共同参与。在该模式中，护理人员和患者均为主动者，双方相互依存，作为伙伴共同合作，共同参与让双方都感到满意的活动，以加强医患沟通，促进诊疗过程的有效进行。在慢性病、身心疾病的诊疗及部分心理障碍的心理治疗与药物治疗过程中，该模式的应用尤为重要。具体而言，护理人员在照护过程中应重视健康指导，使患者及家属享有知情权，参与照护方案的讨论和决策，以提高患者治疗的依从性并建立良好的医（护）患沟通。

（四）建立良好护患关系的要素

1. 熟悉和掌握患者的情况

① 一般情况，包括患者的姓名、年龄、性别、相貌、民族、籍贯、宗教信仰、文化程度、职业、兴趣爱好、个性特征、生活习惯、婚姻家庭情况、经济状况等；② 疾病情

况，包括患者的精神症状、发病经过、诊断、治疗、护理要点、特殊注意事项等。

2.尊重和接纳的态度

精神障碍患者的异常行为是疾病的临床表现，就像躯体疾病所具有的相应症状和体征一样，与人品道德无关，许多精神障碍患者不会主动求助，甚至回避和拒绝他人帮助，这使得其疾病难以被发现和得到及时治疗。尊重患者人格应首先做到不歧视患者，不能因为患者的异常表现而轻视患者，甚至愚弄患者，应理解患者在进行各种治疗和护理前，尽可能先征得患者同意，应向其介绍或说明治疗及护理情况，尊重其知情同意权利，获得患者的合作。

接纳即反映了护士相信患者拥有同自己一样的做人权力和尊严，一位对患者具有接纳态度的护士，会主动理解和关爱患者，对患者的合理需要给予及时满足，若确实无条件解决，应耐心向患者解释，以求患者理解；对患者的精神症状，切忌歧视、讥笑或闲谈议论；对患者的病史、隐私应严格保密。总之，在与患者接触交往的护理活动中，让患者感受到护士对他的尊重和接纳，患者才会尊重和信赖护士，从而促进治疗性护患关系的发展。

3.良好的自身素质和护理技能

在护患关系中护士起主导作用，具有良好素质的护士对患者的影响力大，在患者心目中威信高，有利于良好护患关系的建立和发展。护士对患者的影响力，由护士自身的言行、仪表、知识、技能形成，因此护士必须意识到自己的作用，努力完善“自我”，保持良好的心态。在日常护理工作中，护士精神饱满、情绪愉快、仪表整洁、谈吐文雅，会使患者感到愉快、舒适、亲切，护士行动敏捷利索、操作轻柔熟练，患者就会有安全感此外，护士应具有高度的预见性和敏锐的观察力，掌握疾病的症状及发展规律，及时发现并做好防范及应对措施。

4.娴熟的沟通技巧

良好的人际沟通是联络医护感情、护患感情及医护感情的纽带，是建立良好护患关系的基石，是护理工作质量的保证。在临床护理工作中，护士应注意保持和蔼的态度，认真倾听患者的感受，通过与患者的沟通建立起良好的护患关系，实施护理措施。沟通能力的具备对精神科护理人员尤其重要，因为精神障碍患者受精神症状的干扰，人际关系冲突和心理问题增加了护患间沟通的困难，这就要求精神科护理人员必须具有熟练的沟通技巧，否则就无法进行护患的有效沟通。

二、精神科的护患沟通

（一）护患沟通的方式和技巧

沟通有2种方式：语言沟通与非语言沟通。灵活地运用这些沟通技巧能增加护理人员的工作效率。

1.语言沟通技巧

语言沟通技巧主要包括以下几个方面：

（1）提问技巧

提问是"交谈的基本手段"。交谈者能否提出合适的问题是有效交谈的重要环节。一般来说，有2类提问方式：开放式和封闭式。

① 开放式提问：给回答一方以思考判断和发挥的余地，鼓励他说出自己的观点、意见、思想和感情，提问者可从对方的回答中获得较多的信息，如"您有哪些不舒服？您是因为什么原因来看病的？"

② 封闭式提问：将患者的反应限制于特别的信息范畴之内的问题，称为封闭式问题，常被人们与是非题联系在一起，如回答"是"或"否"，如"你是否经常吸烟？""你感到你的呼吸比昨天好些，差些，还是基本上一样？""你的家族中有心脏病病史吗？""生病使你感到恼怒吗？"封闭式提问常用于收集统计资料、病史采集或获取诊断性信息、为澄清某个问题，适用于互通信息性交流中和会谈结束时，而不宜在治疗中交谈。

（2）重复

在交谈过程中，重复是交流的反馈机制。重复给患者以一种自己的话有人倾听，正在生效之感，加强其自信心，使患者感到自己的话有效果或被理解时，就会感到被鼓励，从而继续讲述，并进一步思考。

（3）倾听

这里所讲的"倾听"，不是指生理功能的，"听力"，而是一种心理功能，是对接收的信息所做积极能动的心理反应。首先要认真，用心去听对方讲话，不受外界干扰。对对方的讲话要做出适当的反应，如应用重复，或语气词或点头表示等。要捕捉每一个有关信息，但不要轻易对对方的话做出判断，同时要避免急于表达自己的观点和意见。在没有听清对方叙述时，要友好地请对方重复。

（4）语音语调

有研究显示，当人们交流时约30%的信息含义是通过语音、语调来传递的，如果一个人传递的语言很美，但说话时的语音语调很生硬，那么语句的含义就大不一样。所以，护士与患者交流时应注重说话的语音语调，一般情况下，柔和的声调表示亲切和友善。

（5）引导话题

除了善于倾听，护士还应及时地对话题进行引导，将简短的语句加入沟通的过程，如"然后呢？"使患者觉得护士对此次交谈很感兴趣，增加了患者与护士沟通的兴趣。对于患者不愿暴露的问题切忌一再追问；对于思维松散的患者应及时给予引导，确定谈话的目标。

（6）阐释

常常用于解答患者的疑问，消除患者心存的问题或疑惑，如诊断依据、治疗反应、病情严重程度、预后等。护士在进行操作时要向患者说明操作原因及目的，同时了解患者的需求，从而帮助患者解决所存在的困惑。在运用阐释技巧时要注意给患者提供接受或拒绝的机会，即让患者做出反应。阐释的基本步骤和方法是：① 尽力寻求患者谈话的基本信息；② 努力理解患者所表达的信息内容和情感；③ 将自己理解的观点、意见用简明的语言阐释给对方，尽量使自己的语言水平与对方的语言水平保持接近，避免使用难以理解的语词；④ 在阐释观点和看法时，要用委婉的口气向对方表明你的观点和想法并非绝对正确，对方可以选择接受或拒绝；⑤ 整个阐释要使对方感受到关切、诚恳、尊重。

（7）支持与理解

患者总是容易对自身的疾病产生过多的担忧和顾虑，或将疾病扩大化而引起不必要的恐惧和不安，安慰性语言是一种对各类患者都有意义的心理支持，它可使新入院的患者消除陌生感，使恐惧的患者获得安全感，使有疑虑的患者产生信任感，使紧张的患者得以松弛，使有孤独感的患者得到温暖。在安慰时，护士运用共情技巧，理解患者的处境，体察患者的心情，并针对不同的患者选用不同的安慰性语言。

2.非语言沟通技巧

精神科护理非语言沟通的常用方法与技巧包括以下几个方面：

（1）语音线索

又称为辅助语言，包括各种非语言的声音信息。例如，谈话停顿或犹豫、语气平淡，或声音发抖等都表示与语言一致或矛盾的声音信息，语气温柔表示对别人关心，而大声叫喊可能出于愤怒或敌意。其他如谈话速度与节奏，无固定意义的声音，如笑、叹息、呻吟、紧张性咳嗽等也属于语音线索。这些线索是表达情感的重要途径，对传递信息非常重要

（2）面部表情

是除了语言以外的主要信息来源。面无表情的注视、震惊的神情、轻蔑的表情、愁眉苦脸、明朗的微笑，以及眨眼、扬眉等都属于面部表情，表达了人们内心深处的情感。例如，抑郁症患者很少会微笑；疼痛患者如果没有服用镇痛药物或接受其他减轻疼痛的对症处理，可能会愁眉苦脸；痴呆患者由于思维紊乱和失去定向力，经常会出现担心害怕的表情，面部表情还能作为其他沟通方式的补充和修饰，有时甚至能代替语言信息。此外，眼神与注视方向也表示了对对方的重视和关注。人的喜、怒、哀、乐都可通过眼神表达出来，如抑郁症患者的眼神是无精打采，躁狂症患者两眼炯炯有神。因此，作为护士在与患者接触时，首先要笑脸相迎，给人一个亲近的感觉和良好的开端，在交流中要平视对方等。

（3）手势

用手指示、轻叩手指、拍手、摩擦手掌、绞手及以手抚胡须等都属于非语言手势，表达了不同的思想与情感，它们可泄露不安、焦虑、担心、权力、热情、渴望、真诚的关心等情感。例如，握紧拳头常表示患者具有敌意或处于愤怒之中。

（4）体势

护士的一举一动都能够体现特定的态度，表达特定的含义。如身体微前倾向对方，表示热情和兴趣；微微起身表示谦恭有礼，身体后仰，显得若无其事和轻漫；侧转身子，表示厌恶和轻视；背朝对方表示不理睬；拂手而去表示拒绝交往。

（5）触摸

这是有较强感情色彩的非语言形式。日常生活中运用比较多的触摸语是握手。握手时要注意一些细节，如应正视对方，面带微笑，握手时力量要适度，避免用力，时间不要太长，触摸有多种形式，采用触摸与环境场合相一致后才有可能获得积极的结果。否则，会引起消极的后果。所以，触摸一定要考虑人的性别、年龄、社会文化、风俗习惯等，避免发生不良反应。例如，病家被告知了悲痛的消息，此时护士将手放在悲痛者的臂上可得到好的反应。相反，对一脸怒气需要发泄的患者，采用这样的触摸往往适得其反，此时让他发泄愤怒比安慰他的效果会更好。

（6）沉默

本身也是一种信息交流，是超越语言力量的一种非语言沟通方式。恰到好处地运用沉默，可以促进沟通，沉默在交谈过程中可以发挥很有价值的作用，产生显著的积极效果；但有时也是消极的，并对沟通起到反作用。问题是应该何时运用？一般来说，沉默较少运用于交谈的起始期和结束期，而较多地用于探讨期。在起始期，医护人员和患者努力通过谈话建立一种联系，而过多的沉默将影响这一过程。在交谈的最后阶段，沉默可能暗示交谈停止过早，这种作用恰与有计划的终止背道而驰。在探讨期，医护人员常常运用沉默来为双方提供时间思考他们正在努力探讨的问题。

在效果上，医护人员的沉默是在告诉患者："继续说，我和你都在想这个问题，你还有什么需要说的吗？我愿意听你说。"沉默是让医护人员和患者汇集与整理思绪的有效技巧。虽然双方交谈时出现长时间的停顿会令人不舒服，但短时间的沉默往往是有效交谈的重要组成部分。尽管沉默有积极的作用，但也有一些缺点。在交谈者双方还没有相互充分理解的情况下，沉默将增加紧张度。例如，当双方不清楚对方的沉默究竟想做些什么，沉默可能增加他们的不舒适和焦虑。交谈中太多停顿和沉默，可使患者感到谈话目的不明确或无重点，也可能引起患者无所适从的感觉。

（二）精神科护患沟通的原则

1.保密

护士与患者及家属的接触时间较多，比其他医务人员更有机会了解患者的生活及疾病。无论是患者主动向护士披露，还是护士无意中发觉的，护士都应当秉承保密原则，不在医疗护理范围之外进行扩散。

2.尊重

受到精神症状的影响，有些患者无法顺利地进行沟通，有的患者带有暴力倾向。与这些患者沟通时，护士要理解患者的行为，不以批判的态度对待患者，以免阻碍治疗性沟通的进行。

3.以患者为中心

治疗性关系的建立是以促进患者健康为目的，一切针对患者的临床护理决定和行为，都应当以患者的利益为中心，最大限度地保护患者的利益。因此，要求护理计划是为了满足患者的健康需求而制订。

4.明确沟通目标

护士在整个治疗性沟通过程中应该制定完整的护理目标，并以目标为导向完成治疗性沟通。

5.建立信任的护患关系

避免过多的自我暴露为了取得患者的信任，护士可以适当地进行自我暴露，但不能过多地暴露自我，以免将沟通焦点转移到护士身上。在沟通过程中应鼓励患者进行自我暴露，以增强患者对自身疾病的认识能力及解决问题的能力。

（三）与不同精神症状患者的沟通要点

1.对妄想患者

护士要启发患者述说，以便了解其病情。交谈时要以听为主，对患者所述之事不做肯定也不予以否定，避免与其争辩，以免成为患者妄想的对象。待患者病情稳定、症状改善时再帮助其认识。

2.对缄默不语或木僵的患者

护士可以关切地坐在患者身边，让患者充分感受护士对他的理解和重视，切不可认为患者对周围环境无应答而听不到护士的讲话。此类患者往往意识清楚，能感悟周围环境，但不做出反应。

3.对有攻击行为的患者

护士应避免与患者单独共处一室，避免激惹性言语，避免站在患者正面或背对着患者，尽可能站在患者的两侧，如果发现其有攻击行为，可以迅速握住患者打人的手臂并拍其肩，用坚定而温和的态度劝说，暗示局面已得到控制。

4.对于有抑郁情绪的患者

护士要诱导患者述说内心的痛苦，多安慰鼓励，启发患者回顾快乐的往事，并表示赞同和肯定。

5.对于癔症的患者

护士切忌在他们面前谈论病情，做任何治疗与护理前应向患者介绍清楚，并获得患者的同意。

6.对于异性患者

护士的态度要自然，应谨慎、稳重，以免患者把正常的关心当作恋情，产生误会。

（四）护患沟通中的常见障碍

有些沟通方式可能会阻碍护患之间的交流，抑制治疗性沟通，护士应该识别并避免使用这些方式与患者沟通。

1.给予意见

是指告诉患者什么是应该做的，或应该如何去做，一些患者希望能从专业人员处得到行动的意见。同样，护士也常觉得自身职责是提供带有判断性的意见。这种意见会增强患者的依赖感，并把责任留给护士。如果患者接受了护士的意见，但结果并不理想，患者会反过来责备护士。护士应首先处理患者的情感，如优柔寡断、依赖及恐惧，然后再以适当方式鼓励患者自己解决问题。因此，护理人员要尽量避免使用"你应该……你怎么不……"等告诫，应当采用语气婉转、更容易让患者接受的话，如"你认为我们可以采用哪些方法"等。

2.反复保证

如"一切都会好的""如果我是你，我不会担心的"之类的保证表明患者没有什么可担心的，因而忽视了患者的情感。没有人能预测或保证一种情况的最终结果，因为在事物发展中有太多变数，如有人情愿保持患者角色，缺少家庭支持，或所患疾病不可逆等。如果患者得到的保证与预期结果不符，他们就会更加气馁，并且不再相信护士，使以后的沟通失去了治疗意义。

3.同意或不同意

同意或不同意是指认可或反对患者的意见或想法，意味着护士有权利判断患者的意见或想法是"对"或"错"。护士的同意否认了患者改变或修改自己观点的机会；而不同意则意味着患者的观点是错误的，可能会造成患者的自我概念下降，或激起患者的自我防御。如"这是对的，我同意""这是错误的，我不同意"等皆属这类表达。

4.赞成/不赞成

如"我很高兴你这样做""那样做不好，我宁愿你不要……"等赞成或不赞成，意味着护士有权利判断患者的想法或行为是"好"或"坏"，而患者要用行为来取悦护士。那么，护士对患者的接受也就被认为是有条件的接受，这对建立治疗性关系显然不利。

5.挑战

当护士认为患者的想法或信念不正确或荒谬时，就可能会通过辩论、逻辑的思维或准确的理论向患者挑战，护士的目的可能是想让患者认识到自己想法的错误并改正它。即使护士在争论中获胜，患者也不会承认错误：因为争论常会伤害患者，使其感觉受轻视、自我概念下降。挑战不仅不能改变患者的观点与想法，还可能激起敌意，阻碍治疗性关系的发展。

6.拒绝表示不考虑患者的意见

轻视患者的思想及行为。这将使患者因为害怕再次遭到拒绝而停止与护理人员的互动，如护士对患者说"让我们不要讨论……""我不想听到……"等。

7.过度发问或调查式的提问

过度发问或调查式提问是指对患者持续提问，对其不愿意讨论的话题也要寻求答案。这会使患者感到被利用和不被尊重，而对护士产生抵触，因此，护士应该意识到患者的反应，在其感到不适时应及时停止互动，避免对患者采用调查式发问，如"告诉我在你小时候，你妈妈是如何虐待你的"等。

8.否定

当护士否定患者的看法或感受时，就为与患者的共同讨论设立了障碍，也避开了帮助患者识别和找出存在的困难。因为护士的否定会让患者体验到不被接受，因而阻碍了患者的表达。如，患者说："我活着没有意思。"护士回答："你怎么能说这种丧气的话呢？"这会使患者不愿意再谈下去。

9.转换主题

转换主题使护士主导了谈话的方向，常发生于当护士想从与患者的讨论中得到某些信息，或避开不想谈论的内容的时候，转换主题会使患者感到护士对其不感兴趣而中断与护士的交流。所以，护士应保持开放的态度来听患者的表述，注意患者传递的语言和非语言信息，不要随意转换谈话的主题。

总之，护患关系是精神科护理工作开展的核心，建立在护士与患者治疗性沟通的基础上，护士必须掌握治疗性沟通技巧，使护患关系紧紧围绕着患者的治疗性目标展开。

第二节　精神障碍患者的护理观察与记录

一、精神障碍患者的护理观察

患者精神症状的表现通常在很短的时间内是很难完全表露出来的，除了依靠病史，以及各种辅助检查外，还须全面地观察，才能做出明确的判断。

（一）观察的内容

1.一般情况

患者的仪表、个人卫生情况、衣着和步态，全身有无外伤，个人生活自理能力，饮食、睡眠及排泄，接触是主动还是被动，对医护人员及周围环境的态度，参加病房康复活动的情况等。

2.精神症状

患者有无自知力，有无意识障碍，有无幻觉、妄想、病态行为如自杀、自伤、伤人等精神症状；情感稳定性和协调性如何，有无思维中断、思维不连贯、破裂性思维和强迫观念，症状有无周期性变化等。

3.躯体情况

患者的一般健康状况，如体温、脉搏、呼吸、血压等是否正常，有无躯体疾病或症状，有无脱水、水肿、呕吐或外伤等。

4.治疗情况

患者对治疗的态度如何，治疗效果及药物的不良反应，有无藏药、拒绝治疗的行为等。

5.心理需求

患者目前的心理状况和心理需求，目前亟须解决的问题，以及心理护理的效果评价。

6.社会功能

患者的学习、工作、人际交往能力，以及生活自理能力等。

7.环境观察

包括床单位、门窗等基本设施，医疗设施等有无安全隐患，周围环境中有无危险物品，另外还须注意病房环境是否整齐、卫生、安全、舒适。

（二）观察的方法

第一，直接观察法是护理工作中最重要也是最常用的观察方法。可与患者直接接触，面对面地进行交谈，了解患者的思维内容，也可以启发患者自己诉说。从谈话中可以了解到患者的思维是否正常、答题是否切题、注意力是否集中、情感是否淡漠。还可以通过患者的动作、表情和行为来了解患者的症状，从而进一步了解患者的心理状态。通过直接观察法获得的资料客观、真实、可靠，对制订符合患者自身特点的护理计划非常重要。一般情况下，这种方法适用于意识相对清晰、交谈合作的患者。

第二，间接观察法是从侧面观察患者独处或与人交往时的精神活动表现。护士可通过患者的亲朋好友、同事及病友了解患者的情况，或通过患者的作品、娱乐活动、日记、绘画及手工作品了解患者的思维内容和病情变化。通过间接观察法获得的资料是直接观察法的补充。这种方法适用于不肯暴露内心活动或思维内容、不合作、情绪激动的患者。

很多精神障碍患者不会主动诉说，护士需要主动地、有意识地去观察患者病情。护士在观察、评估患者的病情时，直接观察法和间接观察法的使用并非单一的，2种方法是共同使用、相互补充的。

（三）观察的要求

1.观察要具有目的性、客观性

护士对病情的观察要有目的性，需要知道哪些信息作为重点观察内容。观察到的内容应该客观记录，不要随意加入自己的猜测，以免误导其他医务人员对患者病情的了解和掌握。

2.观察要有整体性

（1）对某一患者的整体观察

护士对患者住院期间各个方面的表现都要了解观察，以便对患者有一个全面的整体掌握，并制订相对于患者合适的护理计划。按照整体护理的要求，通过观察法对患者进行充分的评估，要从健康史、躯体情况、心理社会状况等方面进行观察。

（2）对病房所有患者的整体观察

由于精神障碍具有特殊性，患者的行为存在突发性和不可预料性，因此对病房所有患者要进行全面观察，掌握每个患者的主要特点，对于重点患者或特殊患者做到心中有数。但是对其他患者也不能疏忽，特别是言谈较少的患者，需要更加关注，因为此类患者主诉少，如护士对他们关注少，容易发生意外。

3.疾病不同阶段的观察

（1）新入院患者

从一般情况、心理情况、身体情况等进行全面观察。

（2）治疗初期

对于开始治疗的患者重点观察其对治疗的态度、治疗效果和不良反应。

（3）缓解期

主要观察其精神症状及心理状态。

（4）恢复期

一般患者要重点观察症状消失的情况、自知力恢复的程度及出院的态度等。有心理问题的患者重点观察其心理反应与需求。对于平时沉默的患者突然话多兴奋，积极参加活动的患者突然不愿活动等，应及时发现患者与以往的不同，找到原因帮助患者解决问题，预防意外发生。

4.要在患者不知不觉中观察

在治疗或护理过程中或与其轻松的交谈中，患者的表现比较真实。观察患者行为时也要有技巧，如交谈过程中不要记录，避免他们感到紧张与焦虑。

二、护理记录

护理记录是医疗文件的重要组成部分，能真实地记录患者的病情，便于所有医护人员对患者病情的掌握，为医护人员修改完善的医疗护理方案提供了依据。同时也是作为护理质量检查与工作效果的评估依据，为护理科研提供数据与资料，是患者出院后存档作为医疗文件的重要组成部分，也是医疗纠纷判定的主要依据。

（一）护理记录的方式与内容

1.入院护理评估单

入院评估内容包括一般资料、入院原因、疾病诊断、既往疾病史、饮食、睡眠、排泄、自理能力、合作程度，以及自杀、暴力、出走、跌倒等风险的评估。记录方式可采用表格式，一般在24小时内完成记录。

2.护理记录单

护理记录单把护理诊断/问题、护理措施、护理评价融为一体，按照整体护理的要求，记录患者的病情变化。分为一般护理记录单和危重护理记录单：一般护理记录单包括患者的病情、治疗、饮食、睡眠等情况；危重护理记录单以表格居多，记录患者的生命体征、出入量、简要病情和治疗护理要点，通常要求每班记录。

3.住院护理评估单

护士和患者的接触时间长，可比较细致地观察到患者的情况，特别是患者行为方面的改变，以及人际交往、日常生活、病房内活动能力等，因此护士用评估工具有重要参考价值。

4.出院护理记录单

一般采用表格填写和叙述法相结合的记录方法：

（1）健康教育评估

是指患者通过接受入院、住院、出院的健康教育后，对良好生活习惯、精神卫生知识、疾病知识，以及对自身疾病的认知情况。

（2）出院指导

对患者出院后的服药、饮食、作息、社会适应、定期随访等进行具体指导。

其他护理记录还包括新入院病例讨论记录、阶段护理记录、请假出院记录、请假出院返院记录、转出入院记录等。

（二）护理记录的要求

护理记录应该客观真实，不可随意杜撰，最好将患者原话记录下来，尽量少用医学术语；及时、准确、具体、简单、清晰地描述患者的病情表现；书写项目齐全、字迹清晰、不可涂改，记录完整后签全名和时间。

第三节　精神障碍患者的组织与管理

一、精神障碍患者的组织

目前，我国精神专科病房的管理模式正逐步向开放式管理发展，由于多数的住院环境还是相对封闭的，精神病患者的住院周期又相对较长，对于患者来说，每个病房既是一个治疗场所，又是一个生活集体，在这样的环境里，病房的组织与管理就显得非常重要，是精神科临床护理工作中的重要环节。因此，良好的患者组织管理对改善医（护）患关系、开展医疗护理工作、保证病区秩序、促进患者康复均具有重要意义。

住院期间，将患者组织起来，由专职康复护士和责任护士组织、指导患者的各项活动，调动他们的主观能动性，有计划地开展工娱疗、康复等活动，组织学习、座谈，宣传遵守住院生活的各项规章制度，不仅能使患者友好相处、病区井然有序，也利于创造良好的治疗护理环境，使各项医疗护理工作得以顺利进行，促进患者在生活自理、社交能力等方面的康复，从而更早回归社会。

患者的组织结构有病区休养员委员会、休养员小组等，休养员委员会设主任、委员，休养员小组设组长和组员。组织的人选是从康复期的患者中挑选有一定组织协调能力或有某方面特长的，并且在患者中有一定影响力和热心为病友服务的患者担任。患者主任在责任护士的带领下协助责任护士负责本病房患者的修养生活和部分康复活动。委员分别负责学习、生活、宣传、文体、工疗等方面的活动。小组长配合委员，关心组内病友，带头和督促小组成员积极参加病区的各项活动；由专职康复护士负责与委员会的干部定期开会、研究、讨论、开展各项活动的安排；负责定期召开小组长会议、全体休养员会议，听取患者的意见；商讨相关康复等事宜，通过患者的各项活动和评优比赛，调动患者的积极性，培养患者的自我管理能力，学会关心集体及其他患者，最终促进患者康复。

二、精神科病房的管理模式

（一）开放式管理

1.开放式管理的目的及指征

开放式管理主要是为了锻炼和培养稳定期患者的社会适应能力，满足患者的心理需要，调动患者的积极性和主动性，提高患者生活的自信心，促进患者早日康复，帮助患者逐步达到生活自理，适应正常社会环境，早日回归社会。开放式管理主要适应一些神经症，病情稳定、康复期待出院及安心住院、配合治疗并自觉遵守各项规定的患者。

2.开放式管理的类型

（1）半开放式管理

是指在精神障碍封闭病房住院的患者，在医生、护士充分评估病情后，由医生开具医嘱，在每日常规治疗完成后可以在家属的陪同下外出活动，周末可安排患者由家属陪伴回家，周一返院。医护人员应与患者家属取得联系，得到他们的支持和配合。通过一系列社会交往活动，使患者尽可能不脱离社会，并保持愉快的心情，增强患者生活的自信心，早日回归社会。

（2）全开放式管理

是指开放式病房的管理模式，与封闭式病房的管理相比较有较大的区别。开放式病房的环境是完全开放的，患者多属于自愿接受治疗，生活上和物品管理上也是以自我管理为主。患者有自我管理的权利，在病房规定的时间内，自己可以外出。这种管理方法促进了患者与外界的接触和情感交流，减少了情感和社会功能的衰退，有利于精神康复。有助于家庭社会功能的提高，希望有更多的自由活动。

3.开放式管理的实施方法

（1）病情评估

精神科门诊医生初步诊断后登记住院，开放病房的医生对准备住院的患者再次进行病情评估，患者是否存在精神症状支配下的冲动的危险。评估后若患者存在上述危险则不适合收住开放式病房，以确保患者住院期间的安全。

（2）知情同意

经医生病情评估后适合入住开放病房的患者，在入院时医生与患者及其家属或监护人签订入院告知书和各种知情协议书，让患者及家属了解住院期间应承担的责任和义务，以提高患者及家属的依从性，从而减少医疗纠纷的发生。

（3）健全管理制度

各项管理制度是质量安全管理的关键。由于病房的开放式管理，患者住院期间有很大的自主性，给病房的安全管理带来很大困难，因此必须建立一套完整的管理规章制度，主要包括患者作息制度、外出活动制度、探视制度、个人物品保管制度、患者住院期间的权利和义务等。

（4）加强健康宣教和患者行为管理

定期举办针对患者的健康教育讲座，指导患者如何正确面对压力、紧张、恐惧和无助感。教会患者培养多种兴趣爱好、保持乐观情绪、正确处理不良生活事件的技巧，增强患者的自控力；鼓励患者多参加各种娱乐活动和团体心理治疗，对患者存在的不遵医行为（如不按时返院、不规则服药等）给予说服教育或一定的弹性管理，对说服无效或不遵从者建议转入封闭病房，以保证治疗的正常进行及患者的安全。

（二）封闭式管理

1.封闭式管理的目的及指征

封闭式管理模式的目的是便于观察患者，顺利落实各种治疗和护理，有效防止意外事件的发生。

2.封闭式管理的实施办法

（1）制定相关制度

包括患者作息制度（如进餐时间、睡眠时间、查房时间、服药时间、测量生命体征时间等）、探视制度等。经常向患者宣教各种制度的内容，让患者明确自觉遵守制度是为了维持病房的日常秩序，拥有良好的治疗休养环境，促进患者养成良好的生活习惯，有利于患者的康复。对慢性衰退的患者，应耐心帮助并进行强化训练，督促患者遵守制度。

（2）关爱患者，倡导人性化护理

封闭式护理管理的患者进行集中管理，不能随意出入病房，活动范围受限。患者心理压力较大，往往不安心住院，护士应注重患者的心理感受，关心和帮助患者正确认识疾病，尽可能为他们解决实际问题或满足其合理需求。对有一定特长的患者，发挥其特长，让其认识到自身存在的价值，从中获得愉悦和快乐。

（3）严密观察病情，增强责任心

封闭式病房收治的患者大多数病情较严重，缺乏自制力，存在冲动等护理问题，因此，护士在工作中要具有高度的责任心，严密观察病情，防范意外事件的发生。同时，护理过程中要贯彻"以患者为中心"的服务理念，增强护士责任心，改善护士服务技能，提高护理质量，有效降低意外事件的发生率。

（4）开展各种康复活动

可根据患者的病情，结合患者的爱好，在病室或院内安排各种活动。大致可分为学习、技能、娱乐体育3类活动。学习活动包括阅读书籍报刊、观看科普片、宣教健康知识等；技能方面包括日常生活技能、社交技能等；娱乐体育活动包括欣赏音乐、电影、跳舞、打乒乓球、跳绳等。开展这些活动可以转移患者对症状的关注，稳定情绪，获得信心和希望，提高他们的生活兴趣及住院期间的生活质量，使其安心住院，配合治疗，有利于病房和谐、安定和安全。

（三）精神科病房的安全管理

安全管理是精神科病区管理的重中之重，它不但关系到患者的康复，而且与患者的生命安全直接相关。在精神科病区中，由于患者在疾病的影响下往往失去自我防护能力，既不会正确辨认各种危险因素，也不会正确反映躯体的不适，甚至在各种精神症状支配下，容易发生自杀、自伤、伤人、毁物等意外情况，严重时还会危及生命。因此，精神科病区的安全管理对于如何预防意外事件、保证患者安全以及为患者提供一个积极有效的治疗护理环境、促进其社会功能恢复等都有着重要的意义。

1.环境的安全管理

精神科病区的环境除了考虑美观舒适外，还要考虑安全，室内陈设应简单、方便、适用，色彩宜柔和，墙上无钉子、拉绳等危险物品。定时检查活动室门窗有无松动，玻璃有无破损，在门窗外缘、门后死角等地方有无隐藏危险物品，电源插孔等有无破损等。

2.危险品的安全管理

病区内的危险物品必须妥善放置、严格管理，如体温计、刀、剪、绳及保护带等必须定量、定点放置，各班须清点并交班。一旦缺少，后及时追查并向科室领导汇报。在病室中如果患者使用剪刀、针线，应在护士的监护下进行。患者在使用医疗器械时，要注意看护，防止损坏和丢失，用完后清点数目放回原处。

3.患者的安全管理

① 加强巡视，随时警惕潜在的不安全因素，凡有患者活动的场所，都应有护士看护、巡视，密切观察每位患者的动态。② 熟悉患者病情，重视患者的主诉，对有严重消极、冲动、出走言行的患者及伴有严重躯体疾病者，要安置在重病室内24小时重点监护，谨防意外发生，及时写好护理记录并交班。③ 加强安全检查，对患者入院、会客假出院返回及外出活动时返回均须做好安全检查，严防危险品带进病区。每周1次对全病区的环境、床单位、患者个体进行安全检查，凡属危险品，均不能带入病区或存留在患者身边。④ 患者离开病区外出检查时，必须由工作人员护送，并视患者数量配备适量的护送人员。护送途中患者必须在工作人员的视野内，工作人员应前后呼应，特别是在分岔路

口、转弯处须设立监督岗位，密切注意患者的动态。患者返回病房时也要及时检查，防止危险品带入。⑤ 住院期间患者不得随意进入治疗室、办公室、职工更衣室、备餐室等，严防患者擅自取药、藏药及取其他危险品。

4.患者亲属的管理

做好安全宣教，告知患者家属探望时不可带危险品入病区，接触患者时避免刺激性言语，以免患者受不良刺激后病情反复，甚至发生意外。由于来院探望的亲属人员混杂，单凭入院时的宣教是不够的，有些亲属仍然将危险品带入病区，甚至还帮其他患者购买物品（如打火机、酒、剃须刀），护理人员应反复宣教的同时，对亲属带给患者的物品进行检查，确认无危险品后方可让患者保管。

5.精神科护士自身安全管理

护理人员也应加强自我防范意识，严格执行病区各项规章制度，做好规范操作。密切观察病情，如患者出现情绪不稳、幻觉妄想症状加重时，应及时报告医师，采取相应措施。对有攻击性行为的患者要注意接触方式，善于诱导患者，必要时遵医嘱采取保护性约束措施。

三、精神障碍患者的分级护理管理

分级护理是指患者住院期间，医护人员根据患者病情和自理生活能力，确定实施不同的护理级别，并根据不同的护理级别制定不同的护理常规及管理方法。精神专科医院根据卫计委分级护理指导原则，结合精神障碍的护理特点，制定适合精神科的分级护理标准。共分为4级，即特级、Ⅰ级、Ⅱ级、Ⅲ级。

（一）特级护理

1.护理指征

病情危重，随时可能发生病情变化需要进行抢救者。

2.护理要求

① 严密观察病情变化，监测生命体征；② 根据医嘱，正确实施治疗、给药措施；③ 根据医嘱，准确测定出入量；④ 根据患者病情正确实施基础护理和专科护理，如约束护理、口腔护理、压疮护理及管路护理等，并实施安全措施；⑤ 保持患者的舒适和功能体位；⑥ 实施床旁交接班。

3.管理与活动范围

① 实施封闭式管理为主；② 患者一切用物由工作人员负责管理；③ 在重病室内，24小时专人看护。

（二）Ⅰ级护理

1.护理指征

精神症状不稳定，如严重"三防"患者、木僵、拒食者；伴有躯体疾病须密切观察者；生活完全不能自理且病情不稳定者。

2.护理要求

① 每30分钟巡视一次，观察患者病情变化；② 根据患者病情测量生命体征；③ 根据医嘱正确实施治疗、给药措施；④ 根据患者病情正确实施基础护理和专科护理，如约束护理、口腔护理、压疮护理及管路护理等，并实施安全措施；⑤ 实施床旁交接班；⑥ 提供护理相关的健康指导。

3.管理与活动范围

① 以封闭式管理为主；② 患者一切用物由工作人员负责管理；③ 在Ⅰ级病室内活动。

（三）Ⅱ级护理

1.护理指征

病情尚稳定仍须加强观察者；生活部分自理者；病情稳定仍须卧床的患者。

2.护理要求

① 每1小时巡视一次，观察患者病情变化；② 根据患者病情测量生命体征；③ 根据医嘱正确实施治疗、给药措施；④ 根据患者病情正确实施护理措施和安全措施；⑤ 组织患者开展各项康复活动；⑥ 提供相关的健康指导。

3.管理与活动范围

① 以半开放式管理为主；② 患者的个人生活用品自行管理，患者在病区内可自由活动；③ 患者在工作人员陪护下可参加各种户外活动，或患者经医生同意在家属陪护下在规定时间内可返家休假或院外活动。

（四）Ⅲ级护理

1.护理指征

生活完全自理、病情稳定者；康复等待出院者。

2.护理要求

① 每2小时巡视一次，观察患者病情变化；② 根据患者病情测量生命体征；③ 根据医嘱正确实施治疗、给药措施；④ 根据患者病情正确实施护理措施和安全措施；⑤ 组织患者开展各项康复活动；⑥ 提供相关的健康指导及出院指导。

3.管理与活动范围

① 实施开放式管理；② 一切物品均自行管理；③ 在规定时间内可独自外出病区散步、

活动、购物等；④ 经办理手续后，每周可自行回家探亲访友，进行社交活动。

第四节　精神科保护性约束护理技能

保护性约束是指在精神科医疗护理过程中，医护人员针对患者病情的特殊情况，对其紧急实施的一种强制性的最大限度限制其行为活动的医疗保护措施。

一、保护性约束的目的

1. 防止患者过度兴奋、暴力或严重消极行为，保护患者、他人以及周围环境的安全，帮助患者度过危机状态。

2. 保证患者得到及时的治疗和护理。

二、适应证

1. 存在躁动兴奋、自伤、伤人、毁物、自杀等行为，采用药物或其他治疗措施一时难以控制其症状者。

2. 存在严重外出行为，强行冲门，言语干预无效者。

3. 发作期精神病患者行为紊乱难以管理，对治疗、护理不合作，言语干预无效者。

4. 谵妄状态的躁动患者。

三、约束操作规程

患者入院时，先签署保护性约束知情同意书，以便在紧急情况下使用。凡符合者，必须有医师医嘱方可执行；紧急情况下（如患者出现自伤、伤人行为，甚至危及自身或他人生命时），护士可先执行约束，然后立即报告医师，医师必须在患者被约束后3小时内补开医嘱。患者被约束后，医师应及时告知患者的监护人。一般由2名以上工作人员同时操作为宜，先约束两上肢，视病情严重程度决定是否需要再约束下肢及肩部。

四、评估

1. 评估患者的暴力行为是否危及自身、他人或周围环境的安全。

2. 评估患者的身体状况，如年龄，有无心脏病、高血压，近期有无骨折等状况。

3. 评估环境，约束环境是否相对隔离、安静，不会给其他人造成不良刺激。

五、操作准备

1. 环境准备：环境较为安静、隔离。

2. 物品准备：约束带或约束衣，便于约束的床（铺好橡胶单和中单）和椅子。

3. 护士准备：调整情绪，熟悉约束带使用流程，根据患者情况协调适当的后援护士。

4. 患者准备：分散患者注意力，与其他患者隔离。

六、操作步骤

1. 面对有攻击行为的患者，护士要保持沉默、冷静，用坚定的语气告诉患者暴力行为的危险性和不良后果。

2. 如果患者手上有棍棒、刀、剪刀等危险物品，最好用坚定的语气要求患者放下危险物品；若不成功，应在转移患者注意力后，快速上前夺去其手中的危险物品，其他工作人员迅速用保护用具，如棉被或其他物品制止，并迅速约束患者。

3. 对有严重消极自伤、自杀的患者，约束前应做好心理护理，告知患者被约束的目的，并尽可能取得他的同意。

七、约束患者护理规范

1. 约束和非约束患者不能放在同一室，防止意外的发生。无条件情况下，患者必须在工作人员的视野之内。

2. 约束患者前要脱去患者的外衣，铺好橡皮单及中单，并尽可能劝说患者解清大小便。

3. 约束带的固定结松紧要适度，以能伸进 1 ~ 2 横指为宜；约束带固定于床上的结头要隐蔽，以患者看不见、摸不到为宜；约束位置应舒适并尽量处于功能状态。

4. 肩部保护时腋下要填棉垫，肩部必须打固定结，勿使其松动，以免臂丛神经损伤。

5. 15 ~ 30 分钟巡视一次，注意约束局部的松紧度及肢体的血液循环状况，预防局部肢体循环受阻引起坏死，同时也预防患者解除约束带当作自缢工具。

6. 随时关心患者，做好基础护理，防止压疮发生；对兴奋躁动不安者，定时喂水、喂饭，保证机体正常功能需要量；对拒绝进食、进水者要采取措施，如给予鼻饲或补充液体。

7. 患者入睡后视病情可请示医师，遵医嘱解除约束，并注明解除时间和签名。

8. 长时间约束者，应每 2 小时松解约束部位，变换肢体位置，防止发生压疮。

9. 对被约束的患者应进行床边交接班，仔细观察约束带的松紧度、患者皮肤颜色及基础护理约束带根数等，交接清楚后交班者方能离开岗位。

10. 做好约束记录，包括原因、时间、约束带数、部位、操作者，以及约束期间患者的病情变化、护理措施的落实情况等。

第五节　躯体疾病所致精神障碍的临床特点

一、概述

（一）概念

躯体疾病所致的精神障碍，是指由各种躯体疾病影响脑功能所致的精神障碍。由于精神障碍是在原发的躯体疾病基础上产生的，因此可把精神障碍视为躯体疾病全部症状的一个组成部分，故又称为症状性精神病。各种躯体疾病所致的精神障碍临床表现有意识障碍、认知障碍、人格改变、精神病性症状、情感障碍、神经症样症状或以上症状的混合状态。此外，饥饿、疲劳、手术所致的精神障碍也归属于躯体疾病所致的精神障碍范畴。躯体疾病所致精神障碍发病率已高达2.06%。患病率随着年龄的增长呈不断增加趋势，女性多于男性。

（二）躯体疾病所致精神障碍的分类

1.躯体感染所致精神障碍

由病毒、细菌及其他微生物引起的全身感染导致的精神障碍。如流行性感冒、肺炎、伤寒、病毒性肝炎、血吸虫病、出血热等疾病所致的精神障碍，无颅内直接感染的证据。精神障碍的发生可能由于致病微生物的毒素直接作用于中枢神经系统，亦可能是感染引起发热、机体代谢障碍导致的脑功能紊乱。

2.常见器官疾病所致精神障碍

由心、肝、肺、肾等内脏疾病引起脑功能紊乱而导致的精神障碍。如心源性脑病、肝性脑病、肺性脑病及肾性脑病等。

3.内分泌疾病所致精神障碍

由内分泌疾病引起的内分泌功能失调导致的精神障碍，如甲状腺功能异常、肾上腺皮质功能异常、垂体功能异常、性腺功能异常及糖尿病等所致的精神障碍。

4.营养代谢疾病所致精神障碍

由代谢障碍及营养不良导致的精神障碍。如烟酸缺乏、维生素B_1缺乏、叶酸缺乏、糖尿病等所致的精神障碍。

5.风湿性疾病所致精神障碍

包括系统性红斑狼疮、多发性肌炎、皮肌炎、硬皮症、结节性动脉周围炎等所致的精神障碍。

6.其他

包括肿瘤所致精神障碍、手术后精神障碍、围生期精神障碍等。

（三）躯体疾病所致的精神障碍的共同特点

躯体疾病所致的精神障碍虽然可以因原发病的不同，其精神症状有所差异，但一般都具有以下共同特点：

1.精神症状的非特异性

即不同的病因可以引起相似的精神障碍，而相同的病因也可以出现不同的精神障碍。

2.病情严重程度上的平行性

精神障碍与原发性躯体疾病在程度上常呈平行关系，临床表现也随着躯体疾病的严重程度变化而转变，可由一种状态转变为另一种状态。

3.在疾病的不同阶段可再现一定规律的临床表现

① 在躯体疾病的早期和恢复期常出现脑衰弱综合征的表现；② 在躯体疾病的急性期和恶化期多以急性脑病综合征为主，尤以谵妄综合征常见；③ 在躯体疾病的慢性期多见精神病性症状（具有昼轻夜重的特点）或情感障碍的表现，主要表现为类似精神分裂症、抑郁症、躁狂症、焦虑症等精神障碍，但这些表现均继发于躯体疾病。在严重躯体疾病之后或长期昏迷者，多见慢性脑病综合征。

4.病程及预后

主要取决于原发性躯体疾病的性质、严重程度及处理等。一般持续时间均较短，预后亦较好。少数昏迷时间长者可出现人格改变、痴呆等症状，预后欠佳。

（四）躯体疾病所致精神障碍的诊断

① 通过病史、躯体和神经系统检查，以及实验室检查发现有躯体疾病的证据。

② 精神障碍的发生和病程与原发性躯体疾病相关：精神症状的出现与躯体疾病的进展有时间上的联系，一般躯体疾病在先，精神症状发生在其后，可有意识障碍（如谵妄）、遗忘综合征、智能损害、情感障碍（如抑郁或躁狂综合征等）、精神病性症状（如幻觉、妄想或紧张综合征等）、神经症样症状、人格改变等。

③ 没有精神障碍而由其他原因导致的足够证据（如酒精或滥用药物、应激因素）。

（五）躯体疾病所致精神障碍的治疗

1.病因治疗

积极治疗原发性躯体疾病，一般在采取相应的病因治疗后其精神障碍可得到缓解。

2.对症治疗

精神障碍的存在会影响躯体疾病的治疗，而躯体疾病的改善也需要一定的时间，因此，对精神障碍的治疗显得非常必要。但治疗原则与功能性精神疾病不同：① 精神药物治疗的剂量宜小、增量宜慢；② 应充分考虑药物的不良反应和禁忌证，选用不加重原发性疾病、半衰期短、不良反应较少者；③ 在精神症状缓解后即停药。

3.支持治疗

包括保证营养，维持水、电解质和酸碱平衡，促进脑细胞功能恢复，维持血氧分压，改善脑部血液循环。

4.心理治疗

特别是恢复期的心理治疗如支持性心理治疗、认知疗法等，有利于巩固疗效，促进康复。

二、常见躯体疾病所致精神障碍的临床特点

（一）躯体感染所致精神障碍

躯体感染所致的精神障碍，是指由病毒、细菌、螺旋体、真菌、原虫或其他微生物、寄生虫等所致的脑外全身性感染导致的精神障碍，如流感、肺炎、流行性出血热、狂犬病、破伤风、败血症、伤寒、恶性疟疾、血吸虫病、人类免疫缺陷性病毒（Human Immunodeficiency Virus，HIV）感染所致的精神障碍等，但不包括颅内直接感染时出现的精神异常。

1.病因与发病机制

精神障碍的发生是因病毒、细菌等直接侵入机体后，对脑细胞造成直接的损害，如脑缺氧或脑水肿，或因感染引起机体高热、失水，造成水、电解质失衡加之进食不佳与营养缺乏，机体处于消耗状态，从而影响脑功能活动。

2.临床表现与分类

急性感染主要表现为急性脑病综合征，以各种意识障碍为主。慢性感染主要表现为类精神分裂症状态、抑郁状态、类躁狂状态，晚期亦可出现人格改变，以及智能障碍等。

（1）流行性感冒所致精神障碍

流行性感冒是流感病毒引起的急性传染性呼吸道疾病。流感病毒对中枢神经系统具有很强的亲和力，易导致精神障碍的发生。前驱期主要表现为头痛、乏力、睡眠障碍等神经症样症状，随着病情的发展，部分高热或重症病例可出现意识朦胧或谵妄状态。恢复期则可见衰弱症状或抑郁状态。本病病程通常较短，一般预后好。

（2）肺炎所致精神障碍

急性肺部感染时常见的精神症状是意识障碍，表现为意识模糊或谵妄，尤其是儿童和老年患者。慢性肺部感染如慢性肺气肿、慢性支气管炎等则常见记忆力减退、健忘、嗜睡

等神经症样症状，或易激惹、呈抑郁状态，亦有类躁狂状态等。

（3）流行性出血热所致精神障碍

流行性出血热为一种流行于秋冬季节的急性传染病。以发热、出血为主要表现。临床分为发热期、低血压期、少尿期、多尿期和恢复期，精神症状多出现于低血压期和少尿期，主要表现为意识障碍，可伴有兴奋、躁动不安等，常持续1～2周。同时，患者还可出现神经系统体征，如痉挛发作、锥体束征等。若患者昏迷时间过长，可伴发严重并发症，则预后不良。

（4）疟疾所致精神障碍

以脑型疟疾多见，主要表现为意识障碍，如谵妄、昏睡或昏迷。轻者只表现为定向障碍、思睡、行为紊乱、焦虑不安等神经系统症状，多为抽搐、颈项强直、锥体束征阳性等。

（5）伤寒所致精神障碍

患伤寒时易出现精神障碍，一般发生在伤寒病程的第2～3周，此时出现持续高热，主要出现不同程度的意识障碍，如意识模糊、谵妄或昏迷等。也可见紧张恐惧、兴奋躁动或表情淡漠、反应迟钝，也可出现片断的幻觉和妄想症状具有波动性，退热后仍有部分患者存在精神症状。

（6）狂犬病所致精神障碍

狂犬病是由狂犬病病毒侵犯中枢神经系统引起的急性传染病。被狂犬或病畜咬伤后，经过潜伏期发病，潜伏期通常为1～3天，一般<3个月，也可长达数年。患者主要表现为高度兴奋、恐惧不安、恐水怕风、流涎、吞咽和呼吸困难，以及进行性瘫痪等表现。随着病情的加重，患者可出现意识障碍。

（7）艾滋病所致精神障碍

艾滋病又称获得性免疫缺陷综合征（Acquired Immune Deficiency Syndrome，AIDS），是由反转录病毒引起，其传播途径主要为血液、性接触及母婴传播等。从被病毒感染到症状出现一般为6个月至5年起病缓慢潜隐，开始表现为乏力、倦怠、丧失兴趣、性欲减退；以后出现特征性认知障碍和行为障碍，主要有近记忆力障碍、定向障碍、注意障碍、情感淡漠、行为退缩、精神运动性抑制、震颤、共济失调、癫痫发作、偏瘫等；晚期可出现缄默和大小便失禁等。约半数以上的AIDS患者发生痴呆，且进展迅速。部分患者在痴呆早期可出现躁狂发作、人格改变，明显痴呆时可伴有幻觉、妄想等精神病性症状，AIDS患者在整个病程中都可能发生谵妄。

3.治疗原则

应针对不同病原给予相应抗感染治疗，如抗生素、抗病毒的药物治疗等；对艾滋病患者还可以使用干扰素等药物以纠正免疫缺陷状态；尽快控制精神症状，防止患者过度消耗而衰竭，应给予必要的支持治疗。

（二）常见器官疾病所致精神障碍

内脏器官疾病所致的精神障碍，是指各重要内脏器官如心、肺、肝、肾等严重疾病时所引起的精神障碍。

1.病因与发病机制

心、肺、肝、肾等重要内脏器官出现严重疾病时可导致脑供血、供氧不足，代谢产物积累，或水、电解质平衡失调，进而继发脑功能紊乱，引起精神障碍。

2.临床表现与分类

（1）心源性脑病

是指各种心脏疾病如冠心病、风湿性心脏病、先天性心脏病或心内膜炎等引起的缺氧、缺血伴发的精神障碍，又称心脑综合征。主要表现为神经症样脑衰弱状态，或焦虑、恐惧、抑郁状态等，严重病例则可出现程度不等的意识障碍。

（2）肺性脑病

是指各种呼吸系统疾病或神经肌肉疾病引起重度肺功能不全所致的精神障碍，又称肺脑综合征。主要表现为前驱期头痛、耳鸣、不安、淡漠等神经症样症状，随着病情的发展可出现各种意识障碍。从嗜睡、朦胧、谵妄直至昏迷患者还常伴有神经系统体征，如癫痫发作、扑翼样震颤、锥体束征，以及颅内压增高等表现。

（3）肝性脑病

是指各种严重肝病包括肝癌后期所致的精神障碍，又称肝脑综合征或肝性脑病。急性肝病伴发的精神障碍以意识障碍多见，出现谵妄、嗜睡、昏睡，甚至昏迷，部分患者表现为幻觉、妄想或木僵状态。慢性肝病伴发的精神障碍可表现为人格改变和智能障碍，以及失眠、注意力不集中、记忆力减退、抑郁等严重病例常伴有神经系统体征，如扑翼样震颤、痉挛发作，以及出现病理性反射等。

（4）肾性脑病

是指由各种原因导致急、慢性肾衰竭，引起尿毒症，进而引起脑功能紊乱所致的精神障碍，又称尿毒症性脑病。早期主要表现为脑衰弱综合征，部分患者还可出现具有被害性质的幻觉、妄想或抑郁状态、类躁狂状态；慢性进行性肾衰竭时，多见记忆减退、智能障碍。肾衰竭严重时，患者主要表现为不同程度的意识障碍，甚至发展为昏迷。神经系统症状可见扑翼样震颤、痉挛发作、瘫痪等此外，肾透析时还可出现透析性脑病，主要表现为兴奋、精神错乱、昏迷等，还可伴有头痛、恶心、呕吐、痉挛发作等表现。

3.治疗原则

积极治疗原发病，对症治疗精神症状，其中对意识障碍患者应禁用麻醉剂、催眠剂或酚噻嗪类药物。但对部分兴奋躁动患者，为避免加重躯体疾病，仍可酌情校少量使用水合氯醛，或肌内注射氟哌啶醇等药物。在支持治疗中，对心源性脑病患者可静脉滴注丹参，对肝性脑病患者可静脉滴注谷氨酸钠或精氨酸等药物，有助于症状的改善。

（三）内分泌疾病所致精神障碍

本病是指由内分泌功能亢进或低下所致的精神障碍。临床常见的有甲状腺功能异常所致的精神障碍、垂体功能异常所致的精神障碍、肾上腺皮质功能异常所致的精神障碍，以及性腺功能异常所致的精神障碍等。

1.病因与发病机制

本病的病因及发病机制尚未完全阐明。研究认为，精神障碍的发生可能与内分泌器官发生病变后引起相应内分泌激素分泌增多或减少，并通过直接或间接作用影响中枢神经系统，使脑功能紊乱而导致精神障碍，此外，还可能与某些诱因及患者的病前性格有关。

2.临床表现与分类

（1）甲状腺功能异常所致精神障碍

① 甲状腺功能亢进所致精神障碍：是指甲状腺素分泌过多所致的精神障碍，主要表现为神经兴奋性增高、焦虑不安、易激惹、抑郁、烦躁、疲劳、失眠、话多，严重者可出现幻觉和妄想等。患者的躯体症状和体征为心悸、多汗、食欲亢进、体重减轻、肌无力、眼球突出和瞬目减少等。甲状腺危象时则主要表现为意识障碍，可见嗜睡、昏睡、谵妄，甚至昏迷。部分患者可出现神经系统症状，如重症肌无力、周期性瘫痪、舞蹈样动作、帕金森综合征及癫痫样发作等

② 甲状腺功能减退所致精神障碍：是指甲状腺素分泌不足或缺乏所致的精神障碍，常表现为智力低下、抑郁、注意力不集中等，病情严重时可出现情感淡漠、退缩和痴呆，亦可有幻觉妄想状态。

（2）垂体功能异常所致精神障碍

① 垂体前叶功能亢进所致精神障碍：是指因垂体前叶各种激素分泌过多所致的精神障碍。主要表现为性格改变，以情感不稳为主，早期为急躁、易怒、焦虑，后期则迟钝、寡言、呆板、淡漠等。还可见躁狂、妄想或抑郁状态。严重病例可见痴呆状态，多表现为领悟困难、反应迟钝、思维贫乏，而记忆力减退不明显。神经系统体征常伴有视野缩小、视力模糊、视盘水肿及耳鸣等。

② 垂体前叶功能减退所致精神障碍：是指垂体前叶各种激素分泌不足引起的精神障碍，由分娩大出血引起的原发性垂体前叶功能减退，又称为席汉综合征。早期主要表现为脑衰弱综合征，急性期以意识障碍为主，疾病过程中可见幻觉妄想及抑郁状态、癔症样精神发作，部分患者可逐渐发展为慢性器质性脑病，可出现人格改变等。躯体及神经系统症

状与体征常伴有恶心、呕吐、眩晕、晕厥、阴毛和腋毛脱落、乳房和生殖器萎缩、低血糖、痉挛发作、肌阵挛、手足颤动等。

（3）肾上腺皮质功能异常所致精神障碍

① 肾上腺皮质功能亢进所致精神障碍：是指肾上腺皮质功能亢进、皮质醇分泌过多引起的精神障碍，又称库欣综合征。主要表现为抑郁状态，或焦虑性抑郁、妄想性抑郁状态等，发生率可达60%～80%。此外，还可出现幻觉状态、人格改变，病重时则可见痴呆状态或意识障碍等，躯体及神经系统体征可见四肢肌无力或萎缩、震颤及痉挛发作等。

② 肾上腺皮质功能减退所致精神障碍：是指肾上腺皮质功能减退、皮质激素分泌不足引起的精神障碍，又称爱迪生病。主要表现为情绪不稳定，时而情绪激动、兴高采烈，时而情绪低落、疲乏无力，周期性幻觉妄想状态，部分病例可出现痴呆状态。肾上腺危象发作时可突然发生意识障碍，出现谵妄，甚至昏迷。躯体体征常可见性欲减退、食欲减退、烦渴、月经不调、睡眠障碍等，神经系统体征则可见头痛、眩晕、视力减退、复视、痉挛等。

3.治疗原则

（1）甲状腺功能亢进所致精神障碍

积极治疗甲状腺功能亢进，对症治疗精神症状，精神药物以小剂量为宜，防止感染及避免精神刺激等。

（2）甲状腺功能低下所致精神障碍

主要应用甲状腺素治疗，慎用麻醉剂、镇静催眠剂，以及各种抗精神病药物，以免诱发昏迷。

（3）垂体前叶功能亢进所致精神障碍

采用深部X线照射，同时亦可应用甲睾酮或己烯雌酚治疗；对出现兴奋、躁动及妄想的患者，可小量使用氯丙嗪、奋乃静等抗精神病药物。

（4）垂体前叶功能减退所致精神障碍

以激素替代治疗为主，对精神症状可小量使用奋乃静、丙米嗪、地西泮等。但禁用氯丙嗪，以免引起患者休克或昏迷。

（5）肾上腺皮质功能亢进所致精神障碍

以放疗、化疗和手术治疗为主，对于有精神症状的患者可使用小量抗抑郁、抗精神病药物。

（6）肾上腺皮质功能减退所致精神障碍

以肾上腺皮质激素替代治疗为主。必要时可小量使用抗焦虑、抗抑郁药物，或其他抗精神病药物。但应慎用酚噻嗪类，以免诱发低血糖。

（四）营养代谢性疾病所致精神障碍

本病是指由营养不良、某种维生素缺乏、水及电解质平衡失调、糖尿病等营养代谢性疾病所引起的精神障碍。其包括的病种很多，常见的如烟酸缺乏所致精神障碍、糖尿病所致精神障碍等。

1.病因与发病机制

烟酸缺乏所致精神障碍是因烟酸（维生素 B_2）缺乏导致垂体细胞、基底神经节，以及脊髓前角细胞等发生广泛性变性而引发精神障碍。糖尿病所致精神障碍则主要因胰岛素分泌不足，以致体内糖、蛋白质、脂肪代谢紊乱，导致酮症酸中毒、非酮症高渗昏迷，以及因动脉硬化、微血管病变导致脑供血不足等因素而引发的精神障碍。

2.临床表现与分类

（1）烟酸缺乏所致精神障碍

烟酸缺乏症又称糙皮病或陪拉格拉征。早期或轻者主要表现为脑衰弱综合征，如精神萎靡、注意力不集中、易疲劳、健忘等；慢性起病者多有智能障碍，如反应迟钝、理解困难、判断力差、近事遗忘等，严重者可为痴呆状态，其间可见幻觉、妄想、抑郁、焦虑等症状。急性起病者主要表现为急性脑病综合征，以意识障碍为主，常伴有发热、腹泻等。躯体症状常见的有皮炎、腹泻；神经系统则可见眼球震颤、瞳孔改变、锥体束征、癫痫发作等。临床上通常将皮炎、腹泻、痴呆称为烟酸缺乏症——三主征。

（2）糖尿病所致精神障碍

轻者和早期可见脑衰弱综合征表现，如疲倦、无力、失眠等。慢性糖尿病过程中可见抑郁、焦虑或幻觉状态，亦可伴有脑衰弱综合征表现。当血糖急剧升高或病情突然恶化时，则主要表现为急性脑病综合征，常见的有嗜睡、精神错乱、昏迷等。躯体及神经系统体征常伴有多发性神经炎、肌萎缩、腱反射降低。

3.治疗原则

首先，应给予准确及时的对因治疗，如对烟酸缺乏所致精神障碍可补充大量烟酸，或烟酰胺及 B 族维生素和维生素 C 等；对糖尿病所致精神障碍则以控制糖尿病为主，可口服降糖药及皮下注射或静脉点滴胰岛素等。此外，给予积极的营养支持治疗亦是十分必要的。精神症状无须做特别处理。当患者出现意识障碍时，还应特别注意禁用或慎用各种抗精神病药物，以免加重昏迷。糖尿病患者应禁用酚噻嗪类抗精神病药物，以免引起高糖血症而加重疾病。

（五）系统性红斑狼疮所致精神障碍

系统性红斑狼疮（Systemic Lupus Erythematosus，SLE）是一种病因未明、反复发作的结缔组织病，常有多器官受累，包括皮肤、关节、肾脏、血管和中枢神经系统等。有 20% ~ 30% 的患者可伴发精神障碍。

1.病因与发病机制

精神障碍的出现可能与自体免疫性疾病对心、肝、肾等多系统重要脏器，以及中枢神经系统的广泛性损害，并继发严重并发症而引起的脑功能紊乱有关。此外，可能与大剂量应用激素及急性精神创伤等精神因素有关。

2.临床表现

系统性红斑狼疮的各个阶段均可伴发精神症状。早期及恢复期主要表现为脑衰弱综合征；严重病例可见各种意识障碍；慢性迁延病例多见于分裂症样状态或抑郁及类躁狂状态等。躯体体征可见受损内脏器官的相应功能障碍，神经系统则可见癫痫发作、偏瘫、失语、眼球震颤、周围神经病等。

3.治疗原则

主要是对因治疗，可使用肾上腺皮质激素，如泼尼松、地塞米松等，同时还可合并使用免疫抑制剂，如环磷酰胺、硫唑嘌呤等。精神症状可采取对症治疗，使用抗精神病药物和情感稳定剂。注意治疗系统性红斑狼疮的药物也可引起精神障碍。

第六节 躯体疾病所致精神障碍患者的护理

一、护理评估

通过询问、观察、体格检查、实验室及其他辅助检查进行评估，评估内容与脑器质性精神障碍类似，重点是对躯体疾病的严重程度及诱因的评估。

（一）生理评估

① 既往健康状况，包括患病史（如慢性阻塞性肺病、慢性肝病、糖尿病、慢性肾病等）、家庭史、药物过敏史及诱因（如感染、创伤、劳累、某些药物的不当使用、饮食不当等）。

② 一般状况生命体征情况、营养状况、进食情况、排泄和睡眠状况等。

③ 躯体疾病，起病缓急，早期症状的表现，与精神症状之间的关系，发展规律和演变过程等。如躯体感染所致的精神障碍患者，着重收集患者体温变化情况；检查患者有无因不能正常进食和饮水而致体力消耗、营养缺乏和脱水、衰竭、能量供应不足等体征；内脏器官疾病所致的精神障碍，着重收集患者重要内脏器官心、肺、肝、肾等病变影响机体循环、代谢障碍、水与电解质紊乱和酸碱不平衡的生理功能情况等。

④ 自我照顾能力。如进食、沐浴、穿衣、如厕等方面是否需要帮助。

⑤ 实验室及其他辅助检查检验、电生理检查、脑电图、CT、MRI等检查，以帮助判断疾病的性质和严重程度。

（二）心理－社会评估

1.心理功能

患者的定向力、记忆力、注意力、理解力、判断力等有无障碍及程度。

2.精神症状

患者的注意力、智能及自知力，有无幻觉、妄想等症状。

3.社会状况

患者家庭支持系统及经济状况，家庭对疾病的认识及对患者的应对态度、可利用的家庭外资源等。

二、护理诊断／护理问题

1. 体温过高，与躯体感染有关。

2. 营养失调——低于机体需要量。与发热、摄入不足、感染等有关。

3. 睡眠形态紊乱，与躯体疾病所致的情绪障碍有关。

4. 意识障碍，与躯体疾病引起脑组织缺氧、代谢障碍等所致脑组织损害有关。

5. 有受伤的危险，与定向障碍、幻觉等有关。

6. 有暴力行为的危险，与兴奋、躁动、幻觉等精神症状有关。

7. 生活自理缺陷，与意识障碍或精神障碍、运动障碍等有关。

8. 社会支持缺乏，与家属对疾病知识不了解等有关。

三、护理目标

1. 患者体温恢复正常，营养状况和睡眠状况好转。

2. 患者能增加摄入食物的品种和数量，营养状况好转。

3. 患者意识恢复或意识障碍不继续加重。

4. 患者能够减少或不发生自伤或伤人的事件。

5. 患者维护健康能力提高，能进行良好的自我照顾。

6. 家属能正确看待患者，为患者提供适宜的照顾。

四、护理措施

（一）生活护理

1.病情观察

加强对患者躯体疾病的观察，包括生命体征、意识状态、缺氧程度等，避免和预防诱发因素，保持呼吸道通畅。

2.饮食护理

结合原发性疾病，提供易消化、营养丰富的饮食，注意水的摄入，对吞咽困难的患者可通过静脉输液或鼻饲保证患者营养需求。

3.睡眠护理

创造良好的睡眠环境，改善患者睡眠环境，如保持宁静、舒适、光线适中、空气清新，减少不必要的护理操作及干扰患者的外界因素，指导患者睡前不宜过于兴奋或多次排泄而影响睡眠质量，指导患者采用协助睡眠的辅助方法，密切观察和记录患者睡眠情况和失眠表现。

4.排泄护理

观察患者的排泄情况，保持二便通畅，对二便失禁患者要更换衣裤；嘱咐尿潴留患者平时要多饮水，排尿困难时，采取诱导排尿或遵医嘱导尿；嘱咐便秘者平时要多食纤维食物，多食蔬菜、水果，训练患者排便规律，必要时给予灌肠。

5.个人卫生护理

做好晨晚间护理，定期沐浴、更衣，保持个人卫生，防止并发症的发生。

（二）心理护理

与患者建立治疗性人际关系，主动发现其身心需要并及时采取措施，尽可能地给予满足。减轻或去除由精神障碍及躯体疾病所致感知改变的相关心理因素，对因注意力分散而感知减弱的患者，应加强对患者的体检和观察，增加询问患者疼痛、不适等感知，因注意力过于集中、感知及思维障碍而夸大或歪曲感知的患者，在护理时应分散其注意力，如安排适当的作业劳动、娱乐活动等。对患者及照顾者进行健康教育和指导，包括相关的精神障碍表现、治疗和护理，患者应如何正确对待疾病，照顾者如何做好患者的心理护理等。

（三）社会支持

指导家属学习和掌握照顾患者的必要知识和技术指导，如识别疾病早期症状，掌握复发先兆；了解患者所服药物的名称、剂量、服药方法及药物常见不良反应的简单处理；帮助患者建立健康生活模式，为其创造恢复健康的良好环境。

五、护理评价

1.患者躯体状况情况是否好转，睡眠是否充足。

2.患者能否正常摄入足够的营养，或增加摄入营养物的品种和数量。

3.患者意识是否恢复，精神症状是否能得控制或缓解。

4.患者有无出现因冲动行为而导致自伤或伤人的不良后果。

5.患者维护自我健康的能力有无提高。

6.家庭社会参与和支持程度有无提高。

第七章　妇产科疾病护理常规

第一节　阴道炎

一、滴虫性阴道炎

（一）病因及传染途径

病原体是阴道毛滴虫，不仅感染阴道，还要感染尿道旁腺、尿道及膀胱，甚至肾盂，以及男方的包皮皱褶、尿道或前列腺。

传播方式有2种：一是间接传播，为主要传播方式，经由公共浴池、浴盆、游泳池、坐便器、衣物、医疗器械及敷料等途径传播；二是性交直接传播，男女双方有一方泌尿生殖道带有滴虫均可传染给对方。

（二）临床表现

其主要症状是稀薄的泡沫样白带增多及外阴瘙痒。间或有外阴灼热、疼痛或性交痛，如合并有尿道感染，可伴有尿频、尿急甚至血尿。检查发现阴道、宫颈黏膜充血，常有散在出血点或红色小丘疹；阴道内特别是后穹隆部可见到灰黄色、泡沫状、稀薄、腥臭味分泌物。有些妇女阴道内虽有滴虫存在，但无任何症状，检查时阴道黏膜亦可无异常，称带虫者。阴道毛滴虫能吞噬精子，阻碍乳酸生成，影响精子在阴道内存活，故可引起不孕。

（三）诊断

根据病史、临床表现及取阴道分泌物进行悬滴法查滴虫，即可确诊，必要时可进行滴虫培养。取阴道分泌物前24～48h避免性交、阴道灌洗或局部用药。取分泌物前不做双合诊，窥器不涂润滑剂。

阴道分泌物悬滴法比较简便，阳性率可达80%～90%。于玻片上滴1滴生理盐水，自阴道后穹隆取少许分泌物混于玻片盐水中，立即在低倍显微镜下寻找滴虫。若有滴虫可见其波状运动移位，其周围的白细胞被推移。如遇天冷或放置时间过长，滴虫失去活动难以辨认，故要注意保持一定的温度并立即检查。

（四）治疗

1.全身用药

甲硝唑（灭滴灵）200mg，口服，每日3次，7日为1疗程；或单次2g口服，可收到同样效果。口服吸收好、疗效高、毒性小、应用方便。性伴侣应同时治疗。服药后个别患者可出现食欲不振、恶心、呕吐等胃肠道反应，偶见出现头痛、皮疹、白细胞减少等反应，可对症处理或停药。甲硝唑能通过胎盘进入胎儿及经乳汁排泄，目前不能排除其对胎儿的致畸作用，因此妊娠早期和哺乳期妇女不宜口服，以局部治疗为主。

2.局部治疗

① 清除阴道分泌物，改变阴道内环境，提高阴道防御功能。1%乳酸液或0.1%～0.5%醋酸或1：5 000高锰酸钾溶液，亦可于500mL水中加食醋1～2汤匙灌洗阴道或坐浴，每日1次。

② 阴道上药，在灌洗阴道或坐浴后，取甲硝唑200mg放入阴道，每日1次，10日为1疗程。

3.治疗中注意事项

治疗期间禁性生活；内裤及洗涤用毛巾应煮沸5～10min并在阳光下晒干，以消灭病原体；服药期间应忌酒；未婚女性以口服甲硝唑治疗为主，如确须阴道上药应由医护人员放入；滴虫转阴后应于下次月经净后继续治疗一疗程，以巩固疗效。

4.治愈标准

治疗后检查滴虫阴性时，每次月经净后复查白带，连续3次检查滴虫均为阴性，方为治愈。

二、念珠菌性阴道炎

此类阴道炎由白色念珠菌感染引起。念珠菌是条件致病菌，约10%的非孕期和30%的孕期妇女阴道中有此菌寄生，而不表现症状，当机体抵抗力降低、阴道内糖原增多、酸度增高适宜其繁殖而引起炎症。故多见于孕妇、糖尿病和用大剂量雌激素治疗的患者，长期接受抗生素治疗的患者因阴道内微生物失去相互制约而导致念珠菌生长，其他如维生素缺乏、慢性消耗性疾病、穿紧身化纤内裤、肥胖可使会阴局部的温度及湿度增加等均易发病。

（一）传染方式

传播途径与滴虫性阴道炎相同。另外，人体口腔、肠道、阴道均可有念珠菌存在，3个部位的念珠菌可自身传染。

（二）临床表现

其突出的症状是外阴奇痒，严重时，患者坐卧不宁，影响工作和睡眠。若有浅表溃疡可伴有外阴灼痛、尿痛尿频或性交痛。白带增多，白带特点为白色豆渣样或凝乳块样。检查见外阴有抓痕，阴道黏膜充血、水肿，有白色片状黏膜物时，擦去白膜可见白膜下红肿黏膜，有时可见黏膜糜烂或形成浅表溃疡。

（三）诊断

根据典型的临床表现不难诊断。若在分泌物中找到白色念珠菌孢子和假菌丝，即可确诊。方法是加温10%氢氧化钾或生理盐水1小滴于玻片上，取少许阴道分泌物混合其中，立即在光镜下寻找孢子和假菌丝；必要时进行培养；或查尿糖、血糖及做糖耐量试验等，以便查找病因。

（四）治疗

1.消除诱因

如积极治疗糖尿病，停用广谱抗生素、雌激素、皮质类固醇。

2.用2% ~ 4%的碳酸氢钠溶液

以其冲洗外阴、阴道或坐浴，改变阴道酸碱度，以不利于念珠菌生存。

3.阴道上药

其常用药物为制霉菌素栓或片，1粒或1片放入阴道深处，每晚1次，连用7 ~ 14d。其他还有克霉唑、硝酸咪康唑（达克宁）等栓剂或片剂。

4.顽固病例的处理

久治不愈的患者应注意是否患有糖尿病或滴虫性阴道炎并存。必要时除局部治疗外，口服制霉菌素片以预防肠道念珠菌的交叉感染；亦可用伊曲康唑每次200mg，每日1次，口服，连用3 ~ 5次；或氟康唑顿服，或服用酮康唑，每日400mg，顿服（与用餐同时），5日为1疗程，孕妇禁用，急慢性肝炎患者禁用。

注意：孕妇患念珠菌性阴道炎应积极局部治疗，预产期前2周停止阴道上药。

三、老年性阴道炎

（一）病因

老年性阴道炎常见于自然或手术绝经后妇女，由于卵巢功能衰退，体内缺乏雌激素，阴道黏膜失去雌激素支持而萎缩，细胞内糖原含量减少，阴道pH值上升，局部抵抗力下降，细菌易于入侵而引起炎症。长期哺乳妇女亦可发生。

（二）临床表现

阴道分泌物增多，黄水样，严重者为血性或脓血性；伴外阴瘙痒、灼热或尿痛或坠胀感。检查见阴道黏膜萎缩菲薄、充血，有散在小出血点或小血斑，有时有浅表溃疡；严重者与对侧粘连，甚至造成阴道狭窄、闭锁。

（三）诊断

根据年龄、病史和临床表现一般可做出诊断，但须排除其他疾病，如滴虫阴道炎、念珠菌阴道炎、宫颈癌、子宫内膜癌、阴道癌等。必要时做宫颈刮片细胞学检查和宫颈及宫内膜活检。

（四）治疗

治疗原则为增加阴道黏膜的抵抗力，抑制细菌的生长。

① 选用1%乳酸或0.5%醋酸溶液冲洗外阴、阴道或坐浴，每日1次。

② 甲硝唑或氧氟沙星100mg放入阴道深部，每日1次，共7～10d。

③ 严重者，经冲洗或坐浴后给己烯雌酚（片剂或栓剂）0.125～0.25mg放入阴道，每晚1次，7d为1疗程；或用0.5%己烯雌酚软膏涂布。

④ 全身用药可口服尼尔雌醇，首次4mg，以后每2～4周服2mg，持续2～3个月。

四、护理

（一）护理诊断

1.知识缺乏

缺乏预防、治疗阴道炎的知识。

2.舒适的改变

其与外阴、阴道瘙痒、分泌物增多有关。

3.黏膜完整性受损

这与阴道炎症有关。

4.有感染的危险

感染与局部分泌物增多、黏膜破溃有关。

（二）护理措施

（1）注意观察分泌物的量、性状

协助医生取分泌物检查，明确致病菌，对症治疗。

（2）保持清洁

嘱患者保持外阴部清洁干燥，勤换内裤（穿棉织品内衣），对外阴瘙痒者，嘱其勿使用刺激性药物或肥皂擦洗，不用开水烫，应按医嘱应用外用药物。

（3）进行知识宣教

耐心向患者解释致病原因及炎症的传染途径，增强自我保健意识，严格执行消毒隔离制度。① 嘱患者在治疗期间应将所用盆具、浴巾、内裤等煮沸5 ~ 10min或药物浸泡消毒，外阴用物应隔离，以避免交叉或重复感染。② 指导患者正确用药，教会患者掌握药物配制浓度、阴道灌洗和坐浴方法。介绍阴道塞药具体方法及注意点：嘱患者治疗期间避免性交，经期停止坐浴、阴道灌洗及阴道上药，要坚持治疗达到规定的疗程。③ 指导患者注意性卫生，纠正不正当性行为。为患者严格保密，以解除其忧虑，积极接受检查和诊治。

（4）防治感染

① 向患者讲解导致感染的诱因及预防措施，如发现有尿频、尿急、尿痛等征象应及时通知医生。② 注意监测体温及感染倾向，遵医嘱应用抗生素。

（三）健康教育

① 注意个人卫生，保持外阴清洁、干燥，尤其在经期、孕产期，每天清洗外阴，更换内裤。

② 尽量避免搔抓外阴部致皮肤破溃。

③ 鼓励患者坚持用药，不随意中断疗程，讲明彻底治疗的必要性。

④ 告知患者取分泌物前24 ~ 48h避免性交、阴道灌洗、局部用药。

⑤ 治疗后复查分泌物，滴虫性阴道炎在每次月经后复查白带，若连续3次检查均为阴性方为治愈。外阴阴道假丝酵母菌病容易在月经前复发，故治疗后应在月经前复查白带。

⑥ 已婚者应检查其配偶，如有感染须同时治疗。

第二节　宫颈炎

子宫颈炎症是妇科最常见的疾病，有急性和慢性2种。急性子宫颈炎症与急性子宫内膜炎症或急性阴道炎同时发生。临床以慢性子宫颈炎多见，本节仅叙述慢性子宫颈炎。

一、病因

其多见于分娩、流产或手术损伤宫颈后，病原体侵入引起感染，临床多无急性过程的表现。病原体主要为葡萄球菌、链球菌、大肠杆菌及厌氧菌。目前，沙眼衣原体及淋病奈瑟菌感染引起的慢性宫颈炎亦日益增多，已引起医务人员的注意。此外，单纯疱疹病毒也可能与慢性宫颈炎有关。病原体侵入宫颈黏膜，并在此处隐藏，由于宫颈黏膜皱襞多，感染不易彻底清除。

二、病理

根据病理组织形态结合临床，宫颈炎可有以下几种类型：

① 宫颈糜烂：是慢性宫颈炎最常见的一种病理改变。

② 宫颈肥大：由于慢性炎症的长期刺激，宫颈组织充血、水肿、腺体和间质增生，还可能在腺体深部有黏液潴留形成囊肿，使宫颈呈不同程度的肥大。

③ 宫颈息肉。

④ 宫颈腺囊肿。

⑤ 宫颈黏膜炎，又称宫颈管炎。

三、分度和分型

根据糜烂面积大小可分为3度。

① 轻度：糜烂面积小于整个宫颈面积的1/3。

② 中度：糜烂面积占整个宫颈面积的1/3 ～ 2/3。

③ 重度：糜烂面积占整个宫颈面积的2/3以上。

根据宫颈糜烂的深浅程度可分为单纯型、颗粒型和乳突型3型。

四、临床表现

（一）症状

其主要症状是白带增多，白带的性状依据病原体的种类、炎症的程度不同而不同，可呈乳白色黏液状，或呈淡黄色脓性，或血性白带。当炎症沿宫骶带扩散到盆腔时，可有腰骶部疼痛、盆腔部下坠痛等。宫颈黏稠脓性分泌物不利于精子穿过，可造成不孕。

（二）体征

妇科检查时可见宫颈有不同程度糜烂、肥大，有时较硬，有时可见息肉、裂伤、外翻及宫颈腺囊肿。

五、处理原则

进行治疗前先行宫颈刮片检查、碘试验或宫颈组织切片检查，排除早期宫颈癌。慢性宫颈炎以局部治疗为主，可采用物理治疗、药物治疗及手术治疗，以物理治疗最常用。

（一）物理治疗

过去常用的方法是电烫法，近年新的治疗仪器不断问世，陆续用于临床的有激光治疗、冷冻治疗、红外线凝结疗法及微波疗法等。其原理都是将宫颈糜烂面破坏，结痂脱落后，新的鳞状上皮覆盖创面。恢复期3～4周；病变较深者，需6～8周宫颈恢复光滑外观。

（二）药物治疗

局部药物治疗适用于糜烂面积小和炎症浸润较浅的病例。过去局部涂硝酸银或铬酸腐蚀，现已少用。目前临床多用康妇特栓剂，简便易行，疗效满意。每天放入阴道1枚，连续7～10d。中药有许多验方、配方，临床应用有一定的疗效。对宫颈管内有脓性分泌物的患者，局部用药效果差，须全身治疗。治疗前取宫颈管分泌物做培养及药物试验，同时查找淋病奈氏菌及沙眼衣原体，根据检测结果采用相应的抗感染药物。

（三）手术治疗

有宫颈息肉者行息肉摘除术。对宫颈肥大、糜烂面较深广且累及宫颈管者，可考虑行宫颈椎切术。由于此术出血多，并且大多数慢性宫颈炎通过物理治疗和药物治疗可治愈，故此方法现已很少采用。

六、护理

（一）物理治疗术护理

受物理治疗的患者，应选择月经干净后3～7d内进行。有急性生殖器炎症者，暂时列为禁忌。术后应每天清洗外阴2次，保持外阴清洁，禁止性交和盆浴2个月。患者在宫颈创面痂皮脱落前，阴道有大量黄水流出，在术后1～2周脱痂时可有少量血水和少许流血，如出血量多者需要急诊处理。局部用止血粉或压迫止血，必要时加用抗生素。一般于2次月经干净后3～7d复查，未痊愈者可择期再做第二次治疗。

（二）健康教育

指导妇女定期做妇科检查，发现宫颈炎症予以积极治疗。治疗前常规行宫颈刮片细胞学检查，以排除癌变可能。

（三）采取预防措施

避免分娩时或器械损伤宫颈，产后发现宫颈裂伤应及时缝合。

<h1 style="text-align:center">第三节 月经不调</h1>

月经失调为妇科常见病，是由神经内分泌调节紊乱引起的异常子宫出血，而全身及内外生殖器官无器质性病变存在。往往由于精神紧张、过度劳累、环境和气候的改变、营养缺乏、代谢紊乱等诱因，通过大脑皮层的神经介质干扰下丘脑-垂体-卵巢轴的调节和制约机制，以致卵巢功能失调，性激素分泌失常，子宫内膜失去周期性改变，出现了一系列月经紊乱的表现。

一、功能失调性子宫出血

功能失调性子宫出血（简称功血），主要表现为反复的不正常的子宫出血，为妇科的常见病。它是由调节生殖的神经内分泌机制紊乱引起的，而不是全身及内外生殖器官有器质性病变。功血可发生于月经初潮至绝经期的任何年龄，50%的患者发生于绝经前期，30%发生于育龄期，20%发生于青春期。其常表现为月经周期长短不一、经期延长、经量过多，甚至不规则阴道流血。功血可分为排卵性和无排卵性2类。

（一）常见病因

体内外任何因素都可影响下丘脑-垂体-卵巢轴的调节功能，常见的因素有精神紧张、恐惧、气候和环境骤变、过度劳累、营养不良及全身性疾病的影响，使卵巢功能失调、性激素分泌失常，致使子宫内膜失去正常的周期性变化，出现一系列月经紊乱的现象。

在整个月经周期中，上述任何干扰因素阻碍下丘脑对垂体GnRH的控制，在月经中期不能形成FSH与LH的峰状分泌，致使卵巢不能排卵，出现无排卵性功血。有时虽有排卵，但早期的FSH水平不高，卵泡发育延迟，致使黄体期的LH水平相对不足，出现黄体功能不足的有排卵性功血；也有FSH水平正常，但LH水平相对不足或持久分泌，出现内膜脱落不全的有排卵性功血。

（二）临床分类及表现

1.无排卵性功血

约有85%是无排卵性功血。多见于青春期与更年期，由于下丘脑-垂体-卵巢轴尚未发育成熟或衰退，卵巢虽能分泌雌激素，卵泡亦发育，但因不能形成正常月经周期时的FSH和LH高峰，使卵泡不能继续发育成熟，没有排卵，卵巢不能分泌孕激素，没有黄体形成，以致月经紊乱。

主要表现为月经周期或经期长短不一、出血量异常。有时先有数周或数月停经，然后有大量阴道流血，持续2～3周或更长时间，不易自止。也有长时间少量出血，但淋漓不净。经期无下腹痛，常伴有贫血，妇科检异常。

2.有排卵性功血

其较无排卵性功血少见。多见于生育期，都有排卵功能，但黄体功能异常。常见的有2种类型。一种是黄体功能不足，因为黄体期孕激素分泌不足，或黄体过早衰退，使子宫内膜分泌反应不良；另一种是子宫内膜不规则脱落，虽然黄体发育良好，但萎缩过程延长，使子宫内膜脱落不全。

一般表现为月经周期正常或缩短，但经期延长。黄体功能不足时，月经周期可缩短至3周，且经期前点滴出血。子宫内膜不规则脱落时，月经周期正常，但经期延长达9～10d，且出血量较多。

（三）治疗

1.无排卵性功血

青春期患者以止血、调整月经周期、促进排卵为主；更年期患者以止血和调整月经周期为主。

2.有排卵性功血以调整黄体功能为主

（1）药物止血

① 孕激素内膜脱落法：即药物刮宫法，适用于有一定雌激素水平而孕激素不足时。给足量的孕激素，常用黄体酮10～20mg，每日肌内注射，连续5d，用药后使增生过长的子宫内膜转化为分泌期，停药后内膜脱落出现撤药性出血。因撤药性出血时，出血量很多，故只适用于血红蛋白大于60g/L的患者。② 雌激素内膜生长法：适用于无排卵性的青春期或未婚者的功血，大剂量雌激素能快速升高体内雌激素水平，使子宫内膜生长，达到短期内修复创面、止血的目的。③ 雄激素：适用于更年期的功血，有拮抗雌激素的作用，能增强子宫平滑肌及子宫血管的张力，减轻盆腔充血，从而减少出血量。因雄激素不能立即改变子宫内膜脱落的过程，也不能迅速修复内膜，故单独应用效果不佳。

（2）诊断性刮宫

更年期功血的患者在用激素治疗前宜常规行诊刮术，以排除宫腔内器质性病变。刮出的子宫内膜送病理检查，可协助明确诊断和指导用药。但对未婚者不宜选用。

（3）调整月经周期

使用性激素人为地控制出血量，并形成有规律的月经周期，是治疗功血的一项过渡性措施，其一方面目的为暂时抑制患者自身的下丘脑–垂体–卵巢轴，借以恢复正常月经的内分泌调节；另一方面直接作用于生殖器官，使子宫内膜发生周期性变化，能按预期时间脱落且出血量不多。在调整阶段，患者能摆脱因大出血带来的精神上的忧虑或恐惧，同时有机会改善患者的机体状况。一般连续用药3个周期，常用的调整月经周期的方法有：雌、孕激素序贯法（人工周期）；模拟自然月经周期中卵巢的内分泌变化，使子宫内膜发生相应变化，引起周期性脱落，适用于青春期功血的患者，一般连续使用2～3个周期后，即能自发排卵；雌、孕激素合并应用，雌激素使子宫内膜再生修复，孕激素可限制雌激素引起的内膜增生过长，适用于育龄期（计划生育者）与更年期功血的患者；孕、雄激素合并法，适用于更年期功血的患者。

（4）促进排卵

氯底酚胺（克罗米芬）：通过抑制内源性雌激素对下丘脑的负反馈，诱导促性腺激素释放激素的释放而诱发排卵。此药有较高的促排卵作用，适用于体内有一定雌激素水平的患者。一般连续用药3～4个周期。不宜长期连续用药，避免对垂体产生过度刺激，导致卵巢过度刺激综合征，或多发排卵引起多胎妊娠。人绒毛膜促性腺激素（HCG）：具有类似LH的作用而诱发排卵。适用于体内有一定水平FSH并有中等水平雌激素的患者。用B型超声波监测卵泡发育到接近成熟时，或于月经周期第9～10d，HCG 1 000U肌内注射，次日2 000U，第3日5 000U，可引起排卵。雌激素：适用于月经稀少，且雌激素水平低下的患者，以小剂量雌激素做周期疗法。于月经第6d起，每晚口服己烯雌酚0.125～0.25mg，连续20d为一周期。连续用3～6个周期。

（5）有排卵性功血的治疗

黄体功能不足。促进卵泡发育：针对发生的原因，调整性腺轴功能，促使卵泡发育和排卵，以利形成正常的黄体。首选氯底酚胺，适用于黄体功能不足的卵泡期过长的患者。黄体功能刺激疗法：常用HCG以促进和支持黄体功能。于基础体温上升后开始，HCG 2 000～3 000U隔天肌内注射，共5次。黄体功能替代疗法：于排卵后开始用黄体酮10mg，每日肌内注射1次，共10～14d。以补充黄体分泌的孕酮不足，用药后月经周期正常，出血量减少。

（6）子宫内膜不规则脱落

孕激素：调节下丘脑-垂体-卵巢轴的反馈功能，使黄体及时萎缩，内膜较完整脱落。于下次月经前第8～10d起，黄体酮20mg，每日肌内注射，或醋酸甲羟孕酮（安宫黄体酮）10～12mg，共5d。HCG：HCG有促进黄体功能的作用，用法同黄体功能不全。

（四）护理

1.护理目标

① 经过有关本病的医学知识和健康教育后，患者摆脱精神困扰，愿意参与治疗。

② 经过积极的治疗，并保证营养的摄入，避免发生体液不足的现象。

③ 加强会阴护理，教会患者自我清洁卫生技能，避免发生生殖道感染。

2.护理措施

① 针对不同年龄期的患者讲解其发病的机制，国内外对此病的最新研究信息、正规治疗的整体方案、疗程的时间，写出书面的用药方法及时间表。尤其强调擅自停药，或不正规用药的不良反应。

② 针对主动限制摄入量、正在减肥的患者，让其明白短期性激素治疗不同于长期。肾上腺皮质激素治疗，不会引起发胖，以及接受正规治疗与健康的辩证关系。并纠正有些人因偏食习惯而造成的营养不良，让其懂得长期营养不良是诱发本病的因素之一。

③ 针对角色转变障碍的患者，让其懂得住院能得到、最快最好的治疗，因而能最有效地治愈功血，才能早日恢复健康。说服患者和家属主动寻找能帮助患者照顾家务的社会支持系统人员（亲朋好友、街坊邻居、领导同事、子女的教师等）。

④ 针对害怕误诊的患者，详细了解发病经过及症状，让其阅读实验室报告，讲解报告的临床意义，并帮助其排除恶变的症状，甚至可将有关书籍借给其仔细阅读理解，或请主治医生再次与患者讲解病情及诊断依据。

⑤ 记录出血量，嘱患者保留卫生巾、尿垫及内裤等便于准确估计失血量，为及时补充体液和血液提供依据。对严重出血的患者须按时观察血压、脉搏、呼吸、尿量，并督促其卧床休息和不单独起床，以防发生晕倒受伤。如给予静脉输液时，做好配血、输血的准备。如发生出血性休克时，积极配合医生抗休克治疗。

⑥ 正确给药，严格执行性激素给药的护理措施：第一，重点交班，治疗盘醒目标记；第二，按量按时给药，不得随意停药或漏药，让患者懂得维持血液内药物浓度的恒定，可避免造成意外的阴道出血；第三，必须按规定在血止后开始减量，每3d减去原剂量的1/3量；第四，让患者懂得药物维持量是以停药后3 ～ 5d发生撤药性出血，和上一次月经时间为参考依据而制定的，要坚持服完维持量；第五，告知患者及家属，若治疗期间有不规则阴道出血，应及时汇报值班护士或医生，必须立即做出处理。

⑦ 预防感染做好会阴护理，并教会患者使用消毒的卫生巾或会阴垫，保持内裤和床单的清洁，每晚用PP液（1：5 000高锰酸钾）清洁外阴，以防逆行感染。观察与生殖器感染有关的体征，如宫体压痛，卫生巾、外阴有臭味，及体温、脉搏、呼吸、白细胞计数和分类的报告，一旦有感染症状，及时与医生联系，加用抗生素治疗。

⑧ 补充营养，成人体内大约每100mL血液含铁50mg。因此每天应从食物中吸收0.7 ～ 2.0mg铁，功血患者更应增加铁剂的摄入量。根据患者喜爱的食品，推荐富含铁剂的食谱，如青春期患者可多食猪肝、禽蛋类食品，更年期患者则可多食鱼虾、新鲜水果和蔬菜类等低胆固醇高铁剂的食品。下列食品中含铁剂量为：牛奶700 ～ 2 000g，瘦猪肉29 ～ 83g，猪肝3 ～ 8g，鸭蛋22 ～ 63g，带鱼63 ～ 182g，鲤鱼44 ～ 125g，榨菜15 ～ 42g，黄豆6 ～ 18g，榨菜10 ～ 30g，土豆77 ～ 222g，黄瓜或西红柿175 ～ 500g。

同时再注意添加大量的维生素，补充锌剂，以促进患者尽可能地在短期内纠正贫血。

3.健康指导

针对不同年龄期的患者讲解各期发病机制，国内外对此病的最新研究信息、正规治疗的整体方案、疗程的时间，写出书面的用药方法及时间表。尤其强调擅自停药或不正规用药的不良反应。

二、闭经

月经停止6个月称闭经，它是妇科疾病的一种常见症状，而不是疾病，通常把闭经分为原发性和继发性2类。前者是指女性年满18岁或第二性发育成熟2年以上，仍无月经来潮者；后者是指曾有规律的月经周期，后因某种病理性原因而月经停止6个月以上者。根据发生的原因，闭经又可分为生理性和病理性2类，凡青春期前、妊娠期、哺乳期和绝经期后的停经，均属生理性闭经；因下丘脑-垂体-卵巢性腺和靶器官子宫，任何一个环节发生问题，导致的闭经为病理性闭经。

（一）病因

正常月经周期的建立与维持依赖于下丘脑-垂体-卵巢轴的神经内分泌调节，和靶器官子宫内膜对卵巢性激素的周期性反应，如果其中一个环节的功能失调就会导致月经紊乱，严重时发生闭经。根据闭经的常见原因，按病变部位分为：影响下丘脑合成和分泌GnRH及生长激素，进而抑制促性腺激素、性腺功能下降所致的原发性或继发性闭经；下丘脑的生乳素抑制因子或多巴胺减少，和GnRH分泌不足所致的闭经溢乳综合征；下丘脑-垂体-卵巢轴的功能紊乱，LH/FSH比率偏高，卵巢产生的雄激素太多，而雌激素相对较少所致的无排卵性多囊卵巢综合征的闭经；剧烈运动后GnRH分泌减少，其次运动员的肌肉/脂肪比率增加或总体脂肪减少使月经异常，进而导致闭经；甲状腺功能减退，肾上腺皮质功能亢进，肾上腺皮质肿瘤等其他内分泌功能异常所致的闭经。

（二）闭经的分类

1.子宫性闭经

其闭经的原因在子宫，即月经调节功能正常，卵巢亦正常，但子宫内膜对卵巢性激素不能产生正常的反应，也称子宫性闭经。因子宫发育不全或缺失，子宫内膜炎，子宫内膜损伤或粘连，和子宫切除后或宫腔内放射治疗后等所致的闭经。

2.卵巢性闭经

此类闭经的原因在卵巢，因卵巢发育异常，或卵巢功能异常使卵巢的性激素水平低下，不能作用于子宫内膜发生周期性变化所致的闭经。如先天性卵巢未发育或仅呈条索状无功能的实体，卵巢功能早衰，卵巢切除后或放射治疗后组织破坏和卵巢功能性肿瘤等所致的闭经。

3.垂体性闭经

其病变主要在垂体，垂体前叶器质性病变或功能失调都会影响促性腺激素的分泌，继而导致卵巢性闭经。如垂体梗死的希恩综合征、原发性垂体促性腺功能低下和垂体肿瘤等所致的闭经。

4.下丘脑性闭经

这是最常见的一类闭经，因中枢神经系统–下丘脑功能失调而影响垂体，继而引起卵巢性闭经。如环境骤变、精神创伤等外界不良的精神或神经刺激因素，作用于下丘脑–垂体–卵巢轴，影响卵泡成熟导致闭经，神经性厌食和长期消耗性疾病的严重营养不良。

（三）临床表现

虽然闭经患者常无不适的症状，但精神压力较大，生殖器发育不良的青春期女性，忧虑今后不能成婚，或不能生育的自卑感；已婚育的妇女因发病而致的性欲下降，影响正常的性生活，害怕破坏夫妻感情而内疚；大多数患者都因病程较长或反复治疗效果不佳，甚至得不到亲人的理解而感到悲哀、沮丧，因而对治疗失去信心。严重的患者可影响食欲、睡眠等，诸多的不良心情反而加重了病情。

（四）护理

1.护理措施

（1）建立护患关系

表现出医护人员应有的同情心，取得患者的信赖，鼓励患者逐渐地表露心声，如对治疗的看法、对自我的评价、对生活的期望、面临的困难等。

（2）查找外界因素

引导患者回忆发病前不良因素的刺激，指导患者调整工作、生活节奏，制订患者认可的锻炼计划，增强适应环境改变的体质，学会自我排泄心理抑郁和协调人际关系的方法。

（3）讲解医学知识

耐心讲述闭经发病原因的复杂性，诊断步骤的科学性，实施检查的阶段性，才能取得准确的检查效果，对查明病因是有利的。对有接受能力的患者，可用简图表示下丘脑–垂体–卵巢性腺轴产生月经的原理，用示意图说明诊断步骤、诊断意义和实验所需的时间，使患者理解诊治的全过程，能耐心地按时、按需接受有关的检查。

（4）指导合理用药

患者领到药后，说明每种药物的作用、服法、可能出现的不良反应等，并具体写清服药的时间、剂量和起始日期，最后评价患者的掌握程度，直到完全明白为止。

（5）关注全身健康状况

积极治疗慢性病。

2.用药及注意事项

（1）小剂量雌激素周期治疗

促进垂体功能，分泌黄体生成素，使雌激素升高，促进排卵。

（2）雌、孕激素序贯疗法

抑制下丘脑–垂体轴的作用，停药后可能恢复月经并出现排卵。

（3）雌、孕激素合并治疗

抑制垂体分泌促性腺激素，停药后出现反跳作用，使月经恢复及排卵。

（4）诱发排卵

卵巢功能未衰竭，又希望生育的患者，可根据临床情况选用促排卵的药物。

（5）溴隐亭的应用

适用于溢乳闭经综合征，其作用是抑制促催乳激素以减少催乳激素。

3.健康指导

① 让患者懂得闭经的发生、治疗效果与本人的精神状态有较密切的关系，逐渐克服自卑感，最终能战胜自我、重塑自我。

② 让患者家属理解闭经治疗的复杂性和患者的心情变化，学会更细微地体贴关心患者。

③ 让患者懂得营养不良与闭经的关系，放弃不合理的饮食，配合诊治方案。

三、更年期综合征

更年期是女性从性成熟期逐渐进入老年期的过渡阶段，包括绝经前期、绝经期和绝经后期。绝经是指月经完全停止1年以上。据统计，目前我国的平均绝经年龄，城市妇女为49.5岁，乡村妇女为47.5岁。约1/3的更年期妇女能以神经内分泌的自我调节适应新的生理状态，一般无特殊症状，2/3的妇女会出现一系列性激素减少引起的自主神经功能失调和精神神经等症状，称为更年期综合征。

（一）临床表现

更年期综合征一般历时2 ～ 5年，甚者10余年。

1.月经紊乱及闭经

绝经前70%妇女出现月经紊乱，从月经周期缩短或延长，经量增多或减少，逐渐演变为周期延长，经量减少至闭经。少数人直接转为闭经。

2.血管舒缩症状

其常见为阵发性潮热、出汗、心悸、眩晕，是卵巢功能减退的信号。典型的表现为无诱因、不自主的、阵发性的潮热、出汗，起自胸部皮肤阵阵发红，继而涌向头颈部，伴烘热感，随之出汗。持续时间为几秒至数分钟不等，尔后自行消退。

3.精神、神经症状

其常表现为情绪不稳定、挑剔寻衅、抑郁多疑、注意力不集中、记忆力衰退、失眠、头痛等。少数人有精神病症状，不能自控，这种变化不能完全用雌激素水平下降来解释。

4.泌尿、生殖道的变化

外阴萎缩，阴道变短、干燥、弹性减弱、黏膜变薄，致性交疼痛，甚者见点状出血，易发生感染，出现白带黄色或带血丝，外阴烧灼样痛；宫颈萎缩变平，宫体缩小，盆底松弛；尿道缩短，黏膜变薄，尿道括约肌松弛，常有尿失禁；膀胱黏膜变薄，易反复发作膀胱炎；乳房萎缩、下垂。

5.心血管系统的变化

绝经后冠心病发生率增高，多认为与雌激素下降致血胆固醇、低密度脂蛋白、甘油三酯上升，高密度脂蛋白下降有关。也有出现心悸、心前区疼痛，但无器质性病变，称为"假性心绞痛"。

6.骨质疏松

绝经后妇女骨质丢失变为疏松，骨小梁减少，最后可引起骨骼压缩，体格变小，甚者导致骨折，常发生于横骨远端、股骨颈、椎体等部位。骨质疏松与雌激素分泌减少有关，因为雌激素可促进甲状腺分泌降钙素，它是一种强有力的骨质吸收抑制剂，一旦雌激素水平下降，致使骨质吸收增加。此外，甲状旁腺激素是刺激骨质吸收的主要激素，绝经后甲状旁腺功能亢进，或由于雌激素下降使骨骼对甲状旁腺激素的敏感性增强，也促使骨吸收加剧。

更年期综合征患者常因一系列不自主的血管舒缩症状和神经功能紊乱症状，而影响日常工作和生活，可用改良的Kupperman的更年期综合征评分法评价其症状的程度。某些家庭、社会环境变化构成对未绝经期妇女心身的不良刺激，如丈夫工作变迁，自己工作负担加重或在竞争中力不从心，甚至下岗，自己容貌或健康的改变，家庭主要成员重病或遭遇天灾人祸等，这些都导致了患者情绪低落，抑郁多疑。少数患者曾有过精神状态不稳定史，在未绝经期更易激动、多虑、失眠等，甚至表现为喜怒无常，被周围的人们误认为精神病，更加重了患者的心理压力，因而也就更渴望得到理解和帮助。

（二）护理

1.护理目标

① 患者能识别精神困扰的起因，学会自我调节不稳定情绪。

②患者能掌握性激素替代治疗的具体方法，并懂得寻求性保健咨询。

③患者能再树立老有所乐的生活观。

2.护理措施

（1）自我调节

向患者介绍有关更年期综合征的医学常识，让患者了解这一生理过程，解除不必要的猜疑和烦恼。争取家庭成员和同事们的关心爱护，给患者创造一个良好的生活和工作的环境。同患者商讨调节有规律的生活和工作日程，保证充足的休息和睡眠。劝阻患者不要观看情节激动、刺激性强或忧伤的影视片。

（2）潮热的护理

记录发生潮热的情形，借以找出引发潮热的因素加以避免。尽量采用多件式纽扣的穿着方式，当潮热时可以脱下，即使没有隐蔽处也可解开纽扣散热，当感到冷时又能方便地再穿上。避免过于激动而引发潮热。少食调味重、辛辣食品，兴奋性食品，以免发生潮热。用电扇、空调、冷毛巾擦拭等方法，借以缓解潮热。

（3）指导用药

使患者懂得补充性激素的目的、用药后效果及可能出现少量阴道出血、乳房胀、恶心等症状，多能自行消失。一旦未见好转，到医院就诊，排除其他原因后，调整剂量以解除更年期综合征，用药症状消失后即可停药；为防治骨质疏松，则须长期用药。对长期用药的患者商讨定期随访的计划，并具体书写药名、服用剂量、服用次数和日期确认患者能掌握用法。

（4）预防阴道干燥

维持性生活或手淫的方式，有助于加强阴道的血液循环，并可维持组织的伸缩性。也可使用水溶性的润滑剂，以润滑阴道壁，必要时亦可试用雌激素软膏。

（5）预防骨质疏松

鼓励患者参加适量的户外活动，如去环境安静、空气新鲜的场地散步和锻炼，阳光直接照射皮肤；增加钙质食品（鱼虾、牛奶、深绿色和白色蔬菜、豆制品、坚果类等），最好每天喝牛奶500mL，或服用保健钙。专家建议，未绝经期妇女每天从食品中摄取钙量应是800~1 000mg，保健钙应在饭后1小时或睡前服用；若饮用牛奶有腹胀、腹泻等不适的患者，可改饮酸奶；必要时服用降钙素，有助于防止骨质丢失和预防自主神经功能紊乱的症状。

3.用药及注意事项

（1）一般治疗

更年期综合征可因精神、神经不稳定而加剧症状，故应先进行心理治疗。甚者必要时选用适量的镇静剂以利睡眠，如夜晚口服阿普唑仑（佳静安定）1mg和调节自主神经功能的谷维素每天30～60mg。

（2）雌、孕激素替代治疗

适用于因雌激素缺乏引起的老年性阴道炎、泌尿道感染、精神神经症状及骨质疏松的变化。治疗时以剂量个体化，取最小有效量为佳。

如大剂量单用雌激素5年，增加子宫内膜癌的发病率。但小剂量雌激素补充孕激素，则能降低子宫内膜癌的发生。如有严重肝胆疾病，深静脉血栓性疾病和雌激素依赖性肿瘤的患者禁用。① 常用雌激素制剂：尼尔雌醇每次1～2mg，半月1次；或戊酸雌二醇每天1～4mg；或利维爱每天1.25～2.5mg；或炔雌醇每天5～25mg。以上各均为口服给药。近些年流行经皮给药，如皮肤贴剂，每天释放E_2 0.05～0.1mg，每周更换1～2次；或爱斯妥霜剂，每天涂腹部2.5mg；皮下埋植E_2胶丸25～100mg，半年1次。结合雌激素、戊酸雌二醇、己烯雌酚均可阴道给药。② 补充孕激素：有子宫的妇女必须补充孕激素，以减少子宫内膜癌的发病危险。常用安宫黄体酮。服用尼尔雌醇时，每3～6个月加服安宫黄体酮7～10d，每天6～10mg。补充方案有3种。周期序贯治疗：每月服雌激素23～26d，在第11～14d起加用孕激素，共10～14d，两者同时停药1周，再开始下一周期的治疗。连续序贯治疗：连续每天服雌激素不停，每月周期性加用孕激素14d。连续联合治疗：每天同时服雌、孕激素连续不断，安宫黄体酮每天2～2.5mg。③ 单纯孕激素：有雌激素禁忌证的患者，可单独用孕激素。已证实，孕激素可缓解血管舒缩症状，延缓骨质丢失。如甲孕酮150mg肌内注射，可减轻潮热出汗，能维持2～3个月。

4.健康指导

① 向未绝经期妇女及其家属介绍绝经是一个生理过程，绝经发生的原因及绝经前后身体将发生的变化，帮助患者消除绝经变化产生的恐惧心理，并对将发生的变化做好心理准备。

② 介绍绝经前后减轻症状的方法，以及预防未绝经期综合征的措施。如适当地摄入钙质和维生素D，将减少因雌激素降低使得骨质疏松；有规律地运动，如散步、骑自行车等可以促进血液循环，维持肌肉良好的张力，延缓老化的速度，还可以刺激骨细胞的活动，延缓骨质疏松症的发生；正确对待性生活等。

第四节　不孕症

一、病因与发病机制

受孕是一个复杂的生理过程。卵巢要排出正常卵子；精液正常并有正常形态和数量的精子；精子和卵子要能够在输卵管内相遇结合成为受精卵，尔后在宫腔着床发育。导致不孕的原因也很复杂。

（一）女性不孕的因素

约占60%，以输卵管及卵巢因素为多。

1.排卵障碍

常由下丘脑–垂体–卵巢轴功能紊乱、全身性疾病、卵巢病变等导致无排卵。

2.输卵管因素

输卵管因素是不孕症最常见的原因，如输卵管炎症、输卵管发育异常等。

3.子宫因素

子宫发育不良、黏膜下肌瘤、特异性或非特异性子宫内膜炎症、宫腔粘连及内膜分泌反应不良等。可致孕卵不能着床或着床后早期流产。

4.宫颈因素

体内雌激素水平低下或宫颈炎症时，子宫颈黏液的性质和量发生改变，影响精子的活力和进入宫腔的数量，宫颈息肉、宫颈口狭窄等均可导致精子穿过障碍而不孕。

5.阴道因素

先天性无阴道、阴道横膈、处女膜闭锁、各种原因引起的阴道狭窄都可能影响精子进入，严重阴道炎症可缩短精子生存时间而致不孕。

6.免疫因素

不孕妇女的宫颈黏液内产生抗精子抗体或血清中存在透明带自身抗体，都阻碍精子和卵子的正常结合。

（二）男性不孕因素

约占40%，主要为生精障碍与输精障碍。

1.精液异常

精液异常指无精子或精数过少，活动力减弱，形态异常。常见的原因有先天性发育异常、全身慢性消耗性疾病等。

2.精子运送受阻

多因炎症致使输精管阻塞，阻碍精子通过。阳痿或早泄患者往往不能使精子进入阴道。

3.免疫因素

男性体内产生对抗自身精子的抗体，或射出的精子产生自身凝集而不能穿过宫颈黏液。

4.内分泌功能障碍

如甲亢、肾上腺皮质功能亢进、垂体功能减退等。

二、治疗原则

注意增强体质以增进健康，纠正贫血和营养不良状态，积极治疗各种内科疾病，针对检查结果做相应治疗。

（一）排卵功能异常的治疗

如确定不孕的原因是无排卵，则须找出原因对症下药，如以甲状腺素治疗甲状腺功能低下，以性腺激素释放因子治疗性腺功能不足，以性腺激素释放因子的拮抗剂治疗男性激素分泌过多症，以刺激排卵的药物诱发排卵。

（二）子宫、输卵管及盆腔因素的治疗

有些子宫解剖结构异常可用手术矫治，持续性子宫内膜炎可给予抗生素治疗，子宫内膜异常增生可用子宫扩张及刮除术去除异常增生的组织。子宫内膜异位症可以手术、药物或两者并用的方式治疗，输卵管阻塞可以输卵管通气试验治疗或显微手术矫治。子宫颈黏液分泌不佳可以小剂量雌激素改善分泌情形。

（三）其他

根据具体检查结果及治疗情况分别采用人工授精、体外受精及胚泡植入、配子输卵管内移植及宫腔配子移植技术。

三、护理

（一）护理目标

① 夫妇双方能陈述不孕的主要原因，并能配合进行各项检查。
② 患者能以积极的态度配合并坚持治疗。
③ 绝对不孕者能面对现实，以坦然乐观的心态处之。

（二）护理措施

1.提供相关知识

首先应详尽评估夫妇双方目前具有的不孕相关知识及错误观念，鼓励他们毫无保留地表达自己内心的看法、认识及顾虑，教会他们预测排卵的方法，让他们掌握性交的适当时期。指导夫妇双方注意生活规律，避免精神紧张等情绪改变，保持健康心态，用深入浅出

的讲解使他们对生育与不孕有正确了解，纠正错误观念，正确而客观地认识生育与不孕，指出绝大部分不孕因素可以治疗，使他们满怀信心，配合检查。

2.协助医师实行治疗方案

配合医师根据检查结果确定治疗方案，并向患者提供信心，鼓励他们坚持治疗，对绝对不孕者帮助他们度过悲伤期，面对现实，根据自身条件接受相应的治疗方案，如人工授精、体外受精胚泡植入等。

3.提供心理支持

由于封建意识的影响，不孕夫妇承受着来自家庭及社会的巨大压力甚至家庭破裂的痛苦，常表现出自卑、无助或对生活的绝望。因此，要耐心听取他们的倾诉，取得她们的信任，给予心理疏导和支持，使她们能正确对待生活、生育，解除紧张情绪，以提高生活质量，或使大脑皮层功能紊乱所致的排卵异常得到纠正而受孕。

第五节　流产

一、病因

（一）胚胎因素

由于卵子和精子本身的缺陷、胚胎染色体结构或数目异常，引起受精卵和胚胎发育异常或绒毛变性，是早期自然流产的最常见原因。

（二）母体因素

1.内分泌失调

妊娠早期卵巢黄体功能不全，致孕激素产生不足；甲状腺功能异常、糖尿病等均可影响胚胎的正常发育，导致流产。

2.全身性疾病

急性传染病、高热；孕早期病毒感染；慢性疾病如严重贫血、心力衰竭。

3.子宫病变

子宫畸形、子宫发育不良、子宫肌瘤等可影响胚胎、胎盘生长发育导致流产；宫颈重度裂伤或宫颈内口松弛易致晚期流产。

4.创伤及其他

外伤、妊娠早期腹部手术等易刺激子宫收缩而引起流产。免疫因素如母儿血型不合也可导致流产。

二、临床表现及各类型流产的鉴别诊断

流产的主要症状是停经后阴道流血和下腹痛。按流产发展过程分下列几种类型：

（一）先兆流产

停经后有少量阴道流血，伴轻微下腹胀痛、腰酸。妇科检查宫口未开，子宫大小与停经周数相符，尿妊娠试验阳性，B型超声见胚囊大小、胎心、胎动情况与孕周相符。经保胎治疗后部分可继续妊娠。

（二）难免流产

由先兆流产发展而来，流产已不可避免。阴道流血量增多，常超过月经量，下腹痛呈阵发性加剧。妇科检查宫口已开大，有时可见胎膜或胚胎组织堵塞，子宫大小与妊娠周数相符或略小，尿妊娠试验呈阳性或阴性。

（三）不全流产

指妊娠产物已部分排出体外，尚有部分残留在宫腔内。多发生于妊娠8～12周间。残留组织影响宫缩血窦不能关闭，可致持续性流血，甚至休克，若不及时处理可危及生命。妇科检查宫口开大或有胎盘组织堵塞，子宫较停经月份小，尿妊娠试验阴性，反复出血易发生感染。

（四）完全流产

妊娠产物已全部排出。多发生于孕8周之前或孕12周以后。阴道流血逐渐停止，腹痛逐渐消失，妇科检查宫口已关闭，子宫接近正常大小。

（五）稽留流产

指胚胎或胎儿在子宫内已死亡，尚未自然排出者。多数患者有过先兆流产症状，此后子宫不再增大反而缩小，可有少量咖啡色分泌物；妊娠试验阴性；妇科检查宫口闭，子宫明显小于停经周数；B型超声提示无胎心。若胚胎死亡日久，胎盘组织机化与子宫粘连不易剥离，易感染；同时胎盘在自溶退变过程中，释放凝血活酶，消耗大量纤维蛋白原致凝血功能障碍，导致弥散性血管内凝血（DIC）的发生。

（六）习惯性流产

指自然流产连续发生3次以上者。常发生在妊娠的同一时期，发展过程与一般流产相同。习惯性流产的诊断并不困难，难的是明确病因，才能防治。

三、处理

（一）先兆流产

保胎治疗。若经2周治疗症状未见改善，或辅助检查提示胚胎已死亡，应及时终止妊娠。保胎期间应卧床休息，禁性生活，保持会阴清洁，避免不必要的阴道检查。黄体功能不全者黄体酮20mg肌内注射，每日1次，至阴道流血停止，再减半量继续用药1～2周停药。维生素E30～50mg，每日3次，促进胚胎发育。甲状腺功能低下者每日口服甲状腺粉0.03～0.06g。解除孕妇思想负担，给予精神安慰，加强营养等。

（二）难免流产

应尽快清除宫腔内容物。早期流产时应行吸宫术，失血多时应输血，并肌内注射缩宫素5～10U；晚期流产时缩宫素5U每半小时肌内注射1次，共6次，或缩宫素5～10U加入5%葡萄糖液500mL内静脉滴注。

（三）不全流产

确诊后立即清宫。必要时补液、输血，术后给抗生素预防感染。刮出物送病检。

（四）完全流产

如无感染征象，一般不须特殊处理。

（五）稽留流产

确诊后尽早排空子宫，同时警惕可能发生的凝血功能障碍。子宫小于妊娠12周者，行吸宫或钳刮术，术前应先做凝血功能检查，无异常时，可口服己烯雌酚5～10mg，每天3次，共5d，以提高子宫对缩宫素的敏感性，术时配血备用，并肌内注射缩宫素。子宫大于妊娠12周者，可用缩宫素10～20U加于5%葡萄糖液500mL静脉滴注引产，逐渐增加缩宫素剂量，直至出现宫缩。也可用前列腺素或用乳酸依沙吖啶（利凡诺）等引产。

（六）习惯性流产

针对病因进行治疗。

四、护理评估

（一）健康史

有无停经史、早孕反应、阴道流血、阴道的排出物、腹痛，既往有无流产史等，以此来判断是否流产以及识别流产的类型。

（二）身心状况

1.躯体状况

（1）阴道流血

先兆流产出血量少，血液可呈鲜红色，粉红色或深褐色；难免流产出血量多，超过月经量，色鲜红；不全流产阴道流血伴有胚胎组织的排出；完全流产阴道流血伴有胚胎组织的全部排出。

（2）腹痛

先兆流产轻微下腹痛，伴有腰酸及下坠感；难免流产或不全流产时腹痛加剧；完全流产时腹痛减轻或消失。

（3）体检

观察全身情况，检测有无贫血，出血多时可表现为血压下降，脉率加速等休克症状，有感染可能时体温升高。

2.心理状况

被诊断为先兆流产的患者可能会为妊娠能否继续而焦虑、恐惧；妊娠无法进行者，可因阴道出血、腹痛等症状及失去胎儿的现实而愤怒、沮丧、悲伤。评估家属对事件的看法、心理感受以及情绪反应，评估家庭成员对孕妇的心理支持是否有利。

3.实验室及其他检查

妇科检查重点检查宫口有无扩张、有无组织物堵塞，子宫大小是否与停经月份相符，有无压痛，双侧附件有无块状物。

①人绒毛膜促性腺激素（HCG）：测定若HCG低于正常值，提示将要流产。

②B超检测：可显示有无胎囊、胎动、胎心，从而可诊断并鉴别流产及其类型。

五、护理诊断

1.预感性悲哀，与即将失去胎儿有关。

2.舒适改变，与腹胀痛、腰酸、下坠感有关。

3.有组织灌注量不足的危险，与阴道流血造成失血性休克有关。

4.潜在并发症，与感染有关。

六、预期目标

1.患者能维持稳定的心态，配合治疗。

2.缓解不适症状。

3. 出血得到控制，生命体征能维持正常。

4. 出院时患者无感染症状发生。

七、护理措施

（一）心理疏导

引导患者说出焦虑和心理感受，鼓励患者提出有关疾病及胎儿安危问题。让患者情绪稳定，告知其治愈的可能性，应以良好的心态面对下一次妊娠，并建议患者做相关的检查，尽可能查明流产的原因，以便在下次妊娠前或妊娠时及时采取处理、护理措施。

（二）严密观察出血量和休克的早期征象

① 对难免流产、不全流产的患者应积极采取措施及时做好终止妊娠的术前准备，术中的积极配合，促使胚胎组织及早完全排出，同时开放静脉，做好输液、输血的准备。

② 对稽留流产者应重视和协助做好有关凝血功能的检查，遵医嘱按时按量地应用己烯雌酚，以增加子宫肌对缩宫素的敏感性，并做好手术前的一切准备工作。

（三）缓解不适，做好保胎的护理

先兆流产与习惯性流产患者，应绝对卧床休息，保持足够的营养。按医嘱给予适量对胎儿无害的镇静剂和黄体酮等。保持粪便通畅，防止腹胀与便秘的产生。严密观察病情，尤应注意腹痛、阴道流血及有无妊娠物的排出。协助做好辅助检查的测定，对于习惯性流产者，保胎时间应持续到超过每次流产的妊娠周数之后。

（四）预防感染

手术时应严格执行无菌操作规程，指导患者保持外阴清洁，并用消毒溶液擦洗外阴每天2次，使用消毒的卫生垫，对出血时间长者，按医嘱给予抗生素。对流产合并感染者，先给予足量的抗生素，感染控制后再行手术"刮宫"。并嘱半卧位，严密观察患者体温、血象及阴道分泌物。

八、健康教育

1. 先兆流产患者主要是卧床休息，减少对妊娠子宫的刺激，禁止性生活，注意营养。

2. 手术后患者如有阴道流血，腹痛应及时到医院就诊。

3. 有习惯性流产者，应在早期采取积极措施进行干预。

4. 保持外阴清洁，禁止盆浴2周，禁止性生活1个月，以防感染。

5. 指导避孕方法的实施，应告知若须再次妊娠者至少在流产6个月以后。

<h1 style="text-align:center">第六节 早产</h1>

一、原因

常见的原因包括以下几方面：

（一）孕妇因素

1.生殖器官异常

如子宫畸形鞍状子宫、双角子宫、宫颈内口松弛、子宫肌瘤等。

2.感染

绒毛膜羊膜感染是早产的重要原因。感染的来源是宫颈及阴道的微生物（需氧菌、厌氧菌、沙眼衣原体、支原体等），部分来自宫内感染。有些学者认为早产是细菌内毒作用的结果。由细菌炎症的作用，使前列腺素分泌增加而导致早产。

3.孕妇合并急性或慢性疾病

如肝炎、急性肾盂肾炎、急性阑尾炎，有时医生根据以下疾病情况计划提早分娩，如妊娠高血压综合征、慢性肾炎、心脏病、母儿血型不合、妊娠期肝内胆汁淤积症等。

4.其他

如外伤、长途旅行、盆腔肿瘤等。

（二）胎儿、胎盘因素

常见的有双胎、羊水过多、胎膜早破、胎儿畸形、前置胎盘及胎盘早剥、胎盘功能不全等。

二、临床表现及诊断

早产的临床表现主要是子宫收缩，最初是不规则宫缩，伴少量阴道血性分泌物，渐转变为规则宫缩，间隔5～6min，持续30s以上，伴宫颈管消退≥75%及宫颈口扩张2cm以上可诊断为早产临产。胎膜早破的发生较足月临产多。诊断早产应与生理性子宫收缩相区别，后者一般不规则，无痛感，且不伴宫颈管消失等改变。

三、治疗

根据不同情况，采取不同措施。

（一）以下情况不宜继续维持妊娠

① 严重的母亲疾病，子痫或先兆子痫的持续性高血压，严重的心血管疾病，中央性

前置胎盘大出血，重型胎盘早剥，DIC等危重情况。

②胎儿疾病，如胎儿窘迫、胎儿溶血症及严重的胎儿宫内发育迟缓等。

③胎膜已破或胎膜已向阴道膨出或宫口扩张3cm以上。

（二）如果没上述禁忌，治疗原则是设法抑制宫缩，尽可能使妊娠继续维持，如早产已不能避免，则应尽力提高早产儿的存活率

1.卧床休息

一般取左侧卧位，必要时给予适量的镇静剂，如安定2.5mg，每日2～3次，共3～7日。

2.抑制宫缩药物

（1）肾上腺素受体激动剂

这类药物可激动子宫平滑肌的受体，抑制子宫平滑肌收缩，使妊娠延续。但其有以下反应：心跳加快、血压下降、血糖增高、恶心、出汗、头痛等。故有糖尿病、心血管器质性病变、心动过速者禁用或慎用。目前临床常用药物有：利君沙（安宝），150mg加于5%葡萄糖液500mL静脉滴注，保持在0.15～0.35g/min滴速，待宫缩抑制后至少滴注12h，再改为口服10mg，每日4次。沙丁胺醇（舒喘灵），2.4～4.8mg口服，每4～6h 1次，直至宫缩消失后，继续2～3d药。

（2）硫酸镁

镁离子直接作用于子宫肌细胞，拮抗钙离子对子宫收缩的活性，从而抑制子宫收缩。25%硫酸镁16mL加于5%葡萄糖液100～250mL中，30～60min内缓慢静脉滴注，然后用25%硫酸镁20～40mL加于5%葡萄糖液500mL中，以每小时1～2g速度静脉滴注，直至宫缩停止。用药中应注意呼吸（每分钟不少于16次），膝反射存在及尿量（每小时不少于25mL）等。有条件者可做血镁浓度的快速测定监护。

（3）前列腺素合成酶抑制剂

前列腺素合成酶抑制剂可抑制前列腺素合成酶，减少前列腺素的合成或抑制前列腺素的释放以抑制宫缩。常用的有消炎痛、阿司匹林等。由于药物通过胎盘抑制胎儿前列腺素的合成和释放，使胎儿体内前列腺素减少，缺乏前列腺素可能使胎儿动脉导管过早关闭而致胎儿血循环障碍。另外消炎痛有减少胎儿尿量而使羊水减少的作用。所以必要时仅短期（不超过1周）服用，并以B超监测羊水量是否减少。

3.钙拮抗剂

抑制钙离子进入子宫细胞膜，抑制缩宫素及前列腺素的释放，达到治疗效果。硝苯地平（心痛定）10mg舌下含服，每日3～4次。

4.镇静剂

仅在孕妇精神紧张时作为辅助用药。常用的有苯巴比妥及地西泮（安定），苯巴比妥有降低新生儿颅内出血的作用。因镇静剂能抑制新生儿呼吸，故临产后忌用。

5.预防新生儿呼吸窘迫综合征

分娩前给孕妇地塞米松5mg肌肉注射，每日3次，连用3日。时间紧迫时也可用静脉注射或羊膜腔内注入地塞米松10mg。

6.其他

产前给孕妇维生素 K_1 10mg肌内注射，每日1次，连用3d，减少新生儿颅内出血。产程中应给孕妇氧气吸入，慎用吗啡和哌替啶（杜冷丁）。产时适时做会阴切开，缩短第二产程。早产原因中感染已日渐受到重视，有主张早产前给孕妇加以抗生素，以期改善产妇及新生儿的预后。

四、护理措施

1.卧床休息，观察宫缩、胎心等情况，避免滥用镇静药物。

2.预防早产儿颅内出血，尽量避免手术助产（胎头吸引器、产钳），第二产程必要时行会阴切开术。

3.为预防早产儿颅内出血，可在产前给产妇肌肉注射维生素 K 34mg。

4.胎儿娩出后，要等脐带搏动停止后再断脐。也可由助产者，用左手握住脐带近母体端，右手握住脐带，从胎盘端向婴儿端挤压，然后将左手松开后再握紧，右手再次将充血的脐带血推向婴儿体内，反复数次，可使早产儿多得些血液。

5.早产儿应注意保暖、静卧，用抗感染药物，预防颅内出血。

6.早产儿送入病房时，严格交班，避免发生意外。

第七节　正常妊娠

一、先兆临产

先兆临产又称分娩先兆，是指分娩开始之前，出现的一些预示临产的征象，是真正进入产程之前的预警，主要包括以下3个征象。

1.上腹轻松感（胎儿下降感）

分娩前2～3周因胎先露衔接（入盆），使子宫底下降，多数初产妇出现上腹区轻松感，并且进食量增多，呼吸轻快。因膀胱受压可有尿频症状。

2.假临产

分娩发动前，孕妇常出现不规律宫缩而引起耻区轻微胀痛，其特点是收缩力弱且不规律，持续时间短；不伴有宫颈管消失及宫颈口扩张；休息或给予镇静药能抑制其发生。

3.见红

分娩发动前24～48h。由于宫颈内口附近的胎膜与该处子宫壁分离，毛细血管破裂，阴道流出血性分泌物，称见红。这是临产即将开始最可靠的征象。

二、临产的诊断

临产开始的重要标志为有规律的子宫收缩，持续30s以上，间歇5～6min，且逐渐增强，同时伴有进行性宫颈管消失、宫口扩张及胎先露下降。

三、总产程及产程分期

总产程即分娩全过程，是从规律宫缩开始至胎儿胎盘娩出。临床上一般分为3个阶段：

第一产程（宫颈扩张期）：从规律宫缩开始到宫口开全。初产妇需11～12h，经产妇需6～8h。

第二产程（胎儿娩出期）：从宫口开全到胎儿娩出。初产妇需1～2h，经产妇需数分钟至1h。

第三产程（胎盘娩出期）：从胎儿娩出到胎盘、胎膜娩出。需5～15min，不超过30in。

四、第一产程的临床经过、处理及护理

（一）临床经过

1.一般情况

临产后产妇因宫缩以及宫缩时宫颈扩张、子宫下段受到牵拉而感到耻区及腰散区疼痛，即产痛。同时，产妇的脉搏、呼吸有所加快，宫缩时血压升高0.7～1.3kPa（5～10mmHg），间歇期恢复。

2.规律宫缩

临产开始时宫缩持续30s，间歇期5～6min。随着产程进展，子宫收缩时间逐渐延长，间歇期渐短，且强度不断增强。至宫口近开全时，子宫收缩持续可达60s以上，间歇期可短至1～2min。

3.宫口扩张

在此期间随着规律性子宫收缩，宫颈管变软、缩短、消失，宫口逐渐扩张，当开大至10cm时称宫口开全，随之进入第二产程。初产妇宫口扩张的规律是先慢后快，可分为两期。

（1）潜伏期

从规律性宫缩开始至宫口扩张至3cm，初产妇平均2～3h扩张1cm，约需8h。此期特点为子宫颈口扩张及胎先露下降均较缓慢。

（2）活跃期

从宫口开大3cm至宫口开全，初产妇约需4h。此期特点为宫口扩张迅速，胎先露下降亦明显加快。活跃期又分为：① 加速阶段，宫口扩张3～4cm，约需1.5h；② 最大加速阶段，宫口扩张4～9cm，约需2h；③ 减速阶段，宫口扩张9～10cm，约需0.5h。

4.胎头下降

伴随宫缩和宫颈口扩张，胎先露逐渐下降，坐骨棘水平是判断胎先露下降程度的标志。当胎头颅骨最低点平坐骨棘水平时，用"0"表示；在坐骨棘上1cm时，用"-1"表示；在坐骨棘下1cm时，用"+1"表示，以此类推。宫口扩张4cm以内胎先露下降不明显，先露的高低约在平坐骨棘水平，即"0"位，宫口扩张4～10cm期间胎先露下降加快，平均每小时下降0.86cm。

5.胎膜破裂

简称破膜。胎先露入盆后将羊水阻断为前后两部分，胎先露前面的羊水约100mL，形成前羊水囊。宫缩时前羊水囊楔入宫颈管内，有助于宫颈口的扩张。随着产程进展，前羊膜囊内的压力进一步增高，囊壁逐渐变薄，胎膜自然破裂，羊水流出。胎膜破裂多发生在第一产程末、宫口近开全时。

6.心理反应

住院待产使产妇生活环境暂时改变，感到陌生不适应，加之逐渐加重的"产痛"，使产妇在数小时待产过程中多有焦虑、恐惧和急躁的情绪，部分产妇会感到"痛不欲生"，甚至失去理智。家属也常产生紧张情绪。

（二）处理要点

正常情况下，分娩是一个自然进展的生理过程。在第一产程中，既要观察产程的进展，也要观察母儿安危，如果发现难产征兆或母儿的安危受到影响，应及早处理或根据情况改行剖宫产分娩。

（三）护理

1.护理诊断及合作性问题

①疼痛：与子宫收缩及宫颈扩张有关。

②知识缺乏：缺乏和分娩相关的知识。

③潜在并发症：产力异常、胎儿窘迫。

2.护理措施

（1）产程观察

观察宫缩、宫颈扩张及胎先露下降、胎心音、胎膜破裂等。子宫收缩：护理人员定时将手轻置于产妇腹壁上，感觉宫缩时宫体隆起变硬，间歇时宫体松弛变软的情况，观察并记录宫缩持续时间、间歇时间及其强度，注意动作轻柔。也可用胎儿监护仪描记宫腔压力曲线了解宫缩。

宫口扩张及胎先露下降：通过肛门指诊检查（肛查）进行观察。产妇两腿屈曲分开，检查者站于产妇右侧，用消毒纸遮盖阴道口以避免大便污染，右手戴手套蘸润滑剂后轻插入肛门，隔着直肠壁和阴道后壁进行肛查，可以了解到：宫颈软硬度、厚薄、扩张程度、是否破膜、骨盆腔大小、胎先露、胎方位及先露下降程度等。检查次数不宜过多，第一产程初期每2～4h检查1次，宫口扩张大于4cm应1～2h检查1次，宫口近开全时应半小时检查1次，检查总次数不应超过10次。如果肛查不清、疑有脐带先露和脐带脱垂、产程进展缓慢时应在严密消毒下行阴道检查。

检查结果应及时记录，发现异常情况尽早处理，多采用产程图记录产程进展。产程图横坐标为进入产程时间（h），纵坐标左侧为宫颈扩张程度（cm），右侧为胎头下降程度，一般于临产后开始绘制。用红色"O"表示宫颈扩张，蓝色"X"表示胎先露的位置，将宫颈扩张和胎头下降情况的动态变化连成曲线即为产程图。

观察胎心率：胎心率反映胎儿在宫内的情况。胎心率应在宫缩间歇期听诊，每次听1min并计数。正常胎心率为120～160次/min，宫缩时由于子宫胎盘缺血缺氧、胎头受压等原因，胎心率暂时加快，宫缩间歇期迅即恢复正常。若胎心率不能恢复正常（低于120次/min或超过160次/min）胎心率强弱不均、节律不整等均提示胎儿宫内窘迫，应立即报告医生。胎儿监护仪既可以描记胎心率曲线，也可反映胎心率与宫缩的关系，能更早发现胎儿宫内缺氧的征象，目前在临床中被广泛应用。胎膜破裂：若羊水呈黄绿色，是混有胎粪，提示胎儿宫内窘迫，应给予紧急处理；若羊水清亮而胎头浮动未入骨盆者，须将产妇臀区抬高，预防脐带脱垂。

（2）母体的观察及护理

①生命体征：正常情况下测量体温每8h1次，若遇胎膜早破或有感染征象，应每4h1

次并记录，在宫缩间歇期每隔2h测量血压1次。若发现体温升高达37.5℃以上、脉搏高于100/min、血压升高等应及时报告医生给予相应处理。② 一般护理：提供良好的待产环境，减少不良刺激。协助产妇擦汗、沐浴、更衣，保持外阴部清洁、干燥，剃去阴毛（备皮）。指导产妇在宫缩时深呼吸，或家属协助按摩其腰骶区，可缓解疼痛。在宫缩间歇期指导产妇放松休息，聆听音乐、谈话，以转移注意力，减轻其对疼痛的感觉。③ 合理进食：分娩消耗体力较大，鼓励产妇在宫缩间歇期少量多餐，进高热量、易消化、清淡饮食，注意补充足够水分，保持水、电解质平衡。不能进食者必要时静脉输液。④ 活动与休息：临产后胎膜未破、宫缩不强者，鼓励产妇在室内适当活动，以促进宫缩，利于宫口扩张和胎先露下降。若初产妇宫口开大5cm以上，经产妇宫口开大3cm，应卧床待产。劝导产妇取左侧卧位睡眠和休息，有利于胎盘循环和保存体力。⑤ 排尿与排便：鼓励产妇2 ~ 4h排尿1次，以免膀胱充盈影响宫缩及胎头下降，若小便不能自解必要时给予导尿。灌肠既能避免在分娩时排便污染，又能反射性地刺激宫缩，加速产程进展。灌肠溶液为0.2%肥皂水500 ~ 1 000mL，温度为39 ~ 42℃。在2次宫缩间歇期插管。未灌肠者鼓励排便1次。⑥ 做好心理护理：加强与产妇的沟通，体贴产妇，建立良好的护患关系，及时提供分娩过程中的相关信息，提高产妇对疼痛的耐受能力，并促使其在分娩过程中密切配合，顺利完成分娩。

五、第二产程的临床经过、处理及护理

（一）临床经过

1.子宫收缩增强

宫口开全后，宫缩频而强，持续1min或更强，间歇1 ~ 2min，腹部、腰骶区疼痛加剧，产妇体力消耗较大，大汗淋漓，可有呕吐。

2.产妇排便感

肛门松弛，先露部降至骨盆出口时压迫盆底组织及直肠，产妇产生排便感，宫缩时不自主地向下用力屏气，以增加腹压协助胎儿娩出，同时肛门括约肌逐渐松弛张开。

3.胎儿娩出

随着产程进展，会阴膨隆变薄，阴唇张开，胎头先露部逐渐暴露于阴道口。

（1）拨露

宫缩时胎头露出阴道口，间歇时又缩回阴道内，称为胎头"拨露"。

（2）着冠

几次拨露后胎头双顶径已越过骨盆出口，宫缩间歇期不再回缩，称胎头"着冠"。胎头着冠后会阴已极度扩张，再经1 ~ 2次宫缩胎头枕骨抵达耻骨弓下方，并以耻骨弓下缘

为支点仰伸，使胎头娩出，随即复位和外旋转，胎儿前肩、后肩、胎体相继娩出，之后羊水涌出，子宫迅速缩小，宫底降至平脐。

4.心理反应

产妇经历了第一产程的漫长等待体力消耗过大而感到极度疲劳，加之第二产程开始后进一步产痛加剧、胎先露对盆底和直肠的压迫症状明显，产妇的不适增加，会产生悲观、倦怠，甚至是恐惧和无助。家属也常有紧张不安的情绪。

（二）处理要点

进入第二产程后应该指导产妇正确使用腹压，加速产程进展，并密切观察胎心率及胎先露下降情况，及时发现异常并处理。产程进展良好者按程序接生。

（三）护理

1.护理诊断及合作性问题

① 焦虑：与缺乏顺利分娩的信心有关。

② 知识缺乏：缺乏正确使用腹压的知识。

③ 有母儿受伤的危险：与保护会阴和接生手法不当所致的母体软产道损伤、新生儿产伤有关。

2.护理措施

（1）观察胎心率及产程进展

初产妇宫口开全，经产妇宫口开大4cm转入分娩室。此时应勤听胎心率，一般于宫缩间歇期每5 ~ 10min听1次，直至胎儿娩出，有条件者可用胎儿监护仪动态监测胎心率和宫缩。了解宫缩的强度与频率，并观察胎先露下降情况。若出现胎心率异常、胎先露不降或下降缓慢等异常情况，应及时报告医生并配合采取相应措施，尽快结束分娩。

（2）指导产妇正确使用腹压

产妇在产床上取膀胱截石位，双手握住产床两侧的把手，双足蹬踏在产床上，在宫缩开始时深吸一口气后屏住，然后如排大便样向下用掌力以增加腹压，宫缩间歇时呼气并使全身肌肉放松，指导产妇休息。宫缩再次出现时，重复屏气动作，以加速产程进展。

（3）提供心理支持

第二产程中护理人员要守护在产妇身边，有条件的医院也可让家属陪在身边，安慰和鼓励产妇，同时给予喂水、擦汗等护理。将产程进展情况随时告知产妇，以缓解其紧张、恐惧和焦虑的心理，建立分娩的信心。

（4）做好接产准备

① 物品准备：包括高压灭菌产包，外阴冲洗和消毒所用的器械、消毒液、气门芯、

新生儿吸痰管、吸痰器、常用药物等。② 产妇外阴准备：产妇仰卧于产床上，取膀胱截石位，臀下放置一次性防水垫和便盆，按照外阴冲洗法进行外阴的清洗和消毒，范围是前起阴阜后至肛门，两侧至股内侧上 1/3。具体操作方法：第 1 步用 1 把无菌卵圆钳夹消毒纱布 1 块蘸软皂液擦洗外阴部，顺序是小阴唇、大阴唇、阴阜、股内上 1/3、会阴及肛周、肛门；第 2 步用纱布或棉球阻挡阴道口，防止液体进入阴道，用温开水 800mL 冲洗外阴部的皂液，顺序是由上至下、由外向内；第 3 步用 1∶1 000 的苯扎溴铵溶液冲洗消毒，或按擦洗顺序涂以 0.5% 聚维酮碘消毒。注意每一步均要更换无菌卵圆钳，不能重复使用。最后移去便盆和防水垫，臀下垫消毒巾。③ 接产人员准备：将产包放置在床尾，按外科刷手法进行常规刷手、穿手术衣、戴无菌手套后立于产床右侧。助手打开红外线辐射灯预热新生儿处理台，并准备好新生儿包被。④ 铺床：助手协助打开产包，接产者先将产包内大单两角展开，平铺在产妇臀下，大单上缘直达产妇腰区，分别套上右腿套、左腿套，然后铺上孔巾，露出外阴部。注意铺单时要有无菌意识，避免双手及手术衣的前胸部受到污染。

（5）接产

① 接产宣教：告诉产妇产程的进展，并告知其与助产人员配合的重要性，如在助产人员的指导下正确使用腹压，并能及时张口哈气，缓释腹压，这样可以使第二产程缩短并减少会阴裂伤的发生。② 接产要领：保护会阴避免软产道撕裂伤，同时协助胎头俯屈，让胎头以最小径线（枕下前囟径）在宫缩间歇期缓慢通过阴道口，胎肩娩出时也要保护好会阴。③ 评估会阴条件：适时会阴切开，会阴体过长、过紧、缺乏弹性、会阴水肿、耻骨弓过低、胎儿过大等因素是导致会阴撕裂伤的主要原因，接产者如估计分娩时会阴撕裂不可避免，或母儿有病理情况亟须结束分娩者，应及时行会阴切开术。④ 接产步骤：当胎头拨露会阴后联合较紧张时，开始保护会阴。保护会阴的方法是：在会阴部盖上一块消毒巾，接产者的右肘支撑在产床上，拇指与其余四指分开，利用手掌向上、向内托住会阴部以减少张力，同时左手应轻轻下压胎头枕区，协助胎头俯屈和缓慢下降。宫缩间歇期保护会阴的右手稍放松，以免压迫过久引起会阴水肿。当胎头枕骨在耻骨弓下露出时，左手应协助胎头仰伸。嘱产妇张口哈气缓释腹压，或在宫缩间歇期均匀向下屏气，使胎头缓慢娩出。胎头娩出后，先以左手自鼻根向下颏挤压，挤出口鼻内的黏液和羊水，然后协助胎头复位及外旋转，使胎儿双肩径与骨盆出口前后径相一致。左手将胎儿颈区向下轻压，使前肩自耻骨弓下先娩出，继之再向上托胎颈，使后肩从会阴前缘缓慢娩出。双肩娩出后，保护会阴的右手方可离开会阴体，然后双手协助胎体娩出。胎儿娩出后，将一弯盘置于阴道口下方，以估计阴道出血量，记录胎儿娩出时间。⑤ 脐带绕颈的处理：当胎头娩出后，若发现脐带绕颈 1 周且较松者，可用手将脐带顺肩上推或沿胎头下滑；若脐带绕颈较紧或绕 2 周以上者，可用 2 把止血钳夹住颈部脐带，在两钳之间剪断脐带，注意勿伤及胎颈。

松解脐带后，再协助胎儿娩出。

六、第三产程的临床经过、治疗要点及护理

（一）临床经过

1.胎盘剥离

胎儿娩出后，子宫腔容积迅速缩小，胎盘不能相应缩小而与子宫壁发生错位、剥离。子宫继续收缩，胎盘完全剥离游离在宫腔内，在接生人员的适时配合下排出体外。

2.胎盘娩出

胎盘娩出方式有2种：① 胎儿面娩出式，胎盘自中央部剥离形成胎盘后血肿，尔后向周边剥离，其特点是先见胎儿面娩出，后见少量阴道出血，临床多见，约占3/4；② 母体面娩出式，胎盘从边缘开始剥离，血液沿剥离面流出，尔后向中心剥离，其特点是先见较多量阴道出血，后见胎盘母体面娩出，临床少见，约占1/4。

3.心理反应

经过漫长的等待和忍耐，剧烈的产痛暂时停止，胎儿平安娩出，产妇有成就感和幸福感。如果新生儿有窒息或畸形等异常，产妇的精神会受到极大创伤，感到悲观、失落。

（二）处理要点

新生儿娩出后及时清理呼吸道、刺激啼哭、处理脐带、阿普加评分等，同时要预防产后出血。胎盘剥离后要助娩胎盘，检查软产道。以上措施同时或交叉进行，需要接产者、台下助手密切配合，必要时需要医生参与。

（三）护理

1.护理诊断及合作性问题

① 潜在并发症：新生儿窒息、产后出血的可能。

② 预感性悲哀：与产后疲惫、会阴切口疼痛或新生儿性别不理想有关。

2.护理措施

（1）正确护理新生儿，预防新生儿窒息

清理呼吸道，建立呼吸：是新生儿娩出后的首要任务。用洗耳球或吸痰管轻轻吸出新生儿口、鼻腔黏液及羊水，保持呼吸道通畅。当确认呼吸道黏液和羊水已经吸净时，可用手轻拍新生儿足底促其啼哭。新生儿大声啼哭，表示呼吸道已畅通，呼吸功能已建立。

新生儿阿普加评分（Apgar Score）：是判断新生儿有无窒息以及窒息严重程度的方法，包括出生后1min内、5min以及10min共3次评分。对于窒息新生儿，第1次评分反映宫内

及出生当时情况，5min以后评分反映复苏效果，与新生儿的预后关系密切。

处理脐带：结扎脐带的方法有双重棉线结扎法、气门芯、脐带夹、血管钳等，其中以前2种方法较为常用。双重棉线结扎法，新生儿娩出，用两把血管钳在距脐轮10～15cm处夹住脐带，于两钳之间剪断脐带。用75%乙醇棉签消毒脐带根部及脐轮周围，用无菌粗棉线在距脐轮0.5cm处结扎第1道，再在结扎线上0.5cm处结扎第2道，结扎时既要扎紧防止脐带出血，又要避免用力过紧勒断脐带。在第2道结扎线上0.5cm处剪断脐带，用无菌纱布包裹挤出残端脐带血。用2.5%碘酒或20%高锰酸钾溶液消毒脐带断面，用无菌纱布覆盖好，再用脐绷带包扎。气门芯法，将气门芯胶管切成0.3cm的胶圈，在胶圈上套栓约5cm长的双丝线，置于75%乙醇中浸泡30min以上备用。断脐、消毒后用一止血钳套上气门芯，距脐根0.5cm处钳夹脐带，在钳夹远端0.5cm处剪去脐带，牵引气门芯上丝线使之套于止血钳下的脐带上，取下止血钳后消毒包扎脐带残端。

入母婴同室前护理：接产者擦干新生儿身上的羊水和血迹，检查体表有无畸形后用左手托住新生儿头部及背部，用右手握住新生儿双足，让产妇确认新生儿性别后，将新生儿放置在备好的处理台上交给台下助手完成下一步护理。台下人员擦净新生儿足底，在新生儿记录单摁上新生儿足印和母亲拇指印。进一步详细检查新生儿有无体表畸形，如兔唇、腭裂、手足多指症、尿道下裂、脑脊膜膨出等，并测量新生儿身长、体重。将标有母亲姓名，新生儿性别、体重、出生时间的腕带系在新生儿左手腕上。为新生儿穿好衣服、兜上尿布后包裹于襁褓之中，其外系上标有母亲姓名、床号、住院号，新生儿性别、体重、出生时间的小标牌。然后用抗生素眼药水滴眼以防结膜炎，将新生儿送至母亲身旁进行第1次母婴接触和首次哺乳。为防止新生儿散热，新生儿娩出后直至包裹前的操作均应在保暖台上进行。

（2）正确助娩胎盘

① 助娩胎盘：接产者正确认识胎盘剥离征象，切忌在胎盘尚未完全剥离之前按压子宫底或牵拉脐带，以免引起胎盘部分剥离而出血或拉断脐带，甚至因强行牵拉脐带造成子宫内翻。当确定胎盘已完全剥离时，协助胎盘娩出。方法是：右手牵拉脐带，左手经产妇腹壁宫底并轻轻按揉，嘱产妇屏气用力加腹压，当胎盘娩出至阴道口时，接生者双手捧住胎盘，朝一个方向旋转并缓慢向外牵拉，协助胎盘胎膜完整娩出，若在胎膜娩出过程中发现胎膜有部分撕裂，可用血管钳夹住断裂上端的胎膜，再继续朝原方向旋转，直至胎膜完全娩出。胎盘胎膜娩出后，仍继续按揉宫底以刺激子宫收缩减少出血，同时用弯盘收集阴道流血并统计出血量。一般正常分娩总的失血量为100～300mL。② 检查胎盘胎膜完整性：将胎盘抚平，母体面向上，注意胎盘小叶有无缺损；然后提起脐带，检查胎膜是否完整以及胎膜边缘有无血管断端，及时发现副胎盘；测量胎盘大小与厚度；最后测量脐带长度。

（3）预防产后出血

① 当胎儿双肩娩出后立即给产妇肌内注射缩宫素10U，以加强宫缩促进胎盘剥离，减少子宫出血。② 若胎儿已娩出30min胎盘尚未娩出，或胎盘、胎膜娩出不全，阴道出血量多时，应该报告医生。③ 检查软产道：胎盘娩出后，应仔细检查会阴、小阴唇内侧、尿道口周围、阴道及宫颈有无裂伤，若有裂伤应立即缝合。

（4）心理支持

及时告知产妇产程的进展情况，不断给予心理安慰和支持。如果新生儿有畸形或窒息等异常情况，应把握好说话的分寸，以免产妇因精神刺激导致产后出血。

第八节 异位妊娠

一、病因和病理

（一）病因

慢性输卵管炎是输卵管妊娠最常见的原因。淋菌性输卵管炎更易引起输卵管妊娠，结核性输卵管炎也较常见。其次输卵管发育或功能异常，如过长、黏膜纤毛缺如、蠕动减慢等；输卵管手术后，如结扎、粘堵等；盆腔子宫内膜异位输卵管粘连；肿瘤压迫；内分泌失调等也会引起输卵管妊娠。

（二）病理

受精卵在输卵管内着床后，由于输卵管腔狭窄，管壁肌肉薄，不能适应胚胎的生长发育，当输卵管膨大到一定程度，可能发生的后果如下：

1.输卵管妊娠流产

多发生在壶腹部或伞部。若胚囊与管壁完全分离落入管腔，经输卵管逆蠕动排至腹腔，形成输卵管完全流产，腹腔内出血不多；若胚囊剥离不完整，则为输卵管不全流产，反复出血，可形成盆腔血肿。

2.输卵管妊娠破裂

胚囊生长时绒毛向输卵管壁侵蚀，最终将肌层、浆膜层穿破，由于肌层血管丰富，常发生大出血，严重者发生休克，若抢救不及时易危及生命。

3.继发性腹腔妊娠

极少数输卵管妊娠破裂或流产后，胚囊进入腹腔，绒毛组织仍附着于原来着床处或重新种植于附近脏器（如肠系膜、大网膜等）继续发育，形成继发性腹腔妊娠。

4.陈旧性宫外孕

胚胎已死亡，内出血渐停止，盆腔积血由于时间长形成机化变硬的包块与周围器官粘连，称陈旧性宫外孕。

此外，子宫受内分泌激素的影响，内膜呈蜕膜样变，若子宫内膜呈现过度分泌反应，称A-S反应，对诊断有一定意义。当胚胎死亡时，子宫蜕膜发生退行性变，有时呈碎片状剥脱，而致阴道流血；有时整块剥离排出，形似三角形蜕膜管型。如将排出的蜕膜置于清水中，肉眼见不到漂浮的绒毛，镜检也无滋养细胞，可与流产鉴别。

二、临床表现

输卵管妊娠流产或破裂前，症状和体征均不明显，除短期停经及妊娠表现外，有时可出现下腹胀痛。当输卵管妊娠破裂或流产时，可出现下列临床表现：

（一）停经

一般停经6～8周，少数可无明显停经史。间质部妊娠停经时间较长。

（二）不规则阴道流血

胚胎死亡后，常有不规则阴道流血，色深褐，量少，可淋漓不断，可随阴道流血排出蜕膜管型或碎片，须待病灶清除后流血方能完全停止。

（三）腹痛

腹痛为患者就诊时最主要的症状。腹痛系因输卵管膨大、破裂及血液刺激腹膜等多因素所致。破裂时患者突然下腹一侧撕裂样疼痛，常伴恶心、呕吐，出血多时刺激腹膜可致全腹剧痛；血液积聚直肠子宫陷凹，出现肛门坠胀感。

（四）晕厥与休克

由于腹腔急性内出血，血容量减少及剧烈腹痛，患者出现面色苍白、出冷汗、四肢冰冷、血压下降等症状。其严重程度与腹腔内出血速度及出血量成正比。

（五）腹部检查

下腹部有明显压痛、反跳痛，尤以患侧为甚。出血多时叩诊有移动性浊音。若病程较长形成血凝块，下腹部可触及软性包块并有触痛。

（六）妇科检查

阴道后穹隆饱满、触痛；宫颈呈紫蓝色，抬举痛明显；子宫稍大而软，内出血多时，子宫有漂浮感，患侧附件压痛明显，有时可在子宫一侧或后方触及边界不清的肿块。

三、诊断与鉴别诊断

（一）诊断

典型病例根据病史、临床表现，诊断并不困难，但未破裂前或症状不典型者不易确诊，应做下列辅助检查。

1.阴道后穹隆穿刺

适用于疑有腹腔内出血患者。抽出暗红色不凝固血液，便可确诊为腹腔内出血。若穿刺时误入静脉，则血色鲜红，滴在纱布上有一圈红晕，放置10min凝结。出血多时，也可行腹腔穿刺。

2.妊娠试验

由于HCG测定技术的改进，目前已成为早期诊断异位妊娠的重要方法。选择血β-HCG放免法测定，灵敏度高，阳性率达99%，故可用以早期诊断宫外孕，若β-HCG阴性可排除异位妊娠。

3.超声检查

早期输卵管妊娠时，B型超声显像可见子宫增大，但宫腔空虚，宫旁有一低回声区。若妊娠囊和胎心搏动位于宫外，则可确诊宫外妊娠，但须到停经7周时B型超声方能显示胎心搏动。

4.腹腔镜检查

适用于未破裂病例或诊断有困难者。

5.子宫内膜病理检查

诊断性刮宫仅适用于阴道流血较多的患者，目的是排除宫内妊娠流产。

（二）鉴别诊断

输卵管妊娠须与流产、黄体破裂、急性阑尾炎、急性盆腔及卵巢囊肿蒂扭转鉴别，见表7-1：

表7-1　输卵管妊娠的鉴别诊断表

	输卵管妊娠	流产	黄体破裂	急性阑尾炎	急性盆腔炎	卵巢囊肿蒂扭转
停经史	多有	有	多无	无	无	无
腹痛	突然撕裂样剧痛，下腹一侧至全腹	下腹阵发性坠痛	下腹一侧突发性疼痛	持续痛，转移性左下腹痛	两下腹持续性钝痛	突然一侧下腹绞痛
阴道流血	量少暗红色，见蜕膜管型	量由少到多，鲜红，有血块或绒毛	无或少量	无	无	无
休克	程度与外出血量不成正比	程度与外出血量成正比	无或有轻度休克	无	无	无
体温	正常，有时稍高	正常	正常	升高	升高	升高
腹部检查	轻度腹肌紧张，深压痛及反跳痛	无异常	一侧压痛	腹肌紧张，麦氏点压痛及反跳痛	腹肌紧张，下腹两侧压痛、反跳痛	患侧触及包块、压痛
妇科检查	后穹隆饱满触痛、宫颈举痛、宫旁包块压痛	宫口稍开，子宫增大变软	一侧附件压痛，无肿块	子宫及附件正常，右侧压痛部位较高	双侧附件增厚、压痛	宫旁角及包块蒂部触痛明显
阴道后穹隆穿刺	可抽出陈旧不凝血液	无	可抽出血液	无	可抽出渗液或脓液	无
妊娠试验	多阳性	阳性或阴性	阴性	阴性	阴性	阴性
血象	红细胞和血红蛋白进行性下降	正常	正常	白细胞增多	白细胞增多	白细胞增多

四、治疗

输卵管妊娠的治疗原则是以手术为主，酌情应用保守治疗。

（一）手术治疗

如有休克，应在积极抢救休克的同时进行急症手术。休克患者，应取平卧位，及时输液、输血、吸氧、保暖等急救措施，做好手术前准备工作。开腹后迅速夹住出血部位止血，行患侧输卵管切除术。若腹腔内出血多、破裂不超过24h、停经少于12周、胎膜未破且无感染者，可行自体输血。方法：每回收100mL血液加3.8%枸橼酸钠10mL抗凝，最好经6～8层纱布过滤，立即输回体内。若为间质部妊娠可行患侧子宫角切除术或子宫次全切除术。腹腔镜治疗输卵管妊娠，适用于输卵管壶腹部妊娠尚未破裂者。

（二）药物治疗

适用于年轻患者要求保留生育能力、无内出血、输卵管妊娠直径$<3cm$、血β-HCG$<$3 000U/L。常用甲氨蝶呤20mg，连用5d，肌内注射。

五、护理

（一）护理诊断

1.潜在并发症

出血性休克、切口感染等。

2.恐惧

恐惧与担心生命安危有关。

3.疼痛

疼痛与疾病本身或手术创伤有关。

4.自尊紊乱

自尊紊乱与担心未来受孕能力有关。

（二）护理措施

1.做好心理护理及入院宣教

主动热情服务于患者，允许家属陪伴，提供心理安慰。

2.对尚未确诊的患者

应配合做阴道后穹隆穿刺、尿妊娠试验及B超检查，以协助诊断。

3.保守治疗

① 嘱患者绝对卧床休息，避免腹部压力增大，从而减少异位妊娠破裂的机会。协助患者完成日常生活护理，减少其活动。② 密切观察患者的生命体征和一般情况，并重视患者的主诉，若腹痛突然加重，或出现面色苍白、脉搏加快等变化应立即通知医师，做好抢救准备。③ 指导患者摄取足够的营养物质，尤其是富含铁蛋白的食物，如动物肝脏、豆类、绿色蔬菜等，增强患者的抵抗力。④ 协助医师正确留取血标本，以监测治疗效果。

4.急性内出血患者的护理

① 严密观察生命体征，每10～15min测量1次血压、脉搏、呼吸并记录。② 配血，

做好输血准备。③ 保持静脉通畅,按医嘱输液、输血、补充血容量。④ 吸氧。⑤ 按医嘱准确及时给药。⑥ 注意记录尿量,以协助判断组织灌注量。⑦ 复查血常规,观察血红蛋白及红细胞计数,判断贫血有无改善。⑧ 一旦决定手术,应在短时间内完成常规术前准备工作,如备皮、皮试、配血、留置尿管、更换病员服等。

5.手术后护理

① 体位:患者返回病室后,硬膜外麻醉者应去枕平卧6～8h,头偏向一侧,防止唾液及呕吐物吸入气管造成吸入性肺炎或窒息,术后第2d可采取半卧位。② 生命体征的观察:手术后24h内病情变化快,也极易出现紧急情况,护理人员要密切观察生命体征的变化,及时测量生命体征并准确记录。若24h内血压持续下降、脉搏快、患者躁动等情况出现,考虑为有内出血的可能,及时通知医师处理。每日测体温4次,直至正常后3d。③ 尿管的观察:保持尿管通畅,勿折、勿压,注意观察尿色及尿量。④ 饮食护理:未排气前禁食奶制品及甜食,排气后进半流食,排便后进普食(增加蛋白质和维生素的摄入)。⑤ 伤口敷料的观察:保持伤口敷料干燥、整洁,有渗血、渗液及时更换。⑥ 疼痛:术后24h内疼痛最为明显,48h后疼痛逐渐缓解,根据具体情况遵医嘱适当应用止痛药,间隔4～6h可重复使用。

(三)应急措施

急性大量内出血及剧烈腹痛可引起患者晕厥和休克,患者表现为面色苍白、痛苦面容、出汗、脉细数、血压降低或测不到,伴恶心、呕吐和肛门坠胀。护士应立即将患者去枕平卧位,保暖、吸氧;迅速建立有效的静脉通道(快速静点乳酸林格液),补充血容量,纠正休克;交叉配血,做好输血准备;快速做好术前准备、心理护理,严密观察病情,做到"迅速、准确、及时、严密、严格",这是取得抢救成功的关键所在。

(四)健康教育

① 注意休息,可从事日常活动,注意劳逸结合,适当锻炼。

② 加强营养,尤其是富含铁蛋白的食物,如动物肝脏、豆类、绿色蔬菜、木耳等;积极纠正贫血,提高机体抵抗力。忌食辛辣煎炸之品。

③ 注意保持外阴清洁,勤换清洁内衣裤,注意个人卫生。术后禁止性生活1个月,以免引起盆腔炎。

④ 生育过的患者,应采取避孕措施,防止再次发生宫外孕。

⑤ 未生育过的患者,避孕6个月,同时保持乐观情绪,不背思想包袱,有利于再次受孕。

⑥ 再次妊娠后,孕早期及时到医院检查,判断妊娠正常与否。

第八章 儿科疾病护理常规

第一节 新生儿黄疸

新生儿黄疸是由新生儿时期体内胆红素（大多为未结合胆红素）的累积而引起皮肤巩膜等黄染的现象。病因复杂，可分为生理性黄疸及病理性黄疸2大类。病理性黄疸可导致胆红素脑病（核黄疸）而引起死亡或严重后遗症。

一、病因

（一）感染性

1.新生儿肝炎

大多因病毒通过胎盘传给胎儿或胎儿通过产道时被感染，以巨细胞病毒、乙型肝炎病毒为常见。本病起病缓慢，一般生后2～3周出现黄疸，并逐渐加重，同时伴有厌食、呕吐、体重不增、大便色浅、尿色深黄、肝脏肿大。

2.新生儿败血症及其他感染

由细菌毒素的侵入加快红细胞破坏、损坏肝细胞所致，患儿除黄疸外，还伴有全身中毒症状，如精神萎靡、反应差、拒奶、体温升高或下降，有时可见感染灶。

（二）非感染性

① 新生儿溶血。

② 胆管闭锁：生后2周始现黄疸并进行性加重，皮肤呈黄绿色，大便为灰白色（有时外面发黄，里面为灰白），肝脏进行性增大、边硬且光滑，肝功改变以结合胆红素增加为主。多在3～4个月发展为胆汁性肝硬化。

③ 母乳性黄疸：一般于母乳喂养后4～5d出现黄疸，2～3周达高峰，4～12周后降至正常。患儿一般状态良好，停止喂母乳24～72h后黄疸即下降。

④ 其他：遗传性疾病，如红细胞6-磷酸葡萄糖脱氢酶(G6PD)缺陷，球型红细胞增多症、半乳糖血症、抗胰蛋白酶缺乏症等；药物性黄疸，由维生素K_3、新生霉素等引起。

二、临床表现

黄疸持续过久，足月儿超过2周，早产儿超过4周；黄疸退而复现；血清结合胆红素高于26μmol/L（1.5mg/dL）。表现为：

① 黄疸出现早，一般在生后24h内出现。

② 黄疸程度重，血清胆红素高于205.2 ~ 256.5μmol/L（12 ~ 15mg/dL）。

③ 黄疸发展快，血清胆红素每日上升85μmol/L（5mg/dL）以上。

④ 黄疸持续不退或退而复现，足月儿超过2周，早产儿超过4周，并进行性加重。

⑤ 血清结合胆红素超过26mol/L（1.5mg/dL）。

三、治疗

（一）光照疗法

1.光疗指征

① 凡以未结合胆红素增高为主的高胆，总胆红素值在205 ~ 256μmol/L以上、结合胆红素在34.2 ~ 68.4μmol/L以下者均可进行光疗。

② 早期（生后36h内）出现的黄疸，且进展较快者，可不必等总胆红素达205 ~ 256μmol/L，对低出生体重儿伴黄疸者指征更应放宽。

③ 若产前已知胎儿为溶血症尤为Rh溶血者，生后黄疸一旦出现即可光疗。

④ 高胆儿在换血前做准备工作时应争取时间进行光疗，换血后仍应继续进行，以减少换血后胆红素的回升。对体温过高、有出血倾向，及以结合胆红素增高为主者，则不宜光疗。

2.光疗方法

光疗以波长为450 ~ 460nm的光线作用最强。通常多采用蓝光（波长主峰在425 ~ 475nm），包括单或双面蓝光箱、蓝光毯、蓝光被，还有发光二极管光疗（窄波长，高效率，避免ZnPP光敏效应）；其他光源如白光、绿光或蓝绿光也有效，有认为绿光（波长510nm）比较安全，可减轻对DNA的损伤；白光则利于保暖，且对医务人员眼睛刺激小。

3.光疗照射时间和剂量

光疗总瓦数为200 ~ 400W，可按情况决定连续照射或间断照射。一般认为连续照射比间断照射好，连续照射一般要48 ~ 72h或更长，可根据胆红素下降情况而定。间歇照射法有的采用4h中照1h，也有的照射6 ~ 12h后停止2 ~ 4h后再照。

4.光辐射的能量不同

皮肤黄疸消退的程度也不一致，通常躯干部位皮肤的黄疸消退较快。

5.光疗的不良反应

（1）发热或低体温

以发热最为常见，同时出现心率及呼吸加快，天热更易产生此种现象，故要注意通风降温措施。相反，在冬季或有些低出生体重儿，光疗时由于保暖不够，又可引起低体温，此时要注意保暖。

（2）腹泻

亦常见，大便稀薄呈绿色，每日4～5次。腹泻最早可出现于光疗3～4h后，但光疗结束后不久即可停止。

（3）皮疹

有时于面部、躯干及下肢可见到红斑性皮疹或瘀点，光疗结束后消失。

（4）青铜症

少见，当血清结合胆红素高于68.4μmol/L且肝功能有损害者，光疗后可使皮肤呈青铜色，光疗停止后，青铜症可逐渐消退，但较慢。

（5）其他

有时于光疗开始后半小时内可见到屏气现象；光疗可使红细胞破坏增加及血小板减少；对G-6-PD缺陷者，光疗偶可使溶血加重；强光对眼有危害（充血、角膜溃疡等）；光疗时水分丢失增加，易引起脱水；光疗时核黄素的分解增多而致体内核黄素减少；光疗亦可影响维生素D的合成而降低血钙；有研究认为光疗可使DNA损伤，其意义有待探讨。

6.光疗的护理

（1）保持合适的温度和湿度

光疗箱的温度应保持在30℃左右，湿度为50%。

（2）防止脱水

注意液体的供给，光疗时水分损失可比正常增加2～3倍，故液体量应增加每日20～30mL/kg。可多喂糖水，脱水者则要静脉补液，并应监测尿量及尿比重。

（3）定期监测灯管的光强度

记录灯管所使用的时间（h），定期测定荧光灯管的光强度，及时更换已衰退的灯管。

（4）保护眼睛和生殖器

眼罩覆盖以保护眼睛；尿布覆盖会阴生殖器免受光照和防止大小便污染箱床。

（5）及时发现不良反应并予处理

注意有无呕吐、腹泻、皮疹、青紫、呼吸暂停或抽搐等情况，一旦发生须及时处理；要给患儿剪短指甲，以防两手舞动抓损皮肤；对烦躁不安者，可肌内注射苯巴比妥钠；常规补充核黄素；光疗期间应定期检测血清胆红素的变化情况，光疗结束后仍须继续观察黄疸有无反跳现象。

（二）换血疗法

换血疗法是治疗新生儿高胆红素血症最迅速而有效的方法。其主要用于重症母婴血型不合溶血病，也可用于严重的败血症、弥散性血管内凝血、新生儿红细胞增多症、严重的肺透明膜病、药物过量中毒、代谢产物引起的中毒以及各种经胎盘获得的抗体所引起的免疫性疾病等。溶血时换血可换出血中过多的胆红素及移去血中的抗体和致敏红细胞，并纠正贫血，但有一定的危险性，故必须正确掌握其适应证。

1.换血指征

① 产前疑有新生儿溶血病，出生时脐带血血红蛋白低于120g/L，伴水肿、肝脾大及充血性心力衰竭者。

② 脐血胆红素超过正常值，而血清未结合胆红素在24h内上升速度超过85μmol/L，溶血进展迅速，周围血网织红细胞明显增高，有核红细胞占有核细胞的15%以上者。

③ 早产儿及前一胎有严重黄疸者，血清胆红素＞342μmol/L者，须适当放宽换血指征，如足月儿且一般情况良好，未结合胆红素＞427.5μmol/L才考虑换血。

④ 凡有早期核黄疸症状者，则不论血清胆红素浓度高低都应考虑换血。

2.血液的选择

① 在Rh血型不合时，应采用与母亲相同的Rh血型，而ABO血型方面则用与新生儿同型或O型血。在Rh（抗D）溶血病无Rh阴性血时，亦可用无抗D抗体的Rh阳性血。

② 在ABO血型不合溶血病者，采用AB型血浆加O型红细胞混合后的血液。

③ 对其他原因引起的高胆，可用与患儿血型相同的血或O型血。

④ 对伴有明显贫血和心力衰竭的患儿，可用血浆减半的浓缩血来纠正贫血及心力衰竭。

⑤ 血液应选用新鲜血，库血储存时间不要超过3d，若储存较久，血中游离的钾离子增高，可引起致命的高钾血症。

3.换血量及抗凝剂的选择

换血量约为新生儿血液总量新生儿血容量为80mL/kg左右的1.5～2倍，最好用肝素抗凝（每100mL血加肝素3～4mg）。换血后用鱼精蛋白中和肝素（鱼精蛋白1mg可以中和肝素1mg），用量相当于进入体内的肝素量的一半（因另一半的肝素已随血换出或被肝脏代谢）。肝素血的血糖水平很低，每换100mL血可通过脐静脉给予50%葡萄糖5～10mL，防止发生低血糖症。如无肝素血可用枸橼酸右旋葡萄糖保养液（ACD）血，但须注意：①ACD占血量的1/5，使血液稀释；②可能致低血钙、低血糖的发生。

（三）药物治疗

1.降低血胆红素

（1）酶诱导剂

须用药 2 ~ 3d 才呈现疗效，故应及早用药。常用的有苯巴比妥 5mg/（kg•d），口服，分 2 ~ 3 次；或可拉明 100mg/（kg•d），口服，分 3 次；两药同服可增加疗效。

（2）减少胆红素的吸收

活性炭 1g/次，少量水调，每日 3 次口服；琼脂 125 ~ 250mg/次，每日 3 次口服；蒙脱石制剂，如 Smecta、肯特令 0.3g/次，20 ~ 30mL 水调和，每日 3 次口服。

（3）减少胆红素形成

国外报道应用锡原卟啉（SnPP）与锡中卟啉（SnMP）治疗高胆红素取得疗效。SnPP 是一种血红素氧合酶抑制剂，可减少胆红素的形成，SnMP 抑制血红素氧合酶能力是 SnPP 的 5 ~ 10 倍，不良反应 SnPP 的 1/10。方法为生后 5.5 小时用药 1 次，SnPP 0.5μmol/kg（0.25mL/kg），用第 1 次药后 24 小时再给 0.75μmol/kg，如血清胆红素 > 171μmol/kg（10mL/kg）者，隔 24h 再给 0.75μmol/kg，可降低血清胆红素 20%。

2.减少游离未结合胆红素

（1）清蛋白

结合游离胆红素而减轻毒性，1g/kg，稀释到 5% 滴注，心衰者禁用；或输血浆，10mL/（kg·d）。

（2）纠正酸中毒

碳酸氢钠剂量可根据血气结果计算：剩余碱体重（kg）×0.3＝所需碳酸氢钠毫当量数。保持足够的能量和液量，也可减轻酸中毒。

3.其他

① 青紫或呼吸困难者应供氧。

② 若黄疸为感染所致应及时使用抗菌药物控制感染。

4.胆汁淤积

晚期出现，可用 25% 硫酸镁 2 ~ 3mL 稀释 1 倍喂服，每日 3 次；复方利胆片 1/3 片/次，每日 3 次。

四、护理措施

（一）密切观察病情，预防胆红素脑病

① 密切观察病情，注意皮肤、巩膜、大小便的色泽变化和神经系统的表现，根据患儿皮肤黄染的部位和范围，估计血清胆红素的近似值，判断进展情况。如患儿出现拒食、

嗜睡、肌张力减退等胆红素脑病的早期表现，立即通知医生，做好抢救准备。

② 实施光照疗法和换血疗法。

③ 遵医嘱给予清蛋白和肝酶诱导剂；纠正酸中毒，以利于胆红素与清蛋白结合，减少胆红素脑病的发生。

（二）减轻心脑负担，防止心力衰竭

① 保持室内安静，耐心喂养，减少不必要刺激，缺氧时给予吸氧；控制输液量及速度，切忌快速输入高渗性药物，以免血–脑脊液屏障暂时开放，使已与清蛋白联结的胆红素也可进入脑组织引起胆红素脑病。

② 如有心衰表现，遵医嘱给予利尿剂和洋地黄类药物，并密切监测用药的反应，随时调整剂量，以防中毒。

③ 密切观察小儿面色及精神状态，监测体温、脉搏、呼吸、心率、尿量的变化及肝脾大等情况。注意保暖。

（三）健康教育

向患儿家长解释病情、治疗效果及预后，以取得家长配合；对于新生儿溶血症，做好产前咨询及孕妇预防性服药；对可能留有后遗症者，指导家长早期进行功能锻炼。

第二节　新生儿窒息

新生儿窒息是指生后1min内无自主呼吸或未能建立规律呼吸而导致低氧血症和混合性酸中毒。其发病率国内为5% ~ 10%，是目前新生儿死亡及小儿致残的主要疾病之一。

一、病因

凡能造成胎儿或新生儿缺氧的因素均可引起窒息。

（一）孕妇疾病

① 缺氧：呼吸功能不全、严重贫血及CO中毒等。

② 胎盘功能障碍：心力衰竭、血管收缩（如妊娠高血压综合征）、低血压等。

③ 年龄≥35岁或<16岁及多胎妊娠等窒息发生率较高。

（二）胎盘异常

其包括前置胎盘、胎盘早剥和胎盘老化等。

（三）脐带异常

其有脐带受压、脱垂、绕颈、打结、过短和牵拉等。

（四）胎儿因素

① 早产儿、小于胎龄儿、巨大儿等。

② 某些畸形，如后鼻孔闭锁、肺膨胀不全、先天性心脏病及宫内感染所致神经系统受损等。

③ 胎粪吸入致使呼吸道阻塞等。

（五）分娩因素

如难产、高位产钳、胎头吸引、臀位；产程中麻醉药、镇痛药及催产药使用不当等。

二、病理生理

正常新生儿应于生后2s开始呼吸，5s后啼哭，10s到1min出现规律呼吸。新生儿窒息多为胎儿窒息（宫内窘迫）的延续，其本质为缺氧。

（一）缺氧后的细胞损伤

1.可逆性细胞损伤

缺氧首先是线粒体内氧化磷酸化发生障碍，ATP产生减少甚至停止，从而使葡萄糖无氧酵解增强、细胞毒性水肿及细胞内钙超载发生。若此阶段能恢复血流灌注和供氧，上述变化可完全恢复，一般不留后遗症。

2.不可逆性细胞损伤

长时间或严重缺氧导致线粒体形态和功能异常、细胞膜损伤及溶酶体破裂。此阶段即使恢复血流灌注和供氧，上述变化亦不可完全恢复，存活者多遗留后遗症。

3.血流再灌注损伤

复苏后，由血流再灌注可导致细胞内钙超载和氧自由基增加，从而引起细胞的进一步损伤。

（二）窒息的发展过程

1.原发性呼吸暂停

缺氧初期的呼吸停止，即原发性呼吸暂停。此时肌张力存在，心率先加快后减慢，血压升高，伴有发绀。若病因解除，经清理呼吸道和物理刺激即可恢复自主呼吸。

2.继发性呼吸暂停

若低氧血症持续存在，在原发性呼吸暂停后出现几次喘息样呼吸，继而出现呼吸停止，即继发性呼吸暂停。此时肌张力消失，面色苍白，心率和血压持续下降，此阶段已对清理呼吸道和物理刺激无反应，须正压通气方可恢复自主呼吸。

临床上有时难以区分原发性和继发性呼吸暂停，为不延误抢救，均可按继发性呼吸暂停处理。

三、临床表现

（一）胎儿缺氧表现

早期有胎动增加，胎心率≥160次/min；晚期则减少甚至消失，胎心率<100次/min；羊水混有胎粪。

（二）窒息程度判定

Apgar评分是临床评价出生窒息程度的经典而简易方法。

1.时间

分别于生后1min、5min和10min进行常规评分。

2.内容

包括皮肤颜色、心率、对刺激的反应、肌张力和呼吸。

3.评估标准

每项0～2分，总共10分。1min Apgar评分8～10为正常，4～7分为轻度窒息，0～3分为重度窒息。

4.评估的意义

1min评分反映窒息严重程度，5min及10min评分除反映窒息严重程度外，还可反映抢救效果及帮助判断预后。

5.注意事项

应客观、快速及准确进行评估；胎龄小的早产儿成熟度低，虽无窒息，但评分较低。

（三）并发症

由于窒息程度不同，发生器官损害的种类及严重程度各异。常见的并发症有：

1.中枢神经系统

其包括缺氧缺血性脑病和颅内出血。

2.呼吸系统

此类有胎粪吸入综合征、呼吸窘迫综合征及肺出血等。

3.心血管系统

心血管系统并发症有缺氧缺血性心肌损害等。

4.泌尿系统

有肾功能不全及肾静脉血栓形成等。

5.代谢方面

代谢方面有低血糖、低钙及低钠血症等。

6.消化系统

消化系统并发症包括应激性溃疡和坏死性小肠结肠炎等。

四、辅助检查

对宫内缺氧胎儿，可通过羊膜镜了解羊水混胎便程度或胎头露出宫口时取头皮血进行血气分析，以估计宫内缺氧程度；生后应检测动脉血气、血糖、电解质、血尿素氮和肌酐等生化指标。

五、治疗

复苏必须分秒必争，由产科、儿科医生合作进行。

（一）复苏方案

采用国际公认的ABCDE复苏方案。① A（Airway）清理呼吸道。② B（Breathing）建立呼吸。③ C（Circulation）恢复循环。④ D（Drugs）药物治疗。⑤ E（Evaluation and Environment）评估和环境（保温）。其中评估和保温（E）贯穿于整个复苏过程中。

执行ABCD每一步骤的前后，应对评价指标，即呼吸、心率（计数6s心率然后乘10）和皮肤颜色进行评估。根据评估结果做出决定，执行下一步复苏措施。即应遵循：评估—决定—操作—再评估—再决定—再操作，如此循环往复，直到完成复苏。

严格按照A—B—C—D步骤进行复苏，其顺序不能颠倒。大多数经过A和B步骤即可复苏，少数则需要A、B及C步骤，仅极少数需要A、B、C及D步骤才可复苏。复苏过程中应用纯氧。

（二）复苏步骤

1.清理呼吸道（A）

如羊水清或稍浑浊，应先吸口腔后吸鼻腔；如羊水混有胎粪，吸净口腔和鼻腔分泌物后心率低于100次/min，无自主呼吸，肌张力低，应立即气管插管吸净气道内的胎粪。

2.建立呼吸（B）

（1）触觉刺激

清理呼吸道后拍打或弹足底1～2次或沿长轴快速摩擦腰背皮肤1～2次，如出现正常呼吸，心率超过100次/min，肤色红润可继续观察。

（2）正压通气

触觉刺激后无规律呼吸建立或心率低于100次/min，应用面罩和复苏气囊进行面罩正压通气。若通气30s后，如无规律性呼吸或心率低于100次/min，须进行气管插管正压通气。

3.恢复循环（C）

C即胸外心脏按压。如气管插管正压通气30s后，心率低于60次/min或心率在60～80次/min，应在继续正压通气的条件下，同时进行胸外心脏按压。

4.药物治疗（D）

（1）肾上腺素

经过胸外心脏按压30s后，心率仍然低于80次/min或为0，应立即给予1：10 000肾上腺素0.1～0.3mL/kg，静推或气管内注入，5min后可重复一次。

（2）扩容剂

如有急性失血或伴有低有效血容量表现时，应给予扩容剂如全血、血浆、5%清蛋白和生理盐水等。剂量为每次10mL/kg，于5～10min内静脉输注。

（3）碳酸氢钠

如疑似或血气分析证实代谢性酸中毒存在时，在保证通气的条件下，给予5%碳酸氢钠3～5mL/kg，加等量5%葡萄糖液后缓慢静脉推注。

（4）多巴胺

应用上述药物后，仍有循环不良者可加用多巴胺，开始剂量为2～5μg（kg•min）静脉点滴，以后根据病情可增加剂量。

（5）纳洛酮

如窒息儿母亲产前4h内用过吗啡类麻醉或镇痛药，应给予纳洛酮，每次0.1mg/kg，静脉或肌内注射，也可气管内注入。

六、护理目标

1.新生儿呼吸道分泌物能清理干净，恢复自主呼吸，抢救成功。

2.母亲恐惧消失，并配合医生、护理人员，护理好婴儿。

3.新生儿出院时体温、血常规正常。

4.母亲没有发生并发症。

七、护理措施

1. 凡估计胎儿出生后可能发生新生儿窒息者，分娩前做好抢救准备工作，氧气、保暖、急救药品及器械等。抢救必须及时、迅速、轻巧、避免发生损伤。

2. 胎头娩出后及时用吸引管或手挤压法清除鼻咽部分泌物、羊水等，胎儿娩出后，取头低位，在抢救台继续用吸痰管清理呼吸道的黏痰和羊水。如效果不佳，可配合医生采取气管内插管吸取。动作轻柔，避免负压过大损伤咽部黏膜不良反应。

3. 保暖、吸氧，必要时行人工呼吸。

4. 卧位姿势按具体情况而定，若无产伤，新生儿娩出后以右侧卧位为主。

5. 按医嘱纠正酸中毒，给5%碳酸氢钠3～5mL/kg加25%葡萄糖10mL脐静脉缓慢注入。必要时重复给药。

6. 体外心脏按压方法是新生儿仰卧，用食、中两指有节奏地按压胸骨中段，每分钟100次左右，每次按压后放松，使胸骨变位，心脏扩张，按压与放松时间大致相同。

7. 复苏注意保暖，保持呼吸道通畅，吸氧，注意患儿面色、呼吸、心率、体温、出入量变化。

8. 适当延迟哺乳，必要时遵医嘱给予静脉补液以维持营养及抗生素预防感染等。

9. 产妇做好心理护理，在适当的时间告诉产妇新生儿的情况，争取产妇合作。

第三节　小儿急性支气管炎

急性支气管炎是小儿常见的一种呼吸道疾病。本病常继发于上呼吸道感染之后，也常为肺炎的早期表现。也有的是小儿急性传染病如麻疹、百日咳、伤寒、猩红热等疾病的早期症状或并发症。

急性支气管炎，由各种病毒和细菌或二者混合感染所引起。另外，小儿年龄小、体格弱，气温变化冷热不均，公共场所或居室空气污浊，都可诱发本病。

疾病开始时表现为上呼吸道感染症状，发热、流鼻涕、咳嗽，咳嗽逐渐加重并且有痰，起初是白色黏痰，几天后变为黄色脓痰。有的小儿嗓子呼噜呼噜作响，早晚咳嗽较重，经常因咳嗽将食物吐出。还常伴有头痛、食欲不振、疲乏无力、睡眠不安、腹泻等症状。

另外，有一种特殊型的支气管炎，称为急性毛细支气管炎，也叫哮喘性支气管炎。

毛细支气管炎，不同于一般的气管炎或支气管炎，临床症状像肺炎，但以喘憋为主，此病多发生在2.5岁以下的小儿，80%在1岁以内，多数是6个月以下的小儿。典型的毛细支气管炎常发生在上呼吸道感染2～3日后，出现持续性干咳和发热，体温以中、低度发热为较常见，发作喘憋为其特点，病情以喘憋发生后的2~3日较严重，喘憋发作时呼吸明加增快，达每分钟60次以上，并伴有呼气延长和呼和浩特气性喉喘鸣；重症患儿明显表现出鼻煽和"三凹征"（即吸气时出现锁骨上窝，胸骨上窝及上腹部凹陷），脸色苍白、口周发青，或出现紫绀，患儿常烦躁不安、呻吟不止；病情更重的患儿可合并心力衰竭或呼吸衰竭，大部分病例治疗后均可缓解，极少发生死亡。毛细支气管炎的愈后多数是良好的，病程一般为5～9天。但应注意的是，患过毛细气管炎的小儿日后容易患哮喘，通过全国小儿哮喘的流行病学调查和对婴幼儿毛细支气管炎患儿的追踪随访，发现其中有20%～40%的患儿以后发展为小儿哮喘，因此，要积极防治毛细支气管炎，以减少哮喘的发生。

小儿发病后应及时送医院治疗，由于毛细支气管炎多是由病毒感染引起，故发病早期一般不须用抗生素治疗。如发病后期怀疑继发细菌感染时可用抗生素治疗，治疗以对症治疗为主，可概括为"镇静止咳"，此外，良好的护理也很重要，尤其注意不要打扰患儿，使之安静休息，室内要保持一定的湿度，重症患儿可配合雾化吸入，并及时吸痰，保持呼吸道通畅，也可用中药治疗。

一、家庭护理

支气管炎是儿童常见呼吸道疾病，患病率高，一年四季均可发生，冬、春季节达高峰。当患支气管炎时，小儿常常有不同程度的发热、咳嗽、食欲减退或伴呕吐、腹泻等，较小儿童还可能有喘憋、喘息等毛细支气管炎表现。尽管有少数患儿可能发展成为支气管肺炎，但大多数患儿病情较轻，以在家用药治疗和护理为主，家长应遵医嘱给患儿按时间用药并做好家庭护理。

1.保暖

温度变化，尤其是寒冷的刺激可降低支气管黏膜局部的抵抗力，加重支气管炎病情，因此，家长要随气温变化及时给患儿增减衣物，尤其是睡眠时要给患儿盖好被子，使体温保持在36.5℃以上。

2.多喂水

小儿患支气管炎时有不同程度的发热，水分蒸发较大，应注意给患儿多喂水。可用糖水或糖盐水补充，也可用米汤、蛋汤补给。饮食以半流质为主，以增加体内水分，满足机体需要。

3.营养充分

小儿患支气管炎时营养物质消耗较大，加之发热及细菌毒素影响胃肠功能，消化吸收不良，因而患儿体内营养缺乏是不容忽视的。对此，家长对患儿要采取少量多餐的方法，给予清淡、营养充分、均衡易消化吸收的半流质或流质饮食，如稀饭、煮透的面条、鸡蛋羹、新鲜蔬菜、水果汁等。

4.翻身拍背

患儿咳嗽、咳痰时，表明支气管内分泌物增多，为促进分泌物顺利排出，可用雾化吸入剂帮助祛痰，每日2～3次，每次5～20分钟。如果是婴幼儿，除拍背外，还应帮助翻身，每1～2小时一次，使患儿保持半卧位，有利痰液排出。

5.退热

小儿支气管炎时多为中低热，如果体温在38.5℃以下，一般无须给予退热药，主要针对病因治疗，从根本上解决问题。如果体温高，较大儿童可予物理降温，即用冷毛巾头部湿敷或用温水擦澡，但幼儿不宜采用此方法，必要时应用药物降温。

6.保持家庭良好环境

患儿所处居室要温暖，通风和采光良好，并且空气中要有一定的湿度，防止过分干燥。如果家中有吸烟者最好戒烟或去室外吸烟，防止烟害对患儿的不利影响。

二、注意事项

1.急性支气管炎一般1周左右可治愈。有部分患儿咳嗽的时间要长些，逐渐会减轻、消失，适当地服些止咳剂即可。不过在患病的早期，对于痰多的患儿，不主张用止咳剂，以免影响排痰。痰稠咳重者可服用祛痰药。

2.也有部分患儿发展为肺炎，就按护理肺炎患儿的方法精心护理。如果急性支气管炎发作时缺氧、发绀，必须住院治疗，若缺氧得不到及时纠正，会发生脑缺氧等并发症。其他最常见的并发症就是心力衰竭。

3.对于哮喘重的患儿，参考支气管哮喘的护理方法。在使用氨茶碱等缓解支气管痉挛的药物时，应在医生指导下用药，家长不可乱用。中药麻杏石甘汤或小青龙汤加减治疗急性支气管炎有一定的效果，也可采取中西医结合治疗。

第四节　小儿急性呼吸道感染

急性上呼吸道感染是小儿最常见的疾病，主要侵犯鼻、鼻咽和咽部，常诊断为"急性鼻咽炎（普通感冒）""急性咽炎""急性扁桃体炎"等，也可统称为上呼吸道感染，或简称"上感"。

一、病因

各种病毒和细菌都可引起上呼吸道感染，尤以病毒为多见，约占"上感"发病病原体的60%甚至90%以上，常见有鼻病毒、腺病毒、副流感病毒、流感病毒、呼吸道合胞病毒等，其他病毒如冠状病毒、肠道病毒、单纯疱疹病毒、EB病毒等也可引起。细菌感染常继发于病毒感染之后，其中溶血性链球菌占重要地位，其次为肺炎链球菌、葡萄球菌、嗜血流感杆菌，偶尔也有革兰氏阴性杆菌。亦有报告肺炎支原体菌亦可引起上呼吸道感染。

二、病理改变

病变部位早期表现为毛细血管和淋巴管扩张，黏膜充血水肿、腺体及杯状细胞分泌增加及单核细胞和吞噬细胞浸润，以后转为中性粒细胞浸润，上皮细胞和纤毛上细胞坏死脱落。恢复期上皮细胞新生、黏膜修复、恢复正常。

三、临床表现

本病多为散发，偶然亦见流行。婴幼儿患病症状较重，年长儿较轻。婴幼儿患病时可有或无流涕、鼻塞、喷嚏等呼吸道症状，常突发高热、呕吐、腹泻，甚至因高热而引起惊厥。年长儿患者常有流涕、鼻塞、喷嚏、咽部不适、发热等症状，可伴有轻度咳嗽与声嘶。部分患儿发病早期可出现脐周围阵痛、咽炎、咽痛等症状，咽黏膜充血，若咽侧索也受累，则在咽两外侧壁上各见一纵行条索状肿块突出。疱疹性咽峡炎，在咽弓、软腭、悬雍垂黏膜上可见数个或数十个灰白色小疱疹，直径1 ~ 3mm，周围有红晕，1 ~ 2d破溃成溃疡。咽结合膜热患者，临床特点为发热39℃左右，咽炎及结膜炎同时存在，而有别于其他类型的上呼吸道感染。急性扁桃体炎除了发热咽痛外，扁桃体可见明显红肿，表面有黄白色脓点，可融合成假膜状。

四、实验室检查

病毒感染时白细胞计数多偏低或正常，粒细胞不增高。病因诊断除病毒分离与血清反应外，近年来广泛利用免疫荧光、酶联免疫等方法开展病毒学的早期诊断，对初步鉴别诊断有一定的帮助。细菌感染时白细胞计数及中性粒细胞可增高；由链球菌引起者血清抗链球菌溶血素"O"滴度增高，咽拭子培养可有致病菌生长。

五、诊断

急性上呼吸道感染具有典型症状，如发热、鼻塞、咽痛、扁桃体肿大等全身和局部症状，结合季节、流行病学特点等，临床诊断并不困难，但对病原学的诊断则须依靠病毒学和细菌学检查。

六、鉴别诊断

1. 症状中以高热惊厥和腹痛严重者，须与中枢神经系统感染和急腹症等疾病相鉴别。

2. 很多急性传染病早期，也有上呼吸道感染的症状，虽然现在预防接种比较普遍及传染病发病率明显下降，但在传染病流行季节要仔细询问麻疹、猩红热、腮腺炎、百日咳、流感以及脊髓灰质炎的流行接触史。当夏季时尤要注意和中毒性疾病的早期相鉴别。

3. 如有高热、流涎、拒食、咽后壁及扁桃体周围有小疱疹及小溃疡者，可诊断为疱疹性咽峡炎；如高热、咽红伴眼结膜充血，可诊为咽结膜热；扁桃体红肿且有渗出者为急性扁桃体炎或化脓性扁桃体炎；如有明显流行史、高热、四肢酸痛、头痛等全身症状而较鼻咽部症状更重时，要考虑为流行性感冒。

七、治疗

（一）一般治疗

充分休息，多饮水，注意隔离，预防并发症。WHO在急性呼吸道感染的防治纲要中指出，关于感冒的治疗主要是家庭护理和对症处理。

（二）对症治疗

1. 高热

高热时口服阿司匹林类，剂量为10mg/（kg•次），持续高热可每4h口服1次；亦可用扑热息痛，剂量为5～10mg/（kg•次），市场上多为糖浆剂，便于小儿服用。高热时还可用赖氨匹林或安痛定等肌内注射，同时亦可用冷敷、温湿敷、酒精擦浴等物理方法降温。

2. 高热惊厥

出现高热惊厥可针刺人中、十宣等穴位或肌内注射苯巴比妥钠4～6mg/（kg•次），有高热惊厥史的小儿可在服退热剂同时服用苯巴比妥等镇静剂。

3. 鼻塞

乳儿鼻塞妨碍喂奶时，可在喂奶前用0.5%麻黄碱1～2滴滴鼻，年长儿亦可加用扑尔敏等脱敏剂。

4. 咽痛

疱疹性咽峡炎时可用冰硼酸、锡类散、金霉素鱼肝油或碘甘油涂抹口腔内疱疹或溃疡处；年长儿可口含碘喉片及其他中药利咽喉片，如华素片、度美芬、四季润喉片、草珊瑚、西瓜霜润喉片等。

（三）病因治疗

如诊断为病毒感染，目前常用1%病毒唑滴鼻，每2～3h双鼻孔各滴2～3滴，或口服三氮唑核苷口服液（威乐星），或用三氮唑核苷口含片。亦有用口服金刚烷胶、病毒灵（吗啉双呱片），但疗效不肯定。如明确腺病毒或单纯性溃疡病毒感染亦有用疱疹净（碘苷）、阿糖胞苷。近年来有报道用干扰素治疗重症病毒性感染取得较好疗效。如诊断为细菌感染，大多合并有中耳炎、鼻窦炎、化脓性扁桃体炎、淋巴结炎以及下呼吸道炎症时，可选用复方新诺明、氨苄西林、羟氨苄青霉素或其他抗生素。但多数上呼吸道感染病例不应滥用抗生素。

（四）风热两型

风热两型治法以清热解表为主，常用中成药有银翘解毒片、桑菊感冒片、感冒退热冲剂、板蓝根冲剂以及双黄连口服液等。

八、预防

减少上呼吸道感染的根本办法在于预防。平时要多户外活动，增强体质，要避免交叉感染，特别是在感冒流行季节要少去公共场所或串门；注意气候骤变，及时添减衣服；对体弱儿及反复呼吸道感染儿可服玉屏风散或左旋咪唑，0.25～3mg/（kg·d），每周服2d停5d，3个月为一疗程，亦可口服卡慢舒。这些治疗目的多是增强机体抵抗力，预防呼吸道感染复发。

九、并发症

正常5岁以下小儿平均每年患急性呼吸道感染4～6次。但有的患儿患呼吸道感染的次数过于频繁，可称为反复呼吸道感染，简称复感儿。

（一）影响因素

由于小儿正处在生长发育之中，身体的免疫系统还未发育完善，缺乏抵御微生物侵入的能力，故很容易患急性呼吸道感染，但有的患儿由于环境或机体本身条件比一般小儿更易患急性呼吸道感染，影响因素有：

1.机体条件

如患儿长期营养不良，婴儿母乳不足又未及时添加辅食，体内缺乏必需的蛋白质、脂肪及热量不足，影响器官组织的正常发育致抵抗力低下；也有的家庭经济条件并不差，但父母缺乏科学育儿知识，偏食或喂养不合理，特别是只喝牛奶、巧克力，缺乏多种维生素和微量元素如铁、锌等，也会对免疫系统造成损害，抗病能力下降而易患病。

2.环境因素

环境因素特别是大气污染或被动吸烟。如冬天屋内生炉子，空气中大量烟雾、粉尘以及有害物质进入小儿呼吸道；同样被动吸烟也是。这些有害物质不但损伤呼吸道正常黏膜，而且还可降低抵抗力，诱发呼吸道感染。有报道在吸烟家庭中生长的婴儿比无吸烟家庭的小儿患急性呼吸道感染的机会大数倍至近10倍。

3.先天因素

小儿患有先天的免疫缺陷病或暂时性免疫低下也可造成反复呼吸道感染。

（二）治疗

急性感染可参照上述方法外，还要针对引起反复上感的原因，如增加营养、改善环境因素。应该指出患先天性免疫缺陷的小儿是极少数，大部分还是护理问题，因此，增强患儿体质是治疗及预防之根本。加强体育锻炼及注意户外活动，使患儿增强适应外界环境及气候变化的能力；同时注意对反复呼吸道感染患儿的生活护理，随气候变化增减衣服，切忌过捂、过饱，这些都是治疗反复呼吸道感染的关键。

十、护理评估

（一）健康史

询问发病情况，注意有无受凉史，或当地有无类似疾病的流行，患儿发热开始时间、程度，伴随症状及用药情况；了解患儿有无营养不良、贫血等病史。

（二）身体状况

观察患儿精神状态，注意有无鼻塞、呼吸困难，测量体温，检查咽部有无充血和疱疹，扁桃体及颈部淋巴结是否肿大，结合咽喉膜有无充血，皮肤有无皮疹，腹痛及支气管、肺受累的表现。了解血常规等实验室检查结果。

（三）心理社会状况

了解患儿及家长的心理状态和对该病因、预防及护理知识的认识程度；评估患儿家庭环境及经济情况，注意疾病流行趋势。

十一、常见护理诊断与合作性问题

（一）体温过高

体温过高与上呼吸道感染有关。

（二）潜在并发症（惊厥）

其与高热有关。

（三）有外伤的危险

发生外伤与发生高热惊厥时抽搐有关。

（四）有窒息的危险

窒息与发生高热惊厥时胃内容物反流或痰液阻塞有关。

（五）有体液不足的危险

其与高热大汗及摄入减少有关。

（六）低效性呼吸形态

这与呼吸道炎症有关。

（七）舒适的改变

此与咽痛、鼻塞等有关。

十二、护理目标

1. 患儿体温降至正常范围（36～37.5℃）。

2. 患儿不发生惊厥或惊厥时能被及时发现。

3. 患儿维持于舒适状态无自伤及外伤发生。

4. 患儿呼吸道通畅无误吸及窒息发生。

5. 患儿体温正常，能接受该年龄组的液体出入量。

6. 患儿呼吸在正常范围，呼吸道通畅。

7. 患儿感到舒适，不再哭闹。

十三、护理措施

1. 保持室内空气新鲜，每日通风换气2～4次，保持室温18～22℃，湿度50%～60%，空气每日用过氧乙酸或含氯制剂喷雾消毒2次。有患儿居住的房间最好用空气消毒机，消毒净化空气。

2. 密切观察体温变化，体温超过38.5℃时给予物理降温，如头部冷敷、腋下及腹股沟处置冰袋，温水或乙醇擦浴。冷盐水灌肠，必要时给予药物降温：扑热息痛、安乃近、柴胡、肌内注射安痛定。

3. 发热者卧床休息直到退热1d以上可适当活动，做好心理护理，提供玩具、画册等，有利于减轻焦虑、不安情绪。

4. 防止发生交叉感染，患儿与正常小儿分开，接触者戴口罩，防止继发细菌感染。

5. 保持口腔清洁，每天用生理盐水漱口1～2次，婴幼儿可经常喂少量温开水以清洗口腔，防止口腔炎的发生。

6. 保持鼻咽部通畅，鼻腔分泌物和干痂及时清除，鼻孔周围应保持清洁，避免增加鼻腔压力，使炎症经咽管向中耳发展引起中耳炎。鼻腔严重时于清洁鼻腔分泌部后用0.5%麻黄碱液滴鼻，每次1～2滴；对鼻塞而妨碍吸吮的婴幼儿，宜在哺乳前10～15min滴鼻，使鼻腔通畅，保持吸吮。

7. 多饮温开水，以加速毒物排泄和降低体温，患儿衣着、被子不宜过多，出汗后及时给患儿用温水擦干汗液，更换衣服。

8. 每4h测体温1次，体温骤升或骤降时要随时测量并记录，如患儿病情加重，体温持续不退，应考虑并发症的可能，需要及时报告医生并及时处理，如病程中出现皮疹，应区别是否为某种传染病的早期征象，以便及时采取措施。

9. 注意观察咽部充血、水肿等情况，咽部不适时给予润喉含片或雾化吸入（雾化吸入药物可用利巴韦林、糜蛋白酶、地塞米松加20～40mL注射用水2次/d）。

10. 室内安静减少刺激，发生高热惊厥时按惊厥护理常规。

11. 给予易消化和富含维生素的清淡饮食，必要时静脉补充营养和水分。

12. 病儿安置在有氧气、吸痰器的病室内。

13. 平卧、头偏向一侧，注意防止舌咬伤。防止呕吐物误吸，防止舌后倒引起窒息，应托起病儿下颌同时解开衣物及松开腰带，以减轻呼吸道阻力。

14. 密切观察病情变化，防止发生意外，如坠床或摔伤等。

15. 抽搐时上、下牙之间放牙垫，防止舌及口唇咬伤，病儿持续发作时，可按照医嘱给予对症处理。

16. 按医嘱用止惊药物，如地西泮、苯巴比妥等，观察患儿用药后的反应，并记录。

17. 治疗、护理等集中进行，保持安静，减少刺激。

18. 保持呼吸道通畅，及时吸痰，发绀者给予吸氧，窒息者给人工呼吸，注射呼吸兴奋剂。

19. 高热者给予物理降温或退热剂降温，在严重感染并伴有循环衰竭，抽搐、高热者，可行冬眠疗法，冬眠期间不能搬动病儿或突然竖起，防止直立性休克。

20. 详细记录发作时间，抽动的姿势、次数及特点，因有的病儿抽搐时间相当短暂，虽有几秒钟，抽搐姿势也不同，有的像眨眼一样，有的口角微动，有的肢体像无意乱动一样等，因此须仔细注视才能发现。

十四、健康教育

1. 指导家庭护理

因上呼吸道感染患儿多不住院，要帮助患儿家长掌握上呼吸道感染的护理要点：让患儿多饮水，促进代谢及体内毒素的排泄；饮食要清淡，少食多餐，给高蛋白、高热量、高维生素的流质或半流质饮食；要注意休息，避免剧烈活动，防止咳嗽加重。患儿鼻塞时呼吸不畅可在哺乳及临睡前用0.5%的麻黄碱溶液滴鼻，每次1～2滴，可使鼻腔通畅。但不能用药过频，以免引起心悸等表现。

2. 指导预防并发症的方法

以免引起中耳炎、鼻窦炎，介绍如何观察并发症的早期表现，如高热持续不退而复升，淋巴结肿大，耳痛或外耳道流脓，咳嗽加重、呼吸困难等，应及时与医护人员联系并及时处理。

3. 介绍上呼吸道感染的预防重点

增加营养和体格锻炼，避免受凉；在上呼吸道感染流行季节避免到人多的公共场所；有流行趋势时给易感儿服用板蓝根、金银花、连翘等中药汤剂预防，对反复发生上呼吸道感染的小儿应积极治疗原发病，改善机体健康状况。鼓励母乳喂养，积极防治各种慢性病，如维生素D缺乏性佝偻病、营养不良及贫血等，在集体儿童机构中，有如上感流行趋势，应早期隔离患儿，室内用食醋熏蒸法消毒。

4. 用药指导

指导患儿家长不要给患儿滥服感冒药，如成人速效伤风胶囊以及其他市场流行各种感冒药、消炎药、抗病毒药，必须在医生指导下服药，服药时不要与奶粉、糖水同服，2种药物必须间隔半小时以上再服用。

第五节　小儿肺炎

肺炎系指不同病原体或其他因素所致的肺部炎症，以发热、咳嗽、气促、呼吸困难和肺部固定湿啰音为共同临床表现，该病是儿科常见疾病中能威胁生命的疾病之一。据联合国儿童基金会统计，全世界每年约有350万左右<5岁儿童死于肺炎，占<5岁儿童总死亡率的28%；我国每年<5岁儿童因肺炎死亡者约35万，占全世界儿童肺炎死亡数的10%。因此积极采取措施，降低小儿肺炎的死亡率，是21世纪世界儿童生存、保护和发展纲要规定的重要任务。

目前，小儿肺炎的分类尚未统一，常用方法有4种，各种肺炎可单独存在，也可2种同时存在。① 病理分类：可分为支气管肺炎、大叶性肺炎、间质性肺炎等。② 病因分类：感染性肺炎，如病毒性肺炎、细菌性肺炎、支原体肺炎、衣原体肺炎、真菌性肺炎、原虫性肺炎；非感染性肺炎，如吸入性肺炎、坠积性肺炎等。③ 病程分类：急性肺炎（病程<1个月）、迁延性肺炎（病程1～3个月）、慢性肺炎（病程>3个月）。④ 病情分类：轻症肺炎（主要为呼吸系统表现）、重症肺炎（除呼吸系统受累外，其他系统也受累，且全身中毒症状明显）。

临床上若病因明确，则按病因分类，否则按病理分类。

一、病因与发病机制

引起肺炎的主要病原体为病毒和细菌，病毒中最常见的为呼吸道合胞病毒，其次为腺病毒、流感病毒等；细菌中以肺炎链球菌多见，其他有葡萄球菌、链球菌、革兰氏阴性杆菌等。低出生体重、营养不良、维生素D缺乏性佝偻病、先天性心脏病等患儿易患本病，且病情严重，容易迁延不愈，病死率也较高。

病原体多由呼吸道入侵，也可经血行入肺，引起支气管、肺泡、肺间质炎症，支气管因黏膜水肿而管腔变窄，肺泡壁因充血水肿而增厚，肺泡腔内充满炎症渗出物，影响了通气和气体交换；同时由于小儿呼吸系统的特点，当炎症进一步加重时，可使支气管管腔更加狭窄，甚至阻塞，造成通气和换气功能障碍，导致低氧血症及高碳酸血症。为代偿缺氧，患儿呼吸与心率加快，出现鼻翼扇动和三凹征，严重时可产生呼吸衰竭。由于病原体作用，重症常伴有毒血症，引起不同程度的感染中毒症状。缺氧、二氧化碳潴留及毒血症可导致循环系统、消化系统、神经系统的一系列症状以及水、电解质和酸碱平衡紊乱。

（一）循环系统

缺氧使肺小动脉反射性收缩，肺循环压力增高，形成肺动脉高压；同时病原体和毒素侵袭心肌，引起中毒性心肌炎。肺动脉高压和中毒性心肌炎均可诱发心力衰竭。重症患儿常出现微循环障碍、休克甚至弥散性血管内凝血。

（二）中枢神经系统

缺氧和高碳酸血症使脑血管扩张、血流减慢，血管通透性增加，致使颅内压增高。严重缺氧和脑供氧不足使脑细胞无氧代谢增加，造成乳酸堆积、ATP生成减少和Na-K离子泵转运功能障碍，引起脑细胞内水、钠潴留，形成脑水肿。病原体毒素作用亦可引起脑水肿。

（三）消化系统

低氧血症和毒血症可引起胃黏膜糜烂、出血、上皮细胞坏死脱落等应激性反应，导致黏膜屏障功能破坏，使胃肠功能紊乱，严重者可引起中毒性肠麻痹和消化道出血。

（四）水、电解质和酸碱平衡紊乱

重症肺炎可出现混合性酸中毒，因为严重缺氧时体内需氧代谢障碍、酸性代谢产物增加，常可引起代谢性酸中毒；而 CO_2 潴留、H_2CO_3 增加又可导致呼吸性酸中毒。缺氧和 CO_2 潴留还可导致肾小动脉痉挛而引起水钠潴留，重症者可造成稀释性低钠血症。

二、临床表现

（一）支气管肺炎

支气管肺炎为小儿最常见的肺炎。多见于3岁以下婴幼儿。

1.轻症

以呼吸系统症状为主，大多起病较急。主要表现为发热、咳嗽和气促。

（1）发热

热型不定，多为不规则热，新生儿或重度营养不良儿可不发热，甚至体温不升。

（2）咳嗽

较频，早期为刺激性干咳，以后有痰，新生儿则表现为口吐白沫。

（3）气促

多发生在发热、咳嗽之后，呼吸频率加快，每分钟可达40～80次，可有鼻翼扇动、点头呼吸、三凹征、唇周发绀。肺部可听到较固定的中、细湿啰音，病灶较大者可出现肺实变体征。

2.重症

重症肺炎常有全身中毒症状及循环、神经、消化系统受累的临床表现。

（1）循环系统

常见心肌炎、心力衰竭及微循环障碍。心肌炎表现为面色苍白、心动过速、心音低钝、心律不齐，心电图显示ST段下移和T波低平、倒置；心力衰竭表现为呼吸突然加快，>60次/min；极度烦躁不安，明显发绀，面色发灰；心率加快，>180次/min，心音低钝有奔马率；颈静脉怒张，肝脏迅速增大，尿少或无尿，颜面或下肢水肿等。

（2）神经系统

表现为烦躁或嗜睡，脑水肿时出现意识障碍、反复惊厥、前囟膨隆、脑膜刺激征等。

（3）消化系统

常有纳差、腹胀、呕吐、腹泻等；重症可引起中毒性肠麻痹和消化道出血，表现为严重腹胀、肠鸣音消失、便血等。

若延误诊断或病原体致病力强，可引起脓胸、脓气胸、肺大泡等并发症，多表现为体温持续不退，或退而复升，中毒症状或呼吸困难突然加重。

（二）几种不同病原体所致肺炎的特点

1.呼吸道合胞病毒性肺炎

其由呼吸道合胞病毒感染所致，多见于2岁以内婴幼儿，尤以2～6个月婴儿多见。常于上呼吸道感染后2～3d出现干咳、低/中度发热，喘憋为突出表现，2～3d后病情逐渐加重，出现呼吸困难和缺氧症状。肺部听诊可闻及多量哮鸣音、呼气性喘鸣，肺基底部可听到细湿啰音。喘憋严重时可合并心力衰竭、呼吸衰竭。

临床上有2种类型：

（1）毛细支气管炎

有上述临床表现，但中毒症状不严重，当毛细支气管接近完全阻塞时，呼吸音可明显降低，胸部X线常显示不同程度的梗阻性肺气肿和支气管周围炎，有时可见小点片状阴影或肺不张。

（2）间质性肺炎

全身中毒症状较重，呼吸困难明显，肺部体征出现较早，胸部X线呈线条状或单条状阴影增深，或互相交叉成网状阴影，多伴有小点状致密阴影。

2.腺病毒性肺炎

此为腺病毒引起，在我国以3、7两型为主，11、12型次之。本病多见于6个月～2岁的婴幼儿。起病急骤，呈稽留高热，全身中毒症状明显，咳嗽较剧，可出现喘憋、呼吸困难、发绀等。肺部体征出现较晚，常在发热4～5d后出现湿啰音，以后病变融合而呈现肺实变体征，少数患儿可并发渗出性胸膜炎。胸部X线改变的出现较肺部体征为早，可见大小不等的片状阴影或融合成大病灶，并多见肺气肿，病灶吸收较缓慢，需数周至数月。

3.葡萄球菌肺炎

这主要包括金黄色葡萄球菌及白色葡萄球菌所致的肺炎，多见于新生儿及婴幼儿。临床起病急、病情重、进展迅速；多呈弛张高热，婴儿可呈稽留热；中毒症状明显，面色苍白、咳嗽、呻吟、呼吸困难，皮肤常见一过性猩红热样或荨麻疹样皮疹，有时可找到化脓灶，如疖肿等。肺部体征出现较早，双肺可闻及中、细湿啰音，易并发脓胸、脓气胸等，可合并循环、神经及胃肠功能障碍。胸部X线常见浸润阴影，易变性是其特征。

4.流感嗜血杆菌肺炎

此类肺炎由流感嗜血杆菌引起。近年来，由于广泛使用广谱抗生素和免疫抑制剂，加上院内感染等因素，流感嗜血杆菌感染有上升趋势，多见于<4岁的小儿，常并发于流感病毒或葡萄球菌感染者。临床起病较缓，病情较重，全身中毒症状明显，有发热、痉挛性咳嗽、呼吸困难、鼻翼扇动、三凹征、发绀等。体检肺部有湿啰音或肺实变体征，易并发脓胸、脑膜炎、败血症、心包炎、中耳炎等。胸部X线表现多种多样。

5.肺炎支原体肺炎

本型肺炎由肺炎支原体引起，多见于年长儿，婴幼儿发病率也较高。以刺激性咳嗽为突出表现，有的酷似百日咳样咳嗽，咯出黏稠痰，甚至带血丝；常有发热，热程1～3周。年长儿可伴有咽痛、胸闷、胸痛等症状，肺部体征不明显，常仅有呼吸音粗糙，少数闻及干湿啰音。婴幼儿起病急，呼吸困难、喘憋和双肺哮鸣音较突出。部分患儿出现全身多系统的临床表现，如心肌炎、心包炎、溶血性贫血、脑膜炎等。胸部X线检查可分为4种改变：① 肺门阴影增浓；② 支气管肺炎改变；③ 间质性肺炎改变；④ 均一的实变影。

6.衣原体肺炎

沙眼衣原体肺炎多见于6个月以下的婴儿，可于产时或产后感染，起病缓，先有鼻塞、流涕，后出现气促、频繁咳嗽，有的酷似百日咳样阵咳，但无回声，偶有呼吸暂停或呼气喘鸣，一般无发热。可同时患有结合膜炎或有结合膜炎病史。胸部X线呈弥漫性间质性改变和过度充气。肺炎衣原体肺炎多见于5岁以上小儿，发病隐匿，体温不高，咳嗽逐渐加重，两肺可闻及干湿啰音。X线显示单侧肺下叶浸润，少数呈广泛单侧或双侧浸润。

三、治疗要点

采取综合措施，积极控制感染，改善肺的通气功能，防止并发症。

（一）控制感染

根据不同病原体选用敏感抗生素积极控制感染，使用原则为：早期、联合、足量、足疗程，重症宜静脉给药。

WHO推荐的4种第1线抗生素为：复方磺胺甲基异噁唑、青霉素、氨苄西林、阿莫西林，其中青霉素为首选药，复方磺胺甲基异噁唑不能用于新生儿。怀疑有金葡菌肺炎者，推荐用氨苄西林、氯霉素、苯唑西林或氯唑西林和庆大霉素。我国卫生部对轻症肺炎推荐使用头孢氨节（先锋霉素N）。大环内酯类抗生素如红霉素、交沙霉素、罗红霉、阿奇霉素素等对支原体肺炎、衣原体肺炎等均有效；除阿奇霉素外，用药时间应持续至体温正常后5～7d，临床症状基本消失后3d。支原体肺炎至少用药2～3周。应用阿奇霉素3～5d一疗程，根据病情可再重复一疗程，以免复发。葡萄球菌肺炎比较顽固，疗程宜长，一般于体温正常后继续用药2周，总疗程6周。

病毒感染尚无特效药物，可用利巴韦林、干扰素、聚肌胞、乳清液等，中药治疗有一定疗效。

（二）对症治疗

止咳、止喘、保持呼吸道通畅；纠正低氧血症，水、电解质与酸碱平衡紊乱；对于中毒性肠麻痹者，应禁食、胃肠减压，皮下注射新斯的明。对有心力衰竭、感染性休克、脑水肿、呼吸衰竭者，采取相应的治疗措施。

（三）肾上腺皮质激素的应用

若中毒症状明显，或严重喘憋，或伴有脑水肿、中毒性脑病、感染性休克、呼吸衰竭等以及胸膜有渗出者，可应用肾上腺皮质激素，常用地塞米松，每日2～3次，每次2～5mg，疗程3～5d。

（四）防治并发症

对并发脓胸、脓气胸者及时抽脓、抽气；对年龄小、中毒症状明显、脓液黏稠经反复穿刺抽脓不畅者，以及有张力气胸者进行胸腔闭式引流。

四、护理措施

（一）改善呼吸功能

① 保持病室环境舒适、空气流通、温湿度适宜，尽量使患儿安静，以减少氧的消耗。不同病原体肺炎患儿应分室居住，以防交叉感染。

② 置患儿于有利于肺扩张的体位并经常更换，或抱起患儿，以减少肺部瘀血和防止肺不张。

③ 给氧。凡有低氧血症，有呼吸困难、喘憋、口唇发绀、面色灰白等情况立即给氧；婴幼儿可用面罩法给氧，年长儿可用鼻导管法；若出现呼吸衰竭，则使用人工呼吸器。

④ 正确留取标本，以指导临床用药；遵医嘱使用抗生素治疗，以消除肺部炎症，促进气体交换；注意观察治疗效果。

（二）保持呼吸道通畅

① 及时清除患儿口鼻分泌物，经常协助患儿转换体位，同时轻拍背部，边拍边鼓励患儿咳嗽，以促使肺泡及呼吸道的分泌物借助重力和震动易于排出；病情许可的情况下可进行体位引流。

② 给予超声雾化吸入，以稀释痰液，利于咳出，必要时予以吸痰。

③ 遵医嘱给予祛痰剂，如复方甘草合剂等；对严重喘憋者，遵医嘱给予支气管解痉剂。

④ 给予易消化、营养丰富的流质、半流质饮食，少食多餐，避免过饱影响呼吸；哺喂时应耐心，防止呛咳引起窒息；重症不能进食者，给予静脉营养。保证液体的摄入量，以湿润呼吸道黏膜，防止分泌物干结，利于痰液排出；同时可以防止发热导致的脱水。

（三）加强体温监测

观察体温变化并警惕高热惊厥的发生，对高热者给予降温措施，保持口腔及皮肤清洁。

（四）密切观察病情

① 如患儿出现烦躁不安、面色苍白、气喘加剧、心率加速（＞160次/min）、肝脏在短时间内急剧增大等心力衰竭的表现，及时报告医生，给予氧气吸入并减慢输液速度，遵医嘱给予强心、利尿药物，以增强心肌收缩力，减慢心率，增加心搏出量，减轻体内水钠潴留，从而减轻心脏负荷。

② 若患儿出现烦躁或嗜睡、惊厥、昏迷、呼吸不规则等，提示颅内压增高，立即报告医生并共同抢救。

③ 患儿腹胀明显伴低钾血症时，及时补钾；若有中毒性肠麻痹，应禁食，予以胃肠减压，遵医嘱皮下注射新斯的明，以促进肠蠕动，消除腹胀，缓解呼吸困难。

④ 如患儿病情突然加重，出现剧烈咳嗽、烦躁不安、呼吸困难、胸痛、面色发绀、患侧呼吸运动受限等，提示并发脓胸或脓气胸，应及时配合进行胸穿或胸腔闭式引流。

（五）健康教育

向患儿家长讲解疾病的有关知识和护理要点，指导家长合理喂养，加强体格锻炼，以改善小儿呼吸功能；对易患呼吸道感染的患儿，在寒冷季节或气候骤变外出时，应注意保暖，避免着凉；定期健康检查，按时预防接种；对年长儿说明住院和注射等对疾病痊愈的重要性，鼓励患儿克服暂时的痛苦，与医护人员合作；教育患儿咳嗽时用手帕或纸捂嘴，不随地吐痰，防止病原菌污染空气而传染给他人。

第六节　小儿惊厥

惊厥的病理生理基础是脑神经元的异常放电和过度兴奋，是由多种原因所致的大脑神经元暂时性功能紊乱的一种表现。发作时全身或局部肌群突然发生阵挛或强直性收缩，多伴有不同程度的意识障碍。惊厥是小儿最常见的急症，曾有5% ~ 6%的小儿曾发生过高热惊厥。

一、病因

小儿惊厥（Convulsions in Children）可由众多因素引起，凡能造成脑神经元兴奋性功能紊乱的因素，如脑缺氧、缺血、低血糖、脑炎症、水肿、中毒变性、坏死等，均可导致惊厥的发生。将其病因归纳为以下几类：

（一）感染性疾病

1.颅内感染性疾病

① 细菌性脑膜炎、脑血管炎、颅内静脉窦炎。

② 病毒性脑炎、脑膜脑炎。

③ 脑寄生虫病，如脑型肺吸虫病、脑型血吸虫病、脑囊虫病、脑包虫病、脑型疟疾等。

④ 各种真菌性脑膜炎。

2.颅外感染性疾病

① 呼吸系统感染性疾病。

② 消化系统感染性疾病。

③ 泌尿系统感染性疾病。

④ 全身性感染性疾病以及某些传染病。

⑤ 感染性病毒性脑病，脑病合并内脏脂肪变性综合征。

（二）非感染性疾病

1.颅内非感染性疾病

① 癫痫。

② 颅内创伤、出血。

③ 颅内占位性病变。

④ 中枢神经系统畸形。

⑤ 脑血管病。

⑥ 神经皮肤综合征。

⑦ 中枢神经系统脱髓鞘病和变性疾病。

2.颅外非感染性疾病

（1）中毒

如有毒动植物，氰化钠、铅、汞中毒，急性酒精中毒及各种药物中毒等。

（2）缺氧

如新生儿窒息、溺水、麻醉意外、一氧化碳中毒、心源性脑缺血综合征等。

（3）先天性代谢异常疾病

如苯酮尿症、黏多糖病、半乳糖血症、肝豆状核变性、尼曼-匹克病等。

（4）水电解质紊乱及酸碱失衡

如低血钙、低血钠、高血钠及严重代谢性酸中毒等。

（5）全身及其他系统疾病并发症

如系统性红斑狼疮、风湿病、肾性高血压脑病、尿毒症、肝昏迷、糖尿病、低血糖、胆红素脑病等。

（6）维生素缺乏症

如维生素 B_6 缺乏症、维生素 B_6 依赖症、维生素 B_1 缺乏性脑型脚气病等。

二、临床表现

（一）惊厥发作形式

1.强直阵挛发作

其发作时突然意识丧失、摔倒、全身强直、呼吸暂停、角弓反张、牙关紧闭、面色青紫，持续10～20s，转入阵挛期；不同肌群交替收缩，致肢体及躯干有节律地抽动，口吐白沫（若咬破舌头可吐血沫）；呼吸恢复，但不规则，数分钟后肌肉松弛而缓解，可有尿失禁，然后入睡，醒后可有头痛、疲乏，对发作不能回忆。

2.肌阵挛发作

这是由肢体或躯干的某些肌群突然收缩（或称电击样抽动），表现为头、颈、躯干或某个肢体快速抽搐。

3.强直发作

强直发作表现为肌肉突然强直性收缩，肢体可固定在某种不自然的位置持续数秒钟，躯干四肢姿势可不对称，面部强直表情，眼及头偏向一侧，睁眼或闭眼，瞳孔散大，可伴呼吸暂停、意识丧失，发作后意识较快恢复，不出现发作后嗜睡。

4.阵挛性发作

其发作时全身性肌肉抽动，左右可不对称，肌张力可增高或降低，有短暂意识丧失。

5.局限性运动性发作

此发作时无意识丧失，常表现为下列形式：

（1）某个肢体或面部抽搐

由于口、眼、手指在脑皮层运动区所代表的面积最大，因而这些部位最易受累。

（2）癫痫发作

发作时大脑皮质运动区异常放电灶逐渐扩展到相邻的皮层区。抽搐也按皮层运动区对躯干支配的顺序扩展，如面部—手—前臂—上肢—躯干—下肢的抽搐顺序；若进一步发展，可成为全身性抽搐，此时可有意识丧失；常提示颅内有器质性病变。

（3）旋转性发作

发作时头和眼转向一侧，躯干也随之强直性旋转，或一侧上肢上举，另一侧上肢伸直，躯干扭转等。

6.新生儿轻微惊厥

这是新生儿期常见的一种惊厥形式，发作时呼吸暂停、两眼斜视、眼睑抽搐，频频的眨眼动作，伴流涎、吸吮或咀嚼样动作，有时还出现上下肢类似游泳或蹬自行车样的动作。

（二）惊厥的伴随症状及体征

1.发热

发热为小儿惊厥最常见的伴随症状，如系单纯性或复杂性高热惊厥病儿，于惊厥发作前均有38.5℃，甚至40℃以上高热。由上呼吸道感染引起者，还可有咳嗽、流涕、咽痛、咽部出血、扁桃体肿大等表现。如为其他器官或系统感染所致惊厥，绝大多数均有发热及其相关的症状和体征。

2.头痛及呕吐

此为小儿惊厥常见的伴随症状之一，年长儿能正确叙述头痛的部位、性质和程度，婴儿常表现为烦躁、哭闹、摇头、抓耳或拍打头部。多伴有频繁喷射状呕吐，常见于颅内疾病及全身性疾病，如各种脑膜炎、脑炎、中毒性脑病、瑞氏综合征、颅内占位性病变等。同时还可出现程度不等的意识障碍，颈项抵抗，前囟饱满，颅神经麻痹，肌张力增高或减弱，克氏征、布氏征及巴宾斯基征阳性等体征。

3.腹泻

如遇重度腹泻病，可致水电解质紊乱及酸碱失衡，出现严重低钠或高钠血症，低钙、低镁血症，以及由于补液不当，造成水中毒，也可出现惊厥。

4.黄疸

新生儿溶血症，当出现胆红素脑病时，不仅皮肤巩膜高度黄染，还可有频繁性惊厥；

重症肝炎病儿，当肝功能衰竭，出现惊厥前即可见到明显黄疸；在瑞氏综合征、肝豆状核变性等病程中，均可出现不等的黄疸，此类疾病初期或中末期均能出现惊厥。

5.水肿、少尿

水肿、少尿是各类肾炎或肾病为儿童时期常见多发病，水肿、少尿为该类疾病的首起表现，当其中部分病儿出现急、慢性肾衰竭，或肾性高血压脑病时，均可有惊厥。

6.智力低下

智力低下常见于新生儿窒息所致缺氧、缺血性脑病，颅内出血病儿，病初即有频繁惊厥，其后有不同程度的智力低下。智力低下亦见于先天性代谢异常疾病，如苯酮尿症、糖尿症等氨基酸代谢异常病。

三、诊断依据

（一）病史

了解惊厥的发作形式、持续时间、有无意识丧失、伴随症状、诱发因素及有关的家族史。

（二）体检

全面的体格检查，尤其神经系统的检查，如神志、头颅、头围、囟门、颅缝、脑神经、瞳孔、眼底、颈抵抗、病理反射、肌力、肌张力、四肢活动等。

（三）实验室及其他检查

1.血尿粪常规

血白细胞显著增高，通常提示细菌感染。红细胞血色素很低，网织红细胞增高，提示急性溶血。尿蛋白及细胞数增高，提示肾炎或肾盂肾炎。粪镜检，除外痢疾。

2.血生化等检验

除常规查肝肾功能、电解质外，应根据病情选择有关检验。

3.脑脊液检查

凡疑有颅内病变惊厥病儿，尤其是颅内感染时，均应做脑脊液常规、生化、培养或有关的特殊化验。

4.脑电图

脑电图阳性率可达80% ~ 90%，小儿惊厥，尤其无热惊厥，其中不少系小儿癫痫。脑电图上可表现为阵发性棘波、尖波、棘慢波、多棘慢波等多种波型。

5.CT检查

疑有颅内器质性病变惊厥病儿，应做脑CT扫描，高密度影见于钙化、出血、血肿及某些肿瘤；低密度影常见于水肿、脑软化、脑脓肿、脱髓鞘病变及某些肿瘤。

6.MRI检查

MRI对脑、脊髓结构异常反映较CT更敏捷，能更准确反映脑内病灶。

7.单光子反射计算机体层成像SPECT

其可显示脑内不同断面的核素分布图像，对癫痫病灶、肿瘤定位及脑血管疾病提供诊断依据。

四、治疗

（一）止惊治疗

1.地西泮

每次0.25 ～ 0.5mg/kg，最大剂量不大于10mg，缓慢静脉注射，1min不大于1mg。必要时可在15 ～ 30min后重复静脉注射一次，以后可口服维持。

2.苯巴比妥钠

新生儿首次剂量15 ～ 20mg静脉注射，维持量3 ～ 5mg/（kg•d），婴儿、儿童首次剂量为5 ～ 10mg/kg，静脉注射或肌内注射，维持量5 ～ 8mg/（kg•d）。

3.水合氯醛

每次50mg/kg，加水稀释成5% ～ 10%溶液，保留灌肠。惊厥停止后改用其他镇静剂止惊药维持。

4.氯丙嗪

剂量为每次1 ～ 2mg/kg，静脉注射或肌内注射，2 ～ 3h后可重复1次。

5.苯妥英钠

每次5 ～ 10mg/kg，肌内注射或静脉注射。遇有"癫痫持续状态"时可给予15 ～ 20mg/kg，速度不超过1mg/（kg•min）。

6.硫苯妥钠

催眠，大剂量有麻醉作用。每次10 ～ 20mg/kg，稀释成2.5%溶液肌内注射；也可缓慢静脉注射，边注射边观察，惊止即停止注射。

（二）降温处理

1.物理降温

物理降温可用30% ～ 50%乙醇擦浴，头部、颈、腋下、腹股沟等处可放置冰袋，亦可用冷盐水灌肠，或用低于体温3 ～ 4℃的温水擦浴。

2.药物降温

一般用安乃近5 ~ 10mg/（kg•次），肌内注射；亦可用其滴鼻，大于3岁病儿，每次2 ~ 4滴。

（三）降低颅内压

惊厥持续发作时，引起脑缺氧、缺血，易致脑水肿；如惊厥系颅内感染炎症引起，疾病本身即有脑组织充血水肿、颅内压增高，因而及时应用脱水降颅内压治疗。常用20%甘露醇溶液5 ~ 10mL/（kg•次），静脉注射或快速静脉滴注（10mL/min），6 ~ 8h重复使用。

（四）纠正酸中毒

惊厥频繁，或持续发作过久，可致代谢性酸中毒，如血气分析发现血pH<7.2，BE为15mmol/L时，可用5%碳酸氢钠3 ~ 5mL/kg，稀释成1.4%的等张液静脉滴注。

（五）病因治疗

对惊厥病儿应通过病史了解，全面体检及必要的化验检查，争取尽快地明确病因，给予相应治疗。对可能反复发作的病例，还应制定预防复发的防治措施。

五、护理

（一）护理诊断

① 有窒息的危险。

② 有受伤的危险。

③ 潜在并发症：脑水肿。

④ 潜在并发症：酸中毒。

⑤ 潜在并发症：呼吸、循环衰竭。

⑥ 知识缺乏。

（二）护理目标

① 不发生误吸或窒息，适当加以保护防止受伤。

② 保护呼吸功能，预防并发症。

③ 患儿家长情绪稳定，能掌握止痉、降温等应急措施。

（三）护理，措施

1.一般护理

① 将患儿平放于床上，取头侧位。保持安静，治疗操作应尽量集中进行，动作轻柔

敏捷，禁止一切不必要的刺激。

②保持呼吸道通畅：头侧向一边，及时清除呼吸道分泌物。有发绀者供给氧气，窒息时施行人工呼吸。

③控制高热：物理降温可用温水或冷水毛巾湿敷额头部，每5～10min更换1次，必要时用冰袋放在额部或枕部。

④注意安全，预防损伤，清理好周围物品，防止坠床和碰伤。

⑤协助做好各项检查，及时明确病因。根据病情需要，于惊厥停止后，配合医生做血糖、血钙或腰椎穿刺、血气分析及血电解质等有针对性的检查。

⑥加强皮肤护理：保持皮肤清洁干燥，衣、被、床单清洁、干燥、平整，以防皮肤感染及褥疮的发生。

⑦心理护理：关心体贴患儿，处置操作熟练、准确，以取得患儿信任，消除其恐惧心理。说服患儿及家长主动配合各项检查及治疗，使诊疗工作顺利进行。

2.临床观察内容

①惊厥发作时，观察惊厥患儿抽搐的时间和部位，有无其他伴随症状。

②观察病情变化，尤其随时观察呼吸、面色、脉搏、血压、心音、心率、瞳孔大小、对光反射等重要的生命体征，发现异常及时通报医生，以便采取紧急抢救措施。

③观察体温变化，如有高热，及时做好物理降温及药物降温；如体温正常，应注意保暖。

3.药物观察内容

①观察止惊药物的疗效。

②使用地西泮、苯巴比妥钠等止惊药物时，注意观察患儿呼吸及血压的变化。

4.预见性观察

若惊厥持续时间长、频繁发作，应警惕有无脑水肿、颅内压增高的表现，如收缩压升高、脉率减慢、呼吸节律慢而不规则，则提示颅内压增高。如未及时处理，可进一步发生脑疝，表现为瞳孔不等大、对光反射消失、昏迷加重、呼吸节律不整甚至骤停。

六、康复与健康指导

1.做好患儿的病情观察准备好急救物品，教会家属正确的退热方法，提高家长的急救知识和技能。

2.加强患儿营养与体育锻炼，做好基础护理等。

3.向家长详细交代患儿的病情、惊厥的病因和诱因，指导家长掌握预防惊厥的措施。

参考文献

[1] 张晓艳.临床护理技术与实践[M].成都：四川科学技术出版社，2022.

[2] 杨青，王国蓉.护理临床推理与决策[M].成都：电子科学技术大学出版社，2022.

[3] 李艳.临床常见病护理精要[M].西安：陕西科学技术出版社，2022.

[4] 潘红丽，胡培磊.临床常见病护理评估与实践[M].哈尔滨：黑龙江科学技术出版社，2022.

[5] 陈凌，杨满青，林丽霞.心血管疾病临床护理[M].广州：广东科学技术出版社，2021.

[6] 黄粉莲.新编实用临床护理技术[M].长春：吉林科学技术出版社，2021.

[7] 于红，刘英，徐惠丽.临床护理技术与专科实践[M].成都：四川科学技术出版社，2021.

[8] 吴雯婷.实用临床护理技术与护理管理[M].北京：中国纺织出版社，2021.

[9] 孙云焕.内分泌科临床护理实践[M].哈尔滨：黑龙江科学技术出版社，2021.

[10] 黄浩，朱红.临床护理操作标准化手册[M].成都：四川科学技术出版社，2021.

[11] 刘伶俐，雷振华.常见传染病临床护理路径[M].银川：宁夏阳光出版社，2021.

[12] 刘国成，罗毅.产科危重症临床与护理实践[M].广州：广州暨南大学出版社有限责任公司，2021.

[13] 刘巍，王爱芬.临床妇产疾病诊治与护理[M].汕头：汕头大学出版社，2021.

[14] 田永明，朱红.临床常见管道护理指南[M].成都：四川科学技术出版社，2021.

[15] 张俊英，王建华.精编临床常见疾病护理[M].青岛：中国海洋大学出版社，2021.

[16] 秦玉荣.临床常见管道护理规范[M].合肥：中国科学技术大学出版社有限责任公司，2021.

[17] 周霞，杜金泽.护理教学与临床实践[M].北京：中国纺织出版社，2021.

[18] 姜鑫.现代临床常见疾病诊疗与护理[M].北京：中国纺织出版社，2021.

[19] 董桂银.临床常见急危重症护理研究[M].北京：中国纺织出版社，2021.

[20] 魏利，林圣纳.妇产科临床疾病诊疗与护理[M].广州：世界图书出版有限公司，2021.

[21] 吕巧英.医学临床护理实践[M].开封：河南大学出版社，2020.

[22]刘玉春，牛晓琳.临床护理技术及管理[M].北京：华龄出版社，2020.

[23]周健雯.临床护理进展概论[M].北京：科学技术文献出版社，2020.

[24]孙丽博.现代临床护理精要[M].北京：中国纺织出版社，2020.

[25]王虹.实用临床护理指南[M].天津：天津科学技术出版社，2020.

[26]王婷婷.临床护理实践精要[M].北京：科学技术文献出版社，2020.

[27]杨庆菊.现代临床护理思维[M].北京：科学技术文献出版社，2020.

[28]吴春格.临床护理研究指导[M].北京：科学技术文献出版社，2020.

[29]窦超.临床护理规范与护理管理[M].北京：科学技术文献出版社，2020.

[30]叶丹.临床护理常用技术与规范[M].上海：上海交通大学出版社，2020.

[31]尉伟，郭晓萍.常见疾病诊疗与临床护理[M].广州：世界图书出版广东有限公司，2020.

[32]李素霞.心内科临床护理与护理技术[M].沈阳：辽宁科学技术出版社，2020.

[33]王婷，王美灵.实用临床护理技术与护理管理[M].北京：科学技术文献出版社，2020.

[34]白彦红.实用临床护理规范[M].长春：吉林科学技术出版社，2019.

[35]张铁晶.现代临床护理常规[M].汕头：汕头大学出版社，2019.

[36]姜永杰.常见疾病临床护理[M].长春：吉林科学技术出版社，2019.